U0273472

医之为道大矣 医之为任重矣

刘士来题

陈宝贵医论医话选

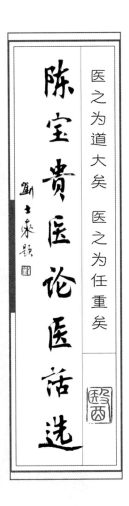

主审　陈宝贵　刁殿军

主编　张美英　陈慧娟

编委　寇子祥　崔俊波　王达　张玉岭
　　　赵廷浩　张丽　韩金凤　初展
　　　张菁华　田立军　陈祥芳　庞莹
　　　刘丹　李三环

中国中医药出版社
·北京·

图书在版编目（CIP）数据

陈宝贵医论医话选／张美英，陈慧娲主编. —北京：中国中医药出版社，2015.10

ISBN 978-7-5132-2724-7

Ⅰ. ①陈… Ⅱ. ①张… ②陈… Ⅲ. ①医论－汇编－中国－现代②医话－汇编－中国－现代 Ⅳ. ①R249.7

中国版本图书馆CIP数据核字(2015)第189561号

中国中医药出版社出版

北京市朝阳区北三环东路28号易亨大厦16层

邮政编码 100013

传真 010 64405750

南宫市印刷有限责任公司印刷

各地新华书店经销

*

开本 710×1000 1/16 印张 17.75 彩插 1 字数 235 千字

2015 年 10 月第 1 版 2015 年 10 月第 1 次印刷

书号 ISBN 978-7-5132-2724-7

*

定价 59.00元

网址 www.cptcm.com

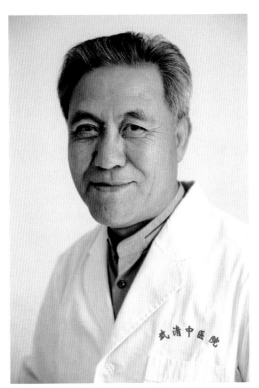

＞陈宝贵教授

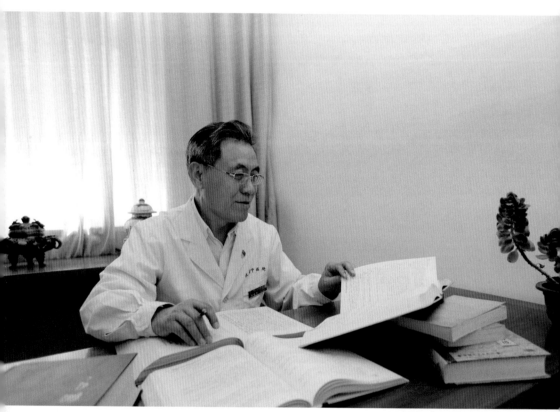

>陈宝贵教授在查阅资料

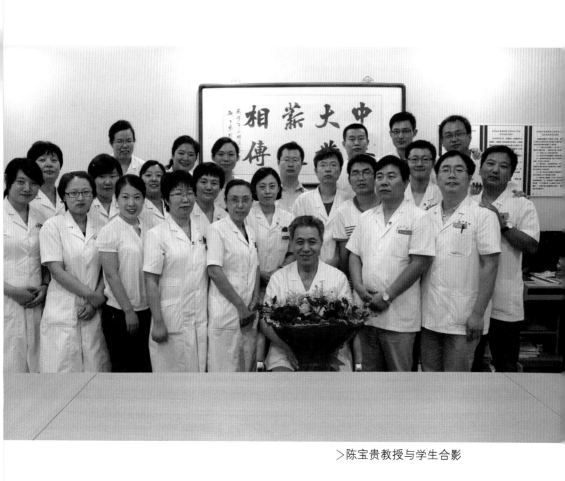

>陈宝贵教授与学生合影

人参汤. 清暑益气汤近之.

但余认为: 内经只此, 多为伤寒之论言之, 强调外邪入侵, 当于祛邪外出, 汗出而邪随汗出之而去. 故本段应卡易出"汗出则热退"更为适宜.

"体若燔炭 汗出而散", 我早年随柳师治疗流行的乙型脑炎, 患儿高热不退, 早期于银翘散中必加1~2味辛温渗表之药, 使之汗出, 热乎渐退, 西医给予物理降温或西药退热, 然退后体温还会反跳升高, 缠绵日不退. 辛凉加辛温汗后即不复挑矣.

陈宝贵

> 陈宝贵教授对学生读书笔记的批语2

陈宝贵教授简介

陈宝贵，生于1949年，号碧湖，天津市武清区人。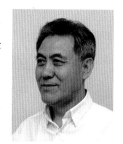1965年开始从医，担任乡村医生；1971年跟随柳学洙先生学习；1975年进北京中医学院中医系学习；1978年毕业后分配至县人民医院（现武清区人民医院）中医科，专门负责柳学洙先生的学术继承工作，与先生吃住在一起，尽得其真传；1983年进中国中医研究院研究生班学习，系统研读了中医四部经典著作及研究生全部理论课程。

柳先生在授予其出师书中写道："该生踏实认真，对于中医经典著作苦心钻研，总结临床医案，获效处予以剖析所以有效之原理，于疑似间一点即透，举一反三，助予整印了《产后发热证治辑要》及《诊余漫笔》二书，喜其深得要旨。昔马俶晚年得尤在泾对人言：'吾今得一人胜得千万人矣。'余不敢望马尤二先哲之项背，然情事颇相似，故并记之。"并赋诗一首："保健从来重养修，素灵遗产几千秋。吾侪朝夕勤研讨，茝载芳踪羡马尤。"足见先生识才爱徒之慧目慈心。

1988年，柳先生去世，陈宝贵正式接任中医科主任工作。1989年升任天津市武清区中医医院副院长，又于1998年担任书记兼院长。期间，他注重人才培养，开创了梯队、师承培养模式，为中医院培养了四批共百人的管理和技术青年人才，为了使青年人才有更好的发展平台，在他的努力下，武清区中医院升格为三级甲等。近5年来已有150多名硕士、博士等一批高端人才来院工作。其中，陈宝贵传承工作室就有 20 多名硕士、博士跟随其学习。2006 年陈宝贵教授辞去了书记兼院长职务，任名誉院长。

作为享受国务院政府特殊津贴的中医专家，陈教授始终坚持门诊、查房和带教工作，作为天津中医药大学的教授、博士生导师，陈教授带教了硕士、博士和博士后共 30 余人，指导他们临床和科研工作。陈教授先后被国家中医药管理局聘为第三批、第四批全国老中医药专家学术经验继承工作指导老师，2013 年被国家中医药管理局和中国中医科学院聘为中医药传承博士后合作导师，还获得了中国首届中医药传承特别贡献奖，第三、四批全国老中医药专家学术经验继承优秀指导老师，天津市首届名中医，天津市"十佳医务工作者"，全国劳动模范，全国"五一劳动奖章"，天津市最具影响力的劳动模范，全国优秀中医院院长等荣誉。现兼任中华中医药学会常务理事、全国中医药学术流派专业委员会副主任委员、全国中医体质学会常委、天津中医药学会副会长、天津中医学会文化专业委员会主任委员等职。

陈教授发表专业学术论文 50 余篇，主编和参编著作 20 余部，获天津市科技成果 8 项，省部级科技进步三等奖 2 项，国家发明专利 9 项。

吴　序

清·赵晴初先生言："医非博不能通，非通不能精，非精不能专，必精而专，始能由博而约。"又，陈实功《医家五戒十要》有言："凡乡里同道之士，不可生轻侮傲慢之心，切要谦和谨慎，年尊者恭敬之，有学者师事之，骄傲者逊让之，不及者荐拔之，如此自无谤怨，信和为贵也。"陈宝贵教授恪守古训，如今能成为真正继承、弘扬中医医理、医技、医德的中医大师，实属难得。

陈宝贵教授从事中医工作50年，在长达半个世纪的医疗工作中积累了丰富的临床经验。我与陈教授相交20年，深知其医德高尚，医术精湛，提倡中西医融合，积极创建张锡纯中西汇通流派，开展了一系列中西汇通的学术研究，此志与吾不谋而合，心心相印。今逢《陈宝贵医论医话选》即将出版，陈教授邀序于我，乃欣然命笔。

《陈宝贵医论医话选》一书集陈教授多年来对老年痴呆、脾胃病、失眠等多种疾病的医疗实践、教学、科研之精粹，体现了以证统病、辨证论治；以病统证、分型论治；以方统证（病）、谨守病机；中西合参、优化方案；组方用药、配伍精到；熟知药性、结合现代；先全后专、融会贯通系统完整的临证思辨方法，他将人体的生命活动理解为神机，正常的生理功能为神用，通过各种治疗手段使病理状态恢复为神使，高度概括了五神脏理论指导下的从神论治的临床思路。重建脾胃生理功能、治胃九法、临证用药体会、医话等篇章段落全面反映了陈教授的中医学术思想和医疗经验。

　　陈宝贵教授将一生的精力奉献给中医大业，在他从医 50 周年之际，将半个世纪的智慧精华荟萃成书，以飨读者，相信对中医初学者、临床工作者、科研工作者都有借鉴参考之用。

中国工程院院士

国医大师

2014 年 12 月

　　序言作者吴咸中，国医大师，天津医科大学、天津市南开医院主任医师、教授，中国工程院院士，中西医结合临床医学家。提出了"抓法求理"的研究思路，是我国中西医结合领域的开拓者之一。

孙　序

甲午岁末，风雪漫天，一则最新书讯带来了春意——《陈宝贵医论医话选》脱稿。这既是天津中医药大学附属武清中医院为庆贺陈宝贵主任医师从事中医临床工作 50 年之盛举，又是整理者博士生张美英、寇子祥等积淀师承心得之力作。

陈宝贵，之所以"宝贵"，其由主要有三：

一曰立中医心，励中医志：陈宝贵自幼热爱中医，发愤图强。曾朝夕侍师求知十年，其师柳学洙老先生在《中医继承出师书》中明载："该生踏实认真，对于中医经典著作苦心钻研，总结临床医案，获效处与（予）以剖析所以有效之原理，于疑似间一点即透，举一反三，助予（余）整印了《产后发热证治辑要》及《诊余漫笔》二书，喜其深得要旨。"得其师真传之后，继而在北京中医学院中医系学习，深研经典、深耕临床。"问渠那得清如许？为有源头活水来"，长期艰苦、精深的治学，为其之后开展老年脑病研究、创建"从'神'论治"的理论、提出"治胃八法""重建脾胃生理功能"等学术思想奠定了坚实的理论基础。

二曰立足继承，致力创新：《陈宝贵医论医话选》全面整理了其独特的学术思想和丰富的临证经验。其中，从"神"论治创伤性脑损伤的理论体系、应用"五神脏"的理论治疗老年性脑病的理论体系、研制应用于创伤性脑病和老年痴呆的预防和治疗的"回神颗粒"、重建脾胃生理功能的辨证治疗体系等，有经典运用心得，有临证思辨特点，有组方用药密旨。可谓"继承不泥古，创新不离宗"，展现了新时代中医继承、创新的功底与智慧。

　　三曰崇德敬业，善承善传。明·赵献可《医贯·伤饮食论》云："有医术，有医道。术可暂行一时，道则流芳千古。"《陈宝贵医论医话选》既体现其好学不倦，善于继承；又体现其诲人不倦，善于传授。作为一名医者，不仅对医术要刻苦钻研、精益求精，而且要具备高尚的医德、师德。陈宝贵教授不仅自立、自强，秉持"大医精诚"执业，做出榜样，而且尽心竭力，培养出了一批又一批中医的后继之才。

　　清·叶燮曰："志高则言洁，志大则辞宏，志远则旨永。"《陈宝贵医论医话选》的问世，将使读者体会出一位在临床辛勤耕耘五十春秋的中医人之志高、志大、志远！

　　是为之序。

京湘散人

孙光荣

甲午冬月于北京

序言作者孙光荣，国医大师，北京中医药大学中医药文化研究院院长，教授，主任医师，研究员，是享受国务院政府特殊津贴的有突出贡献的专家。

前　言

　　中医是一门实践性很强的学科，中医药知识、技术、经验的积累离不开临床实践，古人说的"熟读王叔和，不如临证多"很有道理。陈宝贵教授从医五十载，继承了传统的中医思想，积累了丰富的临床经验，形成了自己的学术思想，总结出独特的临证思辨方法和用药经验。陈宝贵教授善于把自己行医多年的临床诊疗经验上升为理论，用于指导学生的工作。我有幸师从陈宝贵教授，读博三年，侍诊八年，近两年来致力于陈宝贵教授学术思想及临床经验的整理与研究，主编了《陈宝贵医论医话选》一书。

　　本书分为医论篇、医话篇。医论篇包括四部分：五神脏的理论研究及其在老年脑病中的临床应用与科学研究；脾胃病理论的认识、治胃九法、重建脾胃生理功能的学术思想与脾胃病的用药特点；临证思辨方法，以证统病、辨证论治等；临证用药体会，包括专病、专证、专药，脏腑用药，归经药，单味药，对药，师承用药特点，全部结合临床，深度挖掘，指导临床。医话篇主要针对一病、一证、一方、一药、体质、药膳等结合临床进行总结阐述，并将学习过程中的点滴思考及启示予以分类。本书从不同侧面总结了陈宝贵教授的学术思想和临证经验，可供中医临床工作者学习参阅。

　　在本书的编写过程中，得到了陈宝贵教授的指点及医院各级领导的大力支持，陈慧娟师姐对本书帮助很大。而本书的部分章节参考了陈宝贵名中医工作室的其他同门所写的文章，在整理过程中尽量保持文章的原貌原意，但考虑到整体编写的需要，内容稍有修润。由于时间仓促，编者水平有限，舛谬之处，望予以指正，以便再版时进行修订！

张美英

2015 年 6 月

◆❮目 录❯◆

医 论 篇

医 话 篇

跋

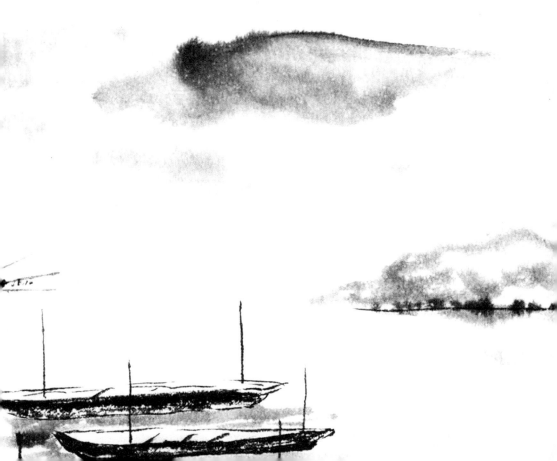

医论篇

❧ 第一章　五神脏论 ❧

五神脏论认为人体是以神为枢纽，以五脏为中心，以脉道和经络为通道，以气血为传递信息的物质来调控四肢百骸。

一、五神脏的起源

"五神脏"一词，源于《素问·六节藏象论》，原文为："九野为九脏，故形脏四，神脏五，合为九脏以应之也。"王冰注："所谓神脏者，肝藏魂，心藏神，脾藏意，肺藏魄，肾藏志也。"又《素问·三部九候论》曰："神脏五，形脏四，合为九脏。"对此，王冰注云："形脏四者，一头角，二耳目，三口齿，四胸中也；神脏五者，一肝，二心，三脾，四肺，五肾也。"简单地说，五神脏就是藏有神、魂、魄、意、志的心、肝、肺、脾、肾。

二、五神的含义

（一）神

《黄帝内经》中神的含义纷繁众多，同言"神"，每个人的理解都不相同，虽然语言表述不一，但含义却是大同小异。可归纳为七种：①天地自然界运动变化的规律；②人的生命机能和外在表现；③人的精神意识、思维；④正气、水谷精微和气血等物质；⑤针刺感应，经络之气；⑥高明巧妙之意；⑦鬼神。

《灵枢·大惑论》说："心者，神之舍也。"《灵枢·本神》说："心藏脉，脉舍神，心气虚则悲，实则笑不休。"《灵枢·天年》明确指出："黄帝曰：何者为神？岐伯曰：血气已和，营卫已通，五脏已成，神气舍心，

医论篇

魂魄毕具，乃成为人。"以上说明心为神之舍，那么心为什么能舍神呢？因为心主血脉，故言心藏神，主神明，如《素问·灵兰秘典论》曰："心者，君主之官，神明出焉。"那为什么神要依附于血脉呢？因为气血是神之根本。我们知道，神是精气所化生的，精气互化共养神，但气须依附于血脉，才能运行有度，故《素问·调经论》说："人之所有者，血与气耳。"《素问·八正神明论》云："血气者，人之神。"

《灵枢·本神》说："怵惕思虑者则伤神，神伤则恐惧流淫而不止。因悲哀动中者，竭绝而失生。喜乐者，神惮散而不藏。愁忧者，气闭塞而不行。盛怒者，迷惑而不治。恐惧者，神荡惮而不收。"又说："心怵惕思虑则伤神，神伤则恐惧自失，破䐃脱肉，毛悴色夭，死于冬。"由此可知，神伤与情志有关，五脏藏神，主五志，不当的情志可以对神造成伤害，所以我们应当重视自身的情志变化。

（二）魂、魄

《灵枢·本神》曰："故生之来谓之精，两精相搏谓之神，随神往来者谓之魂，并精而出入者谓之魄。"明确了魂、魄是在先天之精、神形成后的生命活动功能。《灵枢·天年》曰："人之始生……血气已和，营卫已通，五脏已成，神气舍心，魂魄毕具，乃成为人。"这说明"魂魄毕具"是人之血气、营卫、五脏"和、通、成"（即人之形的形成）后的结果，进一步说明魂魄是建立在气血、营卫、五脏功能活动基础上的一种功能。

明代张景岳在《类经》中说："魂之为言，如梦寐恍惚，变幻游行之境皆是也。魄之为用，能动能作，痛痒由之而觉也。"把感觉、动作、记忆归属于魄，睡眠、梦境归属于魂，两者一体，互为体用。

《灵枢·本神》说："肝藏血，血舍魂，肝气虚则恐，实则怒。""肺藏气，气舍魄，肺气虚则鼻塞不利，少气；实则喘喝，胸盈仰息。"可见，血气是魂魄居住的场所。《左传·昭公七年》言：

"人生始化曰魄，既生魄，阳曰魂。用物精多，则魂魄强。"《孔颖达疏》：
"魂魄，神灵之名，本从形气而有，形气既殊，魂魄各异。附形之灵
为魄，附气之神为魂也。附形之灵者，谓初生之时，耳目心识、手
足运动、啼呼为声，此则魄之灵也。附所气之神者，谓精神性识渐
有所知，此则附气之神也。"肝藏血，血是有形之体，故肝藏魂；肺
主气，气乃无形，故肺藏魄。

《灵枢·淫邪发梦》："正邪从外袭内，而未有定舍，反淫于脏，
不得定处，与营卫俱行，而与魂魄飞扬，使人卧不得安而喜梦。"《灵
枢·本神》说："肝悲哀动中则伤魂，魂伤则狂妄不精，不精则不正，
当人阴缩而挛筋，两胁骨不举，毛悴色夭，死于秋。""肺喜乐无极
则伤魄，魄伤则狂，狂者意不存人，皮革焦，毛悴色夭，死于夏。"《灵
枢·天年》说："八十岁，肺气衰，魄离，故言善误。"

魂魄失常可以引起多梦、阴缩、发狂、语言错乱等症状，可见
情志与外邪都可以伤害到魂魄。

（三）意、志

《灵枢·本神》说："所以任物者谓之心，心有所忆谓之意，意
之所存谓之志，因志而存变谓之思，因思而远慕谓之虑，因虑而处
物谓之智。"杨上善注云："化物之心，有所追忆，谓之意也。"（《黄
帝内经太素》）张景岳亦云："一念之生，心有所向，而未定者，曰
意。"（《类经·藏象类》）可见意是指对事物的意念萌动或追忆，同
样属于精神思维活动的一部分。《医宗金鉴》曰："意之所专谓之
志。"《类经·藏象类》中有"意已决而卓有所立者，曰志"的注释，
相当于今之"动机"或"意志"；而王肯堂在《证治准绳》中将志
意进行比较，"志意并称者，志是静而不移，意是动而不定"，明确
了两者的关系是由不定的意向、动机（意）发展到稳固的意志（志）
的过程。《灵枢·本脏》篇说："志意者，所以御精神，收魂魄，适

医论篇

寒温，和喜怒者也。"说明意志是思维活动，不同于魂魄的先天本能，是高级的精神活动。

《灵枢·本神》说："脾藏营，营舍意，脾气虚则四肢不用，五脏不安，实则腹胀，经溲不利。""肾藏精，精舍志，肾气虚则厥，实则胀，五脏不安。必审五脏之病形，以知其气之虚实，谨而调之也。"

脾能藏意，是因脾具有化生营血的功用，营血是意活动的物质基础。脾之运化功能正常，则营血旺盛，思考周详，记忆力强，意念丰富。肾藏志，则因肾能藏精，精是志的物质基础。肾精充盛，则生髓充脑，脑的功能健全，可使综合分析事物和决定事物的能力增强，使意志坚定，聪明伶俐。相反则肾气不足，精亏脑空，反应迟钝，记忆力减退。所以王冰说："肾受五脏六腑之精，元气之本，生成之根，为胃之关，是以志能则命通。"（《补注黄帝内经·素问·卷七·宣明五气篇》）

《灵枢·本神》："脾愁忧而不解则伤意，意伤则悗乱，四肢不举，乱悴色夭，死于春。"又说："肾盛怒而不止则伤志，志伤则喜忘其前言，腰脊不可以俯仰屈伸，毛悴色夭，死于季夏。"

综上所述，可以得出两点结论：首先五神的含义各不相同，神是一切生命活动和精神思维的主宰；魂魄是人的先天本能意识和活动；意志则是高级的思维活动。五神的关系不是并列的，魂魄是偏重于形体活动的神灵，意志是偏重于思维活动的神灵，而神则主宰一切，涵盖了魂魄意志。其次，五神之舍是脉、血、气、营、精，但为什么归属于五脏呢？陈宝贵教授认为，脉、血、气、营、精不是"藏精气而不泄"的脏，没有固定的场所，五神归藏于它们，不符合中医传统的以五脏为中心的藏象学说，因此，将五神分属于五脏，以便和五行相配。

三、五脏的形神观

形神观是中医学的重要组成部分，形、神是人生命中最重要的两个方面。在生理上，形者神之体，神者形之用；在病理上，形病则神不安，神变则形病；在诊疗上，察神以诊形病，治病之要，必本于神，五脏藏神，治脏安神；在养生上，调顺形神。

就人体而言，"形"是指视之可见、触之可及的脏腑经络组织、五官九窍、四肢百骸等有形躯体，以及循行于脏腑之内的精微物质。"神"有广义和狭义之分，广义的神，是指人的一切生命活动，包括面色眼神、言语声音、应答反应、肢体活动等；狭义之神仅指人体的精神意识思维活动，包括魂、魄、志、意、思、虑、智等各种心理思维过程和喜、怒、忧、思、悲、恐、惊等情志变化。

"形神一体观"即是形体与狭义之神、广义之神的关系，可归纳为形为神之体，神为形之主，形与神俱，尽终天年。形之成与神之生都以精气为基础，因此，神不能离开形体而存在，形亦离不开神，形神关系辩证统一，其中神又占主宰地位。

"形神一体"理论在诊断、治疗、预后判断和养生等方面都具有临床意义：在诊断疾病时要形神共诊，注意观察神志，尤其是观察神志表现在外的目神、色神、脉神和精神等，以利于对疾病做出正确的诊断；在辨证治疗时要形神并治，突出调治神志的重要作用；在疾病的预后判断上，突出察神的重要作用；在养生方面强调形神共养，养神为上。

陈宝贵教授在形神一体观的基础上，将人体的生命活动从神机、神用、神使三方面去理解并以此指导临床。

（一）神机

对神机的认识可分为两个层次：

1. 神机是人体内部气机的升、降、出、入。

2. 升、降、出、入是在总体上对生命运动形式的概括，其内涵包括了体内维持生命过程的一切功能活动。故神机是人体一切生命活动的体现。

神机在《黄帝内经》中被多次论及，如《素问·五常政大论》之"根于中者，命曰神机，神去则机息"。《素问·六微旨大论》谓"出入废则神机化灭，升降息则气立孤危"。

虽然神、魂、魄、意、志由五脏分别所主，其功能各有不同，但总体上均是在心之神的统率和支配下认识并处理事物的一切精神活动，故《灵枢·本神》说："所以任物者谓之心。"心在人之精神、意识、思维活动中占有主导地位。但神是通过什么途径来主宰人体呢？这就需要从神所依赖的物质说起。精气是神生成的来源，而气血又是维持神存在的物质基础，这说明神调控人体离不开气血，亦即气机。神对人体身心活动的调控是通过协调控制气机运动来完成的。气与神的关系体现在：神是生命活动的主宰。神之外用（即是气），是执行这些调控活动的方式和手段，具体表现为气的升降出入运动——气机。在"神"的调节下，气的运动保持规律性和整体性。气机运动的正常，体现出神主有司，表现为人体生理活动（魂魄）与精神心理活动（志意）的正常与协调。气机的运动也会受到来自身心两方面的影响，这时，气机则成为人体身心（魂魄与志意）交互影响的纽带。气机受神机支配，也是神机的一种具体体现形式。

在五脏中，以脾胃为例，脾主升，胃主降，共同调节人体气机的升降出入，其功能活动受神机的支配，换句话说脾胃的升降出入是人体气机的一种运动形式，也是神机的一种具体体现。

（二）神用

神用是指机体发挥正常生理功能的状态，体现着机体生理机能与心理活动的和谐统一。若神用失常，机体生理功能不能正常发挥，便处于病理状态。

"神用"一词出自《素问·天元纪大论》"神用无方谓之圣"。张介宾在《类经·运气类》中则阐发为"神之为用，变化不测，故曰无方；无方者，大而化之之称"。神用之道，即天地阴阳之道，有体有用。阴阳者变化之体（体，即内在规律，是天地万物发生变化的前提和依据），变化者阴阳之用。

精、气、血、津液为五脏所生，是神明活动的物质基础，也可说明神之用与他脏的联系。《灵枢·平人绝谷》曰："平人则不然，胃满则肠虚，肠满则胃虚，更虚更满，故气得上下，五脏安定，血脉和利，精神乃居，故神者，水谷之精气也。"

《素问·六节藏象论》："天食人以五气，地食人以五味。五气入鼻，藏于心肺，上使五色修明，音声能彰。五味入口，藏于肠胃，味有所藏，以养五气，气和而生，津液相成，神乃自生。"

精、气、血、津液是化神养神的基本物质。神的产生，不仅与这些精微物质的充盛及相关脏腑机能的发挥有关，而且与脏腑精气对外界刺激的应答反应密切相关。精、气、血、津液充足，脏腑功能强健，则神旺；精、气、血、津液亏耗，脏腑功能衰败，则神衰。

（三）神使

神使是指机体的生理功能低下，导致疾病迁延不愈甚或病情危重时，通过药物、针灸、按摩、饮食、护理、康复等手段促进机体的生理功能恢复，重建生理功能的过程。

"神不使"一词源于《素问·汤液醪醴论》："帝曰：形弊血尽而功不立者何？岐伯曰：神不使也。帝曰：何谓神不使？岐伯曰：针石，道也。精神不进，志意不治，故病不可愈。今精坏神去，营卫不可复收，何者？嗜欲无穷，而忧患不止，精气弛坏，营泣卫除，故神去之而病不愈也。"

陈宝贵教授在临证中通过望、闻、问、切四诊收集资料，人体一旦出现气、血、阴、阳的偏盛偏衰，必致机体生理功能下降，

医论篇

抵抗力低下，亦即神不使，需通过上述多种治疗手段，建立立体化的治疗方案以恢复神用，使神机如常，气血充盛，阴平阳秘，精神乃治。

四、五神脏理论

五神，即神、魂、魄、意、志。《素问·宣明五气》篇曰："肝藏魂，肺藏魄，心藏神，脾藏意，肾藏志，是谓五脏所藏。"这是《黄帝内经》五脏藏神的观点，《灵枢·本神》篇指出"五神之舍"：即"肝藏血，血舍魂，脾藏营，营舍意，心藏脉，脉舍神，肺藏气，气舍魄，肾藏精，精舍志"。这说明五神的物质基础是五脏所藏的精、气、营、血、脉。

神是人体一切生命活动的主宰，人的生命活动需要神才能维持正常，而神又藏于心，所以心脏在人体居于重要地位，为君主之官，"为五脏六腑之大主"。张景岳说："脏腑百骸，唯所是命，聪明智慧，莫不由之。"结合现代理论，心为五脏之首，因为心主血脉，是循环系统的中心，是推动血液流动的动力，没有心脏的跳动，生命就不能存在。心藏神的功能决定了心的主导地位，神志虽归属于五脏，但与心的关系最为密切。《类经》指出："心为脏腑之主，而总魂魄，并赅意志，故忧动于心则肺应，思动于心则脾应，怒动于心则肝应，恐动于心则肾应，此所以五志唯心使也。"表明人的精神、意识、思维活动，虽可分属五脏，但主要归属于心主神志的生理功能。精、气、血、津、液为五脏所生，是神明活动的物质基础，也可证实神之用与他脏的联系。杨上善注："水谷精气资成五神。"《素问·六微旨大论》："出入废则神机化灭。"王冰注："出入，谓之喘息也。出入升降，生化之元主，故不可无之，反常之道，则神去其室。"《素问·八正神明论》曰："血气者，人之神。"此处血为神明之气，非血为神。《素问·上古天真论》："积精全神。"

五脏系统包括形体官窍、六腑、气血津液等组织和物质。中医的藏象学说论五脏时，按五行关系都有相应的五体、五志、五液、五官、五声，五腑与之相对应，心的功能活动可以通过它们体现出来。脏藏于内，象现于外，五脏与形体官窍等组织形体通过血脉和经络紧密联系起来，是一个不可分割的整体。因此，我们论五脏，不能只看孤立的一个脏器，还应该看到与它有密切联系的形体。

前人认为五脏神系统是脏与脏、脏与腑及各器官组织之间包括五脏六腑、奇恒之腑、五体、五官、十二经脉、奇经八脉、气血津液精等互相联系沟通组成的整体性网络调控体系，通过气化、阴阳交互作用和生克制化作用，使机体处于"阴平阳秘，精神乃治"的健康状态，并能适应、作用于外部环境，形成开放的巨大系统。

陈宝贵教授从现代医学的研究成果获得启发，思考中医学是否也存在着神经－内分泌免疫网络那样的一个调节体系？回答是肯定的。这个体系就是五脏调节系统，这个调节的枢纽就是神，神通过五脏把阴阳气血、五官九窍等组织器官与脏腑联系起来，气血阴阳为信息物质，经络为信息的通道。

五、五神脏论指导老年呆病的治疗

（一）五神脏论突出神在人体中的作用

老年呆病是一种全身性疾病，病位在脑，涉及五脏功能失调。其基本病机为髓减脑消，神机失用。无论是五脏虚衰，还是外邪内毒致病，最终都引起神机失用，神昏不明，发为痴呆。所以说，治疗痴呆，不管用什么治法方药，最终的目的是使神机恢复正常，神明得安。而五神脏理论正是以神为枢纽，以五脏为中心，以脉道和经络为通道，以气血为传递信息的物质，来调控四肢百骸的系统调控理论。神是人体一切生命活动的主宰，狭义的神指精神意识心理活动。老年呆病的病位在脑，病机是神不用，本着治病求本的思想，老年呆病的治疗更应重视神的作用。临床上醒神开窍，补养心神等治法就是贯彻了调神的指导思想。"根于中者，命曰神机，神去则机息""失神者死，得神者昌"都说明了神的重要性。

（二）五神脏论以五脏功能为中心，老年呆病的临床治疗也以五脏为出发点

藏象学说是中医理论体系的重要组成部分，而五脏的生理功能又是藏象理论的核心，换言之，藏象学说是以五脏的生理功能（及其病理变化）为中心的。藏象理论源于《黄帝内经》，经过《难经》和后世医家的不断补充和发展，形成了中医学中比较完备的五脏功能理论。五神脏理论也来源于《黄帝内经》，是在藏象学说的基础上发展起来的，所以它也是以五脏功能为中心的。临床上中医治疗老年呆病，也是以藏象理论为指导，从脏腑入手，虚则补益五脏，实则理气化痰，化瘀解毒。痰瘀的产生正是五脏病理变化的产物，故治疗呆病离不开五脏理论的指导，方药也以调节五脏的功能为目的。

（三）五神脏的神志理论，可以指导治疗老年呆病的神志症状

五神脏理论包括神志学说，神志活动与五脏相关，故神志病变可从五脏入手治疗。

老年呆病表现为记忆、判断、计算等方面的能力减退，这正是神志所伤的表现，再者，七情过度也可以引起神志及五脏的失常。据此，我们对老年呆病患者应该进行心理情志疗法，这更符合现代的社会－心理－身体的医学模式。有学者认为，古人早就认识到神志活动与脑有关。《黄帝内经》就明确指出，脑的功能是依附于五脏而完成的。中医理论中以五脏为中心的藏象学说，正是将脑的功能分属五脏，因而形成了中医独特的五神脏理论。五神脏理论充分体

现了中医学以五脏为中心，认识整体生命活动和神志活动的基本特点。在病理上，脑的病变可表现为五脏六腑的改变，反过来，五脏的病变也必定会有相应的脑神经发生改变。这种独特的五神脏理论以及相应的治法方药体系体现了整体观与形神合一的思想，直接指导着中医对神经、精神疾病的认识和防治。

（四）五神脏理论体现了中医的整体观念和形与神的辩证观

中医的整体观念认为人体是一个有机的整体。人体的结构互相联系，不可分割；人体的各种功能互相协调，彼此为用；在患病时，体内的各个部分也相互影响。同时，中医认为人和环境之间相互影响，是一对不可分割的整体。整体观念是中医的一种思想方法，它贯穿于中医对生理、病理的认识和辨证治疗等所有的领域中。五神脏理论即体现了中医的整体观念，从整体来认识人体的生理和病理。形神观也是中医的重要理论，它也体现了形与神的辩证观，对我们认识人体的功能有重要意义。老年呆病，是发生于老年期和老年前期的大脑皮层获得性高级机能全面损害的一组慢性进行性精神衰退性疾病，包括智力、记忆、语言、感觉、认知以及日常生活能力、社会交往和行为人格的改变。

它是一种全身性疾病，病位在脑，涉及五脏功能失调。因此，治疗老年呆病更应从整体着手，进行辨证治疗。

六、五神脏论在老年脑病中的应用

（一）老年呆病的病因病机

1. **历代医家的认识**　老年呆病虽然在中医古籍中没有确切的病名记载，但历代医家对其病因病机有很多的论述。早在《灵枢·海论》中就有记载："脑为髓海……髓海不足，则脑转耳鸣，胫酸眩冒，目无所见，懈怠安卧。"《素问·调经论》云："血并于下，气并于上，乱而善忘。"至明代的《景岳全书》有云："痴呆证，凡平素无痰，而或以郁结，或以不遂，或以思虑，或以疑惑，或以惊恐而渐致痴呆。"明确提出痴呆这一病名。清·陈士铎在《辨证录》中有"呆病门"，认为"人之聪明，非生于心肾，而生于心肾之交也，夫心肾交而智慧生，心肾离而智慧失"。对其病因、病机分析甚详："大约起始也，起于肝气之郁；其终也，由于胃气之衰。肝郁则木克土而痰不能化，胃衰则土不制火而痰不能消，于是痰积于胸中，盘踞于心外，使神明不清而成呆病矣。"认识到郁、痰、脾胃虚弱在呆病发病中的意义。张锡纯认为"老年人精气虚衰，气血不足，以至阳化风动，气血上逆，夹痰夹瘀，直冲犯脑，蒙蔽清窍，元神失聪，而灵机记忆皆失"。《医方集解·补养之剂》曰："人之精与志皆藏于肾，肾精不足则志气衰，不能上通于心，故迷惑善忘也。"王清任《医林改错》有"灵机记忆，不在心在脑"的论述，又有"高年无记性者，脑髓渐空"，及"凡有瘀血也令人善忘"等观点。

2. 现代医家的认识　老年期痴呆主要包括阿尔茨海默病和血管性痴呆。对其病因病机，多数学者认为年高肾精衰枯，又被七情、劳倦、饮食所伤，导致心、肝、脾、肾功能失调，气血不足，痰浊、瘀血内停，神明被扰，机窍被蒙。

人之将老的时候，五脏之气渐衰，衰则易于气滞，气滞多致血瘀；气滞而衰，血瘀壅气，气壅聚液为痰，痰气郁结，留为邪气；气痹壅于五脏，影响五脏神志，则致痴呆。有人指出本病的发生主要与心肾关系密切，认为心气不足，肾阳虚衰，神明失用，脑失所养为致病之本；痰滞瘀阻，机窍被蒙为病之标实。本病以肝肾阴虚、髓海失充、脾肾阳虚、脑髓失养为本虚；痰浊蒙蔽、机窍不利、痰血内停、脉络阻滞为标实，虚实多夹杂为患。老年呆病的病机为肾亏髓损，脑空神滞，肝脾亏虚，脑髓失养，心肝火盛，扰乱神明，痰浊蒙窍，瘀阻脑络。有学者认为，肝藏魂，主谋虑，为风木之脏，善动难静。肝主筋，藏血，开窍于目，体阴而用阳。肝之阴血不足，血不养筋，筋脉失养，脑窍失荣，可引起痴呆的发生，而且，乙癸同源，肝肾同病，阴虚则无以生髓荣脑，脑失所养，则为痴呆。七情失调是形成本病的重要原因。人至老年，肾精衰枯，精亏血少，脑海空虚；或肾阴不足，虚火上炎，心肾失交；或心血不足，虚阳上扰，神明不敛，呆症遂生，形成呆病虚证。情志不调，肝木失疏，克伐脾土；思虑过度，饮食不节，损伤脾胃；过用寒凉，中阳受损，脾失健运，反生痰浊，蒙蔽清窍，形成呆病虚实夹杂之证。老年呆病的病位在脑，其本在肾，与诸脏功能失调皆有关系，其中肾精亏虚、脑髓不足、脑失所养是血管性痴呆的发病基础，但仅有少部分人发生痴呆，由此可知必有致呆因素。从中医致病因素来看，内伤致病的因素包括七情、饮食、劳逸、痰、瘀等，但痰、瘀是主要的致病因素。

中老年智能减退与气虚、肾虚、痰浊、腑滞、血瘀等关系最为密切，总病机是脏腑阴阳失调，神机失用。陈宝贵教授概括老年呆病的病因，不外湿、瘀、痰、郁四端，渐致心、肝、脾、肾功能失调，气血不足，肾精衰枯，阳虚痰蕴，气滞血瘀。病位在脑，脑髓失充是其病理基础，而心肾失调，精血亏损，痰瘀蒙闭，脑空神滞是其基本病机。本病的基本发病规律为"五神失调"。"形神并治"为本病的基本调治思路，尤以肾志、肝魂、心神及脑灵为调治常法。具体为：①治肾填髓聚精以强志；②治肝潜降亢阳以安魂；③治心宣通心窍以醒神；④治脑化浊纯髓以复灵。同时注意五神的调治特点，随证应变，指导临床，疗效显著。

（二）血管性痴呆的病因病机

1. **以五脏虚衰为因**　本病的发病原因为年高肾精衰枯，七情内伤，心、肝、脾、肾功能失调，气血不足，痰浊内伤，气滞血瘀。其发生机制是由于气、血、痰、郁、瘀、火等病邪导致精血亏损，脏腑阴阳失调，脑髓空虚，神机失用出现呆、傻、愚、笨诸症。其发病特点有因实致虚或因虚致实及虚实相因之不同。有学者认为，肾虚髓减、神机失用是痴呆发生的根本病机。因为肾系先天之本，肾藏精，主骨生髓，上通于脑。人的视、听、嗅、感觉、思维、记忆等皆出于脑。脑的这些功能又都在脑髓充实的时候才能体现，而髓海的充实又依赖于肾气的温煦充养。"肾气不足则志气衰，不能上通于心，故迷惑善忘也"。痴呆病位在脑，其本在肾，人体的衰老是由肾气亏虚所决定的，形衰、神衰皆由脑衰所致。五脏的正常功能受损，津不行而为痰浊，血不畅而为瘀，痰瘀蒙窍，清阳不升，脑窍失养，神机失用而为呆证。有学者强调脾胃为后天之本，气血生化之源；脾主升清，胃主降浊，同居中州，通上连下，脾气升，则肝肾之气随之而上行，胃气降，则心肺之气随之而下降，故脾胃为一身气机升降之枢纽。因此，脾胃虚弱是老年呆病的根本原因，由虚而致痰浊血瘀，痰瘀阻塞清窍，加速痴呆的形成。人体是以五脏为中心的有机统一体。由于脾胃能化生机体生命活动所必需的气血津液，故在五脏中的地位尤为突出。若脾虚则中焦化源不足，水谷之精微不能化生为血，血少而心失所养，造成心血不足，出现心悸怔忡、健忘、失眠、多梦等症状。临床常见因思虑过度，劳伤心脾，以致脾气不足，脾失健运，气少血虚，心神失养。临床观察初步发现，老年呆病发生的因素是多方面的，包括与家人不和、家人外出工作无人照顾、独身等导致老年人的情志不舒或思虑过度，再加上年事已高、身体虚弱而造成心脾两虚，最终脑失所养，神机失用，发为痴呆。心之气血不足、肾之精气亏损、脑之髓海失充为本病主要的病因病机。痰火内炽、瘀血阻络为邪实致病的另一方面。

2. **邪实致病** 本病的发生总与内伤七情密切相关。气血是神志活动的物质基础，若因情志所伤，气血凝滞，脏腑化生的气血不能正常充养元神之府，致灵机混乱而发为痴呆。前人根据"脑髓纯则灵，杂则钝"的观点，指出人到老年，气虚、气郁均可引起血流不畅而致血瘀，瘀血入脑，精髓逐渐枯萎而致痴呆。年老正衰、起居失常、劳逸不当等致脏腑虚损，气血衰少，进而使肾精不足，气血亏虚，痰浊、瘀血阻络蒙窍。七情和衰老等原因所引起的瘀血，留滞脑络，阻塞机窍，脑腑之灵机运行不畅，加之瘀血痹阻，脑络不通，肾阴难以上行充髓养脑，以致脑腑失养，神机失用，从而产生老年呆病的种种表现。因此，瘀血最终将影响脑主神明功能的正常发挥，导致痴呆的形成。有人认为老年呆病的产生与气血津液的郁滞有关。其病机是：五脏虚弱则脏腑对气血津液的调节、化生能力降低，气血津液运行不畅，其对于脏腑的调控及物质与能量的转换机能下降，致脏腑本体阴阳的信息产生不足，传输缓慢，生理效应低下，脏腑及机体组织对脏腑信息的接受与反应能力低下。亚健康状态下，遇情志失调，或因饮食失节，嗜食肥甘厚味，或烟酒无度，或劳逸失节，均极易产生气血津液壅滞和脏腑组织自身的五行失和而导致自体毁损（类似自身免疫反应）的病理改变。亦有人认为多种发病因素中，胆的异常与痰的作祟显得尤为重要，胆气不足，痰浊阻窍，或胆火内炽，痰热上扰均可致呆病的发生。

3. **邪毒伤脑扰神**　血管性痴呆的发病多为久病入络。在肾精亏虚、痰瘀内阻的基础上，虚、痰、瘀相互影响转化，痰浊阻滞，化热生风，酿生浊毒，败坏脑髓形体，致神机失用，灵机皆失。发病分两个过程，首先是肾虚痰瘀阻脉，其次是痰瘀蕴积，酿生浊毒，败坏脑髓。五脏六腑皆有玄府，脑亦不例外。血管性痴呆应归结为玄府病变，脑内玄府郁闭，神机失用为其基本病机；内伤劳损，精气亏虚是血管性痴呆的内在发病因素；血管性痴呆虽病分五脏，然其本在肾；风火痰瘀，浊毒蕴结，损伤脑络脑髓，阻闭玄府是其病机。有学者认为，脑浊、脑瘀、脑萎髓空是血管性痴呆的连锁因子。痰瘀蕴积，酿生浊毒，败坏脑络、脑髓，为血管性痴呆发病的关键。

于是以虚瘀浊毒立论，提出毒损经脉、脑髓的病机假说，指出本病与卒中病有共同的体质因素，二者的发病机理密切相关，卒中后脑络瘀阻，浊毒内生，败坏脑髓，神机失用，发为痴呆。治疗过程中用药不当损伤脑气，或素有肾气不足，肾精亏虚，精不生髓，髓不能养脑，脑髓元神受抑，不能驱邪外出，残余之邪未净，部分患者脑气欲复未复，脏气欲平未平，经络欲和未和，气血虽顺而未畅，上下气化，神机流贯尚不完全，逆气浊血致使脑之血脉循环不畅，津液循行受阻，为瘀为痰，痰瘀互结，毒自内生，伏留脑髓，久蓄不除，残余之邪毒损害元神，神机受损，神经失御，机窍不展，脑髓经络、横络、孙络、毛脉机能减退，精血不达，脑髓失荣，神经肌核发生病变而生血管性痴呆。从邪扰元神立论，认为本病多因风、火、痰等病邪扰乱脑之元神所致，治疗提倡泻火、涤痰、息风以安元神，具体治则又视风、火、痰之偏重而略有出入。近年来对"神"的生理、病理、诊断、治疗从整体观的角度进行研究，得出四点认识，神之所在：心藏神，脑为元神之府；神之所主：人体一切生命活动的外在表现；神之所病：百病之始，皆本于神；神之所治：凡刺之法，先醒其神。基于这种认识，提出中风病及血管性痴呆的病机是窍闭神匮，神不导气，以致神无所附，肢无所用，故创立"醒脑开窍"之治法，用于中风病及血管性痴呆的治疗。

本病是一种全身性疾病，病位在脑，涉及五脏功能失调，并与胆、三焦等密切相关。其基本病机为髓减脑消，神机失用，证候特征以虚为本，以实为标。虚者，以肾虚、脾胃虚为主；实者，以痰浊、瘀血为主。结合上述医家的认识，陈宝贵教授将老年呆病的病因、病机概括为：①脏腑虚实是本；②气血津液瘀滞为标；③病理产物是内毒，伏邪扰神是关键。尽管上述医家各自从不同角度提出了不同的见解，但如何全面深入地理解老年呆病的病因、病机，仍将是中医学的一个课题。

整体观是中医理论的精髓，它强调一个整体内部包含着对立统一的两个方面，老年呆病即包含标本虚实双方面，形成这种对立统一的因素也是多方面的。人体阴阳平衡失调可造成气机失调及脏腑功能失调，该病的病位不仅在于脑，还可涉及肝、脾、心、肾，故而在治疗时应审证求因，辨证施治，并结合老年病的特点，在整体观的基础上辨证论治，方可取得良好的疗效。

七、五神脏理论指导下的科学研究

附一：回神颗粒治疗血管性痴呆临床疗效观察

摘要：目的：观察回神颗粒治疗血管性痴呆（VD）的临床疗效。方法：对随机分组的118例治疗组VD应用回神颗粒，62例对照组VD应用喜得镇，观察临床疗效和MMSE积分改善情况。结果：对于轻度和中度VD，回神颗粒组疗效明显优于喜得镇组；对于重度VD，两组疗效无差异；对有效病例半年随访表明回神颗粒组好转维持率明显优于喜得镇组。结论：回神丹治疗VD疗效可靠且持久，疗效机制可能与其改善脑组织的缺血、缺氧状态，恢复脑细胞的活力以及抑制神经元的凋亡有关。

关键词：血管性痴呆（VD）　　回神颗粒　　MMSE　　疗效观察

血管性痴呆是发生在脑血管病后的一种严重影响患者恢复的疾病，本研究对回神颗粒治疗VD进行了近4年的临床观察，观察回神颗粒组118例，喜得镇组62例，观察结果报告如下。

1 临床资料

诊断标准、纳入标准、排除标准均参照中华中医药学会内科延缓衰老委员会2001年6月在合肥通过的《血管性痴呆诊断、辨证及疗效评定标准（研究用）》。

1.1 分组情况及统计学处理

选择2002年1月～2005年12月武清中医医院内科门诊及病房收治的VD患者200例，随机数字表法分为：回神颗粒组130例，喜得镇组70例。治疗期间回神颗粒组：1例死亡，5例患者服用了其他改善智能的西药，

医论篇

6 例未能坚持治疗；喜得镇组：2 例死亡，6 例患者未能坚持治疗。以上病例均被排除。最后统计病例回神颗粒组 118 例，喜得镇组 62 例。全部数据采用 SPSS11.5 统计学软件分析。

2 治疗和观察方法

2.1 治疗方法

回神颗粒组采用回神颗粒（天津市武清区中医医院提供，5 克 / 袋，相当于生药 15 克 / 袋），5 克 / 次；喜得镇组采用喜得镇治疗，2 毫克 / 次。两药均为 3 次 / 日，白开水送服，连续用药 30 天。

两组患者均低盐低脂饮食，忌烟酒，保持情绪稳定，注意劳逸结合，加强功能锻炼。治疗期间不使用其他具有抗凝、扩脑血管、改善智能、神经递质调节及抗精神病等作用的中西药物。

2.2 观察方法

两组病例治疗前后均采用简易精神状态检查（MMSE）对患者的各项指标记分。

根据临床痴呆评定（CDR），将入选病例分为轻、中、重三级。

3 疗效判定标准

参照中华中医药学会内科延缓衰老委员会 2001 年 6 月在合肥通过的《血管性痴呆诊断、辨证及疗效评定标准（研究用）》。

4 结果

4.1 一般资料

表1　一般资料分析

	性别		病情			年龄			
	男	女	轻度	中度	重度	50 ~	60 ~	70 ~	80 ~ 89
回神颗粒组	73	45	60	41	17	9	65	36	8
喜得镇组	38	24	26	28	8	5	30	25	2

经统计学处理：对于性别，$\chi^2=0.006$，$P=0.94$；对于病情，$\chi^2=1.892$，$P=0.388$；对于年龄，$\chi^2=2.497$，$P=0.476$。说明两组患者在性别、年龄和病情方面无显著性差异，具有可比性。

4.2 临床疗效结果

表2 临床疗效比较

	轻度			中度			重度			全部患者		
	显效	有效	无效	显效	有效	无效	显效	有效	无效	显效	有效	无效
回神颗粒组	46	13	1	18	21	2	2	5	10	66	39	13
喜得镇组	10	11	5	4	15	9	1	3	4	15	29	18

经两独立样本比较的秩和检验，对于轻度 VD，u=7.737，$P < 0.01$；对于中度 VD，u=6.523，$P < 0.01$；对于全部纳入 VD，u=8.882，$P < 0.01$；但对于重度 VD，经 χ^2 检验，χ^2 =0.098，$P=0.754$。

4.3 MMSE积分比较

表3 轻度和中度 VD 患者治疗前后 MMSE 积分比较

	轻度		中度	
	治疗前	治疗后	治疗前	治疗后
回神颗粒组	16.48±2.01*	22.50±3.16 ▲★	9.68±1.47#	15.12±3.85 ▲★
喜得镇组	17.15±2.11	18.92±2.91 ▲	9.78±1.34	11.67±3.07 ▲

注：* 轻度 VD，两组治疗前比较：$P=0.166$；# 中度 VD，两组治疗前比较：$P=0.769$；▲两组治疗前后分别比较：$P < 0.01$；★两组治疗后比较：$P < 0.01$。

表4 重度和所有 VD 患者治疗前后 MMSE 积分比较

	重度		所有患者	
	治疗前	治疗后	治疗前	治疗后
回神颗粒组	2.94±0.75*	3.53±1.46 ▲★	12.19±5.15#	17.23±7.27 ◆●
喜得镇组	3.00±0.53	3.25±1.39	12.00±5.18	13.63±5.97 ◆

注：对于重度 VD，* 两组治疗前比较：$P=0.844$；▲回神颗粒组治疗前后比较：$P = 0.013$，喜得镇组治疗前后比较：$P=0.598$；★两组治疗后比较：$P=0.655$。对于所有 VD，# 两组治疗前比较：$P=0.810$；◆两组治疗前后分别比较：$P < 0.01$；●两组治疗后比较：$P < 0.01$。

4.4 随访结果与分析

对两组30天治疗有效的149例患者进行了6个月的随访观察，治疗方案同前。其中回神颗粒组的105例患者有2例服用其他改善智能的药，2

医论篇

例未能坚持治疗；喜得镇组的 44 例患者有 2 例未能坚持治疗，以上病例均排除。随访观察时对两组的原有效病例再一次按照 MMSE 量表进行检测，分出好转、维持、恶化：治疗后又提高 1 分以上的为好转；维持原分值的为维持；低于原分值的为恶化。

表5　原有效病例6个月随访疗效比较

	好转	维持	恶化	合计
回神颗粒组	81	18	2	101
喜得镇组	11	25	6	42

经两独立样本比较的秩和检验，u=7.813，$P < 0.01$。说明回神颗粒临床疗效可靠且持久。

5　讨论

对于 VD，我们根据中医学理论，认为该病为五脏精气虚衰、瘀血和痰浊所致，故该病是本虚标实之证。病因、病机是年老五脏精气不足而致五脏神衰；脏腑衰退，功能失调造成痰浊内阻及瘀血阻络，清窍受蒙，脑髓不充。治疗上需补益五脏之精气，兼以化瘀祛痰，开窍通络，而达回神的目的。

回神颗粒由人参、石菖蒲、鹿角、灵芝、丹参、五味子、川芎组成。功效为补益五脏之精气，兼以化瘀祛痰、开窍通络。主治老年体虚、五脏精气不足、瘀血痰浊阻滞所致的脑窍失聪、记忆减退、肢体不用、言语不利、性格改变及大小便失禁等症。该方君药为人参，臣药有二：石菖蒲、鹿角，佐药有三：灵芝、丹参、五味子，使药为川芎。全方各药补而不滞，温而不燥，归经五脏皆有之，共成补益五脏、开窍通络、化瘀祛痰之良药。既往的实验研究表明：回神颗粒可明显提高反复缺血再灌注大鼠智力、增强学习记忆的能力和抑制缺血性脑损伤后兴奋性氨基酸的过度释放。

血管性痴呆病患者多伴有肢体活动及构音障碍，因此在筛选病例时，严重失语及肢体活动障碍者不入选课题组。在本临床观察中更侧重于智力方面的观察研究。回神颗粒之所以有较好的疗效可能与其改善脑组织的缺血、缺氧状态，恢复脑细胞的活力以及抑制神经元的凋亡有关。

参考文献

【1】 田金洲.血管性痴呆.北京:人民卫生出版社.2003,4:591–594.

【2】 陈宝贵,赵振发,吕培红,等.回神丹颗粒剂对大鼠智能障碍行为的影响.中国医药学报,1998,13(2):73–74.

【3】 陈宝贵,陈慧娲,唐启盛."回神丹颗粒剂"对大鼠脑组织海马区氨基酸含量的影响观察.中国中医基础医学杂志,1998,4(7):39–40.

【4】 陈宝贵,赵振发,卞景芝,等.回神颗粒对实验性大鼠局灶性脑缺血缺血区神经细胞凋亡的影响.天津中医药,2006,23(3):227–230.

附二:回神颗粒治疗中度创伤性脑损伤的临床疗效观察

摘要 **目的**:探讨回神颗粒治疗创伤性脑损伤(TBI)的疗效及疗效机制。**方法**:选择武清中医院收治的中度 TBI 患者 36 例,采用随机数字表法将纳入病例分为治疗组和对照组各 18 例。两组均予 TBI 的西医基础治疗,治疗组加用回神颗粒。观察两组患者生命体征、影像学、格拉斯哥昏迷评分(GCS)、简化急性生理学评分(SAPS)、残疾分级评分(DRS)、格拉斯哥预后评分(GOS)的变化。**结果**:与对照组相比,治疗组的总有效率、GCS、SAPS、DRS、GOS 的评分明显改善。**结论**:回神颗粒治疗 TBI 的疗效机制为:益气扶正,改善机体应激状态;活血化瘀,减轻微循环紊乱状态;开窍醒神,改善机体认知功能。

关键词:创伤性脑损伤;补气化瘀开窍法;回神颗粒;格拉斯哥昏迷评分;简化急性生理学评分;残疾分级评分;格拉斯哥预后评分

创伤性颅脑损伤是世界性的多发性疾病,也是死亡率和致残率最高的疾病之一。目前 TBI 的发生率有上升趋势。脑外伤手术治疗虽然有效,但中医药参与应用后能够明显提高临床疗效,降低致残、致死率。本研究对回神颗粒治疗中度 TBI 患者进行观察,现报告如下:

临床资料

1.中度TBI诊断标准

参照《王忠诚神经外科学》关于颅脑损伤的分级标准,制定中度 TBI

医论篇

标准：①昏迷在 12h 以内；②有轻度神经系统阳性体征；③体温、呼吸、脉搏、血压有轻度改变；④ GCS 评分为 9 ～ 12。

2.病例纳入标准

①有明显脑外伤史及临床症状；②完成了完整的病史询问和体格检查；③年龄 16 ～ 65 岁；④开始接受治疗距受伤 ≤ 12h；⑤中型颅脑创伤病人；⑥头颅 CT 或 MRI 检查有颅脑创伤存在；⑦未合并颅外其他脏器的严重损伤，无脊柱损伤和骨盆骨折，复合伤无手术指征可保守治疗者；⑧可有一过性低氧血症和低血压，但能在 1h 内迅速纠正者；⑨无代谢、内分泌性疾病和严重的心、肝、肾功能不全；⑩自愿进行临床试验，并签署（或由家属代签）知情同意书者。

3.病例排除标准

①无明确的颅脑外伤史；②伤后 3d 内死亡的；③颅脑外伤史 > 12h 者；④由于全身性因素（如低氧血症、低血压、电解质紊乱等）及颅脑损伤（如脑水肿、癫痫等）继发的，有癫痫病及原发脑部疾患的；⑤有严重慢性病史，如原发性高血压，冠心病，肺结核，心、肝、肾功能不全等；⑥妊娠或哺乳期妇女；⑦严重复合伤，需手术治疗者；⑧已经使用其他类似药物或对回神颗粒代谢造成影响的药物；⑨在试验开始前 1 个月及试验期间参加其他任何药物的试验者；⑩不愿意接受研究措施或其他原因不能合作者，或可能因精神障碍及其他特殊情况影响完成试验者。

4.病例剔除标准

①住院后 72h 内死亡者；②住院时间小于 72h 而出院者。

5.中医辨证分型标准

参照吴运泉及韩冰的中度 TBI 分型标准：本研究只选择符合气闭清窍、瘀阻清窍、元神外脱三种证型的中度 TBI 患者。

6.分组情况及统计学处理

选择武清区中医院急诊和脑外科收治的符合病例纳入标准及中医辨证分型标准的中度 TBI 患者 36 例，采用随机数字表法将纳入病例分为两组：治疗组和对照组各 18 例。每例符合入选标准的患者随机得到一个特定编号，与所用药物制剂的特定编号一致。全部数据采用SPSS11.5统计学软件分析。

治疗和观察方法

1.治疗方法

两组均参照《王忠诚神经外科学》中TBI的西医基础治疗：予脱水降颅压、止血、抗感染，防止消化道出血等治疗，有手术指征的进行手术，包括颅内血肿清除去骨瓣术、硬膜外血肿清除术、硬膜下血肿清除术、侧脑室穿刺引流术等。治疗组加用回神颗粒（制剂许可证号：津XZ20010039，5克／袋，相当于生药15克／袋）：①回神颗粒的使用时间：前期研究表明，脑损伤后越早应用回神颗粒，对脑保护的作用越强，临床效果越好，因此应在病情允许的前提下尽可能早用回神颗粒。非手术患者能进食或鼻饲时开始应用，手术患者根据术后病情恢复情况决定何时应用。②回神颗粒的用量：体重＜55kg者，5克／次；体重在55～70kg者，7.5克／次；体重＞70kg者，10克／次。均3次／日。神志清醒的患者口服给药，昏迷患者采用鼻饲或保留灌肠给药。

2.观察方法

2.1 **糖化血红蛋白检测**：入院时检测糖化血红蛋白1次，要求在正常范围，异常者不作为临床观察病例。

2.2 **生命体征和中医证型演变**：入组后每天上午9点钟专人记录体温、呼吸、心率、血压、瞳孔、意识、舌象、脉象、中医证型。

2.3 **影像学检查**：入组时、3d、7d、15d进行头颅CT扫描，如病情有变化，及时复查。若合并其他部位损伤，可依据损伤部位行影像学等检查，并记录检查结果。

2.4 **神经量表评分**：①入组后的即刻、24h、3d、7d、15d进行GCS；②入组后的1d、3d、7d、10d、15d进行SAPS；③入组后的1d、3d、7d、15d进行DRS；④入组后的7d、10d、15d进行GOS。

疗效判定标准

参照郭金平等和韩冰的标准将疗效分为：显效、有效、进步、无效、死亡。

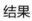

结果

1.一般资料

表1　　两组患者性别、病因及受伤类型

组别	N	性别		TBI 病因			TBI 类型		
		男	女	交通伤	坠落伤	打击伤	脑挫裂伤	合并 SAH	合并颅骨骨折
对照组	15	11	4	10	3	2	15	8	7
治疗组	15	10	5	8	4	3	15	10	5

表2　　两组患者年龄及治疗距受伤时间比较

组别	N	年龄（岁）	治疗距受伤时间（h）
对照组	15	36.27 ± 13.32	3.27 ± 1.16
治疗组	15	38.20 ± 14.88	3.73 ± 1.03

表3　　治疗前两组中医证型比较

组别	N	气闭清窍	瘀阻清窍	元神外脱
对照组	15	4	6	5
治疗组	15	4	7	4

　　经统计学检验：治疗前两组患者在性别、TBI 病因、TBI 类型、年龄、受伤距治疗时间、中医证型方面无明显差别（$P > 0.05$），具有可比性。两组中分别有 4 例患者因脑损伤加重，出现脑挫裂伤、蛛网膜下腔出血增多而行颅内血肿清除去骨瓣术及侧脑室穿刺引流术。每组患者均有 3 例脱失，对照组脱失的原因分别为：转院治疗 2 例，放弃治疗 1 例。治疗组脱失原因分别为：转院治疗、放弃治疗、第 4 天出现迟发性腹膜后血肿转普外科治疗各 1 例。

2.两组中度TBI患者治疗后疗效比较

表4　　两组患者治疗后疗效比较

	N	显效	有效	进步	无效	死亡	总有效率
对照组	15	2	4	4	3	2	40%
治疗组	15	5	6	2	1	1	73.3%
P 值				0.45			

3. 回神颗粒对中度 TBI 患者 GCS 的影响

表 5　　回神颗粒对中度 TBI 患者 GCS 的影响的比较

	N	GCS0H	GCS24H	GCS3D	GCS7D	GCS15D
对照组	15	10.47 ± 0.92	10.53 ± 1.06	10.35 ± 1.01	10.85 ± 0.99	11.31 ± 0.75
治疗组	15	10.53 ± 1.06	10.73 ± 0.88	11.71 ± 0.83	12.14 ± 0.86	12.71 ± 0.91
P 值		0.855	0.636	0.001	0.001	< 0.001

4. 回神颗粒对中度 TBI 患者 SAPS 的影响

表 6　　回神颗粒对中度 TBI 患者 SAPS 的影响的比较

	N	SAPS1D	SAPS3D	SAPS7D	SAPS10D	SAPS15D
对照组	15	16.27 ± 1.58	16.29 ± 1.49	15.08 ± 1.50	13.38 ± 1.33	11.31 ± 1.18
治疗组	15	15.93 ± 1.28	15.36 ± 1.22	13.50 ± 1.34	11.43 ± 1.09	9.29 ± 0.73
P 值		0.531	0.082	0.008	< 0.001	< 0.001

5. 回神颗粒对中度 TBI 患者 DRS 的影响

表 7　　回神颗粒对中度 TBI 患者 DRS 的影响的比较

	N	DRS1D	DRS3D	DRS7D	DRS15D
对照组	15	20.00 ± 1.31	18.93 ± 1.33	17.00 ± 1.47	14.38 ± 1.85
治疗组	15	20.27 ± 1.16	18.50 ± 1.34	15.64 ± 1.28	12.00 ± 1.11
P 值		0.560	0.404	0.017	< 0.001

6. 回神颗粒对中度 TBI 患者 GOS 的影响

表 8　　回神颗粒对中度 TBI 患者 GOS 的影响

	N	GOS7D	GOS10D	GOS15D
对照组	15	3.08 ± 0.28	3.31 ± 0.48	3.62 ± 0.51
治疗组	15	3.57 ± 0.65	4.21 ± 0.43	4.57 ± 0.51
P 值		0.017	< 0.001	< 0.001

讨论

　　TBI 常见的症状为：头痛、恶心、呕吐、运动功能障碍、意识障碍、颅内出血、瞳孔改变。TBI 急性期出现气机逆乱而气泄、气脱，进而变证丛生。故气虚血瘀、脑窍闭阻为其主要病机。其治疗大法为补气化瘀开窍法。回神颗粒是在补气化瘀开窍法的指导下拟定的治疗 TBI、脑梗死、脑出血、痴呆等疾病的方剂。通过对多个神经量表的评分发现：两组患者治疗前的

医论篇

GCS、SAPS、DRS、GOS 无显著性差异，随治疗时间延长，治疗组 GCS、SAPS、DRS、GOS 的改善明显优于对照组。治疗组总有效率显著高于对照组。回神颗粒治疗中度 TBI 的疗效机制包括以下几方面：

1. 益气扶正，改善机体应激状态

TBI 属于急性虚证范畴，是因创伤、手术等导致的在短时间内出现阴阳、气血、脏腑功能迅速虚衰的证候，表现为"邪实未去，正气已虚"，具有发病急、病情重、存活率低等特点。创伤实乃客邪，突发而至，猝然中人，病起急骤危重，正气突然暴绝，五脏气机闭塞，神明被扰，神机失用而见神志改变。故创伤后"气虚"乃发病之重要病机特点。补益五脏，大补元气之法对于创伤后患者至关重要，实乃创伤后患者治疗的根本大法。

回神颗粒中人参为君药，《本草经疏》载："人参，补五脏阳气之君药，能回阳气于垂绝，却虚邪于俄顷，功魁群草，力等丸丹矣。其主治者，则补五脏。盖脏虽有五，以言乎生气之流通则一也，益真气则五脏皆补矣。"鹿角为臣药，《千金方·食治》载："（鹿角）屑，服方寸匕，日三，益气力，强骨髓，补绝伤。"药理研究表明：人参通过对神经系统、内分泌、免疫机能和代谢等多方面的影响，能增强机体对物理、化学和生物等各种有害刺激或损伤的非特异性抵抗力，使紊乱的功能恢复正常。鹿角的乙醇提取物能显著延长小鼠在缺氧条件下的存活时间，其所含的多种氨基酸，具有对机体各种细胞进行修复、激活、再生的作用。

2. 活血化瘀，减轻微循环的紊乱状态

中度以上 TBI 多伴有颅内出血，离经之血即为瘀血，气虚则血瘀更甚，致使瘀血阻塞脑络。现代医学研究证实：创伤可导致急性凝血功能障碍，而凝血功能失常又可引起血管活性介质释放失衡，造成微循环障碍而出现恶性循环。活血化瘀法不但具有促凝血、抗凝血的双向调节作用，还具有保护多种凝血因子不被激活的作用，还可抑制血小板、白细胞释放血栓素等有害血管活性的介质。故能在凝血功能紊乱的不同阶段发挥有益的作用。

回神颗粒中丹参为臣药，《日华子本草》载："养神定志，通利关脉，生肌长肉，破宿血，生心血。"且丹参的苦凉能牵制人参、鹿角、菖蒲的温燥。川芎为使药，该药活血行气，上行颠顶，下行血海，引诸药上通下达，归脏腑，入经络。《日华子本草》载川芎："治一切风，一切气，一切劳损，一切血，补五劳，壮筋骨，调众脉，破癥结宿血，养新血长肉。"现代药理研究：丹参能使血流速度增快，流态改善，让红细胞有不同程度解聚，对缺血后脑组织及线粒体、粗面内织网等超微结构的改变明显减轻。川芎及川芎嗪在体外对由 ADP、胶原和凝血酶诱导的家兔血小板聚集有显著的抑制作用，并可使已聚集的血小板迅速解聚。

3. 开窍醒神，改善机体认知功能

脑为元神之府，神之所主，主人体一切生命活动的外在表现，颅脑突然受到创伤，重者气逆、气乱致气泄、气脱而出现昏迷。轻者气乱、气虚而致脏腑功能失调，神失所养，而神机不用会出现昏迷、烦躁等症状。创伤后脑髓受损，神气涣散，元神失养，遂出现头痛、眩晕、语言错乱、智力下降、记忆力减退或丧失、注意力不集中诸症。清窍被蒙，神机失用，急需开窍醒神，回神颗粒以石菖蒲为臣药，《重庆堂随笔》云："石菖蒲舒心气，畅心神，怡心情，益心志，妙药也。滋养药用之借以宣心思之结而通神明。"《本草汇言》称："石菖蒲能通心气，开肾气，温肺气，达肝气，快脾气，通透五脏六腑十二经十五络之药也，又治一切风痰，如手足顽痹，瘫痪不遂，服之即健。"现代药理研究显示：石菖蒲对正常大鼠的学习记忆有促进作用，对东莨菪碱造成的小鼠记忆获得障碍、亚硝酸钠造成的记忆巩固不良及乙醇引起的记忆再现缺失均有明显的改善作用；石菖蒲水提醇沉液灌服能改善亚硝酸钠或结扎两侧颈总动脉导致的脑缺血、缺氧状态。

虽已取得较好的疗效，本研究也存在不足之处：①受临床病例数及观察时间的限制，本研究未入选更多的病例及进行更长时间的临床疗效随访，样本量小、观察及随访时间短可能是临床疗效统计结果无差异的原因之一。②适合入组并接受中医药治疗的 TBI 样本量小，本研究未能观察回神颗粒对不同中医证型 TBI 患者的疗效差异，而且 TBI 的病情变化迅速，故"证候"也是一个动态变化的过程，证候的变化也是导致疗效评价差异的可能原因之一。③本研究仅进行神经量表疗效评价，未进行神经生

医论篇

化等指标检测及评价。上述不足均不利于系统地评价回神颗粒对中度 TBI 的保护作用，今后计划增加临床观察的样本量、延长临床疗效随访、关注治疗过程中证候的变化、进行血清药理学及脑脊液药理学方面的研究，进一步评价回神颗粒治疗 TBI 的疗效及探讨疗效机制。

参考文献

【1】王忠诚 . 王忠诚神经外科学 . 武汉：湖北科学技术出版社，2005：368-375.

【2】吴运泉 . 中西医临床 • 脑伤科 . 北京：中国中医药出版社，2000：175-188.

【3】韩冰 . 中医病证诊疗全书 . 天津：天津科学技术出版社，1999：510-518.

【4】郭金平，何炳威，钱东翔 . 中西医结合抢救重型原发性颅脑损伤的临床研究 . 中国中西医结合急救杂志，2001，8（4）：236-237.

【5】崔俊波，陈慧娟，陈宝贵 . 创伤性脑损伤急性期中医病机探讨 . 天津中医药，2008，25（1）：40-41.

【6】李志军，李银平，王今达 . "三证三法"与严重急性呼吸综合征的中医辨证论治 . 中国中西医结合急救杂志，2003，10（6）：323-325.

【7】胡熙明 . 中华本草精选本 . 上海：上海科学技术出版社，1998：169-179，438-450，1269-1294，1397-1407，1650-1672，2194-2200，2522-2525.

【8】李银平 . 从"三证三法"看中西医结合治疗危重病的研究思路——王今达教授学术思想探讨 . 中国中西医结合急救杂志，2004，11（1）：7-9.

附三： 创伤性脑损伤急性期中医病机探讨

摘要：通过对创伤性脑损伤（TBI）急性期患者的综合分析，认为颅脑创伤、元神受损致气泄、气虚、气脱，正气大量耗伤则脏腑功能失调；正气不足、运化无力则津液停滞、痰浊凝聚，致清窍蒙蔽。而且创伤性脑损伤突发而至，出现气机逆乱，进而气行失常，血不循经，导致血瘀。故创伤性脑损伤急性期的主要病机为气虚血瘀，脑窍闭阻。据此病机，拟订创伤性脑损伤急性期的治疗大法为补气化瘀开窍法。

关键词：创伤性脑损伤（TBI）；急性期；气虚血瘀；脑窍闭阻；补气化瘀开窍法

创伤性脑损伤是世界性的多发疾病，也是死亡率和致残率最高的疾病之一。随着经济的快速发展，TBI 的发生率有明显上升的趋势。全球 TBI 的发生数一般占所有创伤人数的 1/6，严重创伤多伴有颅脑损伤。王今达教授指出："中医在急性危重病治疗中的作用不是可有可无，而是为了提高疗效，非用不可。"脑外伤手术治疗虽然有效，但中医药参与应用后能够明显提高临床疗效，降低致残、致死率。目前关于中医药治疗 TBI 的研究仅有少数临床报道，对其病机的探讨相当匮乏，严重制约了中医药在临床中的进一步应用。因此加强 TBI 中医病机的研究，对中医药临床服务至关重要。

颅脑创伤常见的症状为：头痛、恶心、呕吐、运动功能障碍、意识障碍、颅内出血、瞳孔改变。《奇效良方》云："脑喜静谧而恶动扰，静谧则清明内持，动摇则掉摇散乱。"《云笈七签·仙籍旨诀》云："元神如主，千神如臣。"《元气论》曰："脑实则神全，神全则气全，气全则形全，形全则百关调于内，八邪消于外。"《薛氏医案》曰："重伤昏愦者，急灌以独参汤。虽内有瘀血切不可下，恐因泻而亡阴也。若元气虚甚者，尤不可下。""外伤出血作痛，脾肺之气虚也，用八珍汤。大凡出血不止，脾胃之气脱也。""独参汤治一切失血，盖血生于气，阳生阴长之理也。""出血，若中气虚弱，血无所附而妄行，用加味四君子汤补益中气，或元气内脱，不能摄血，用独参汤加炮姜以回阳，如不应，急加附子。""出血伤阴络，则为血积、血块、肌肉青暗。此脏腑亏损，经髓失职，急补脾肺，亦有生者，但患者不悟此理，不用此法，惜哉！"导师陈宝贵教授结合古代文献和大量临床病例观察指出：脑为元神之府，神之所主，主人体一切生命活动的外在表现，百病之始，皆本于神。颅脑创伤、元神受损致气泄、气虚、气脱而出现昏迷、烦躁等症状。气虚、气脱而脏腑功能失调，故心气不足，心神失养，神明不安。正气不足，运化无力则津液停滞，痰浊凝聚，致清窍蒙蔽而神识不清。创伤后脑髓受损，神气涣散，元神失养，神机失用，遂出现头痛、眩晕、哭笑无常、语言错乱、智力下降、忧郁焦虑、记忆力减退或丧失、注意力不集中、消极悲观诸症。颅脑创伤后，元神受损，气血耗伤而出现运动功能障碍。而且 TBI 突发而至，惊则气下，恐则气乱，而致气机逆乱，出现气行失常，血不循经而致血瘀；气机逆乱则升降失司，清阳不升，浊阴不降则头痛，头晕，恶心，呕吐。形伤肿而发生脑府肿胀；气作痛，瘀血阻滞则头痛。中度以上的颅脑创伤多伴颅内出血，离经之血即为瘀血，气虚则血瘀更甚，气虚和瘀血胶着为患致瘀血阻塞脑络，瘀血不去，新血不生而更加重气血亏虚。

TBI 属于急性虚证范畴：急性虚证的概念与中医传统理论"久病多虚"之虚证不同，急性虚证是因创伤、手术等导致的在短时间内出现阴阳、气血、脏腑功能迅速虚衰的证候，表现为"邪实未去，正气已虚"，具有发病急、病情重、存活率低等特点。在急性虚证的救治中，应用补益类中药，可有效地提高危重病患者对各种毒素的耐受力，并可改善应激功能，降低了病死率。人参具有大补元气，补脾益肺，生津安神的功效。现代药理研究表明，其有效成分人参皂苷可调节中枢神经系统兴奋和抑制两种过程的平衡，能促进脑内 Ach 的合成和释放，提高脑内 DA 和 NA 的含量，促进脑内 RNA 和蛋白质的合成及提高脑的供血、供氧等。人参还能提高人体的反应能力，对智力、记忆力减退及思维迟钝有精神兴奋作用，能调节大脑皮质功能紊乱，提高大脑机能，增强记忆。故用人参可大补元气，安神益智，扶正祛邪。现代医学研究证实：创伤可导致急性凝血功能障碍，而凝血功能失常又可引起血管活性介质释放失衡，造成微循环障碍而出现恶性循环。中医学从活血化瘀的角度出发，此法经临床及实验研究证实其不但具有促凝血、抗凝血的双向调节作用，还具有保护多种凝血因子不被激活的作用，还可抑制血小板、白细胞释放血栓素等有害血管活性的介质。此外，该法还能阻断不同病因及发病机制的凝血功能紊乱的触发因素，使已经形成的凝血功能紊乱停止进展，使尚未形成的凝血功能紊乱停止发生，能在凝血功能紊乱的不同阶段发挥有益的作用。丹参活血祛瘀，宁心安神，凉血除烦。可增加血流量，抑制血小板聚集，并可镇静，降低脑耗氧量，清除自由基。

清窍被蒙，神机失用，急需开窍醒神，石菖蒲开窍豁痰，化湿和中，治神昏、健忘、耳聋。《新编本草》谓："开心窍必佐以人参。治善忘，非以人参为君，亦不能两有奇验也。"《千金要方》中开心散用之配人参治善忘。实验研究表明，菖蒲的水提取醇沉液能改善 SCPL 和 $NaCO_2$ 和乙醇分别造成的小鼠记忆获得、巩固和再现障碍。故 TBI 患者需急用人参大补元气，安神益智，扶正祛邪；丹参活血祛瘀，宁心安神，凉血除烦；石菖蒲开窍豁痰，化湿和中。

综上所述，TBI 急性期出现气机逆乱而气泄、气脱，进而变证丛生。故气虚血瘀、脑窍闭阻为 TBI 的主要病机。据此病机，拟订 TBI 急性期的治疗大法为补气化瘀开窍法。

参考文献

【1】王正国．发达社会疾病——创伤．中华外科杂志，2004，42（1）：24-26．

【2】王今达．开展中西医结合治疗急性危重病的思路和方法．中国中西医结合急救杂志，2000，7（6）：323-325．

【3】薛己．薛氏医案．北京：中国中医药出版社，1997：1223－1234．

【4】李志军，李银平，王今达．"三证三法"与严重急性呼吸综合征的中医辨证论治．中国中西医结合急救杂志，2003，10（6）：323-325．

【5】周志宽．益智中药的现状与开发．中国中医药信息杂志．1995，2（2）：18．

【6】李银平．从"三证三法"看中西医结合治疗危重病的研究思路——王今达教授学术思想探讨．中国中西医结合急救杂志，2004，11（1）：7-9．

【7】周大兴，李昌煜，林乾良．石菖蒲对小鼠学习记忆的促进作用．中草药，1992，（8）：417．

附四：回神颗粒对局灶性脑缺血再灌注脑损伤保护机制的研究

摘　要：目的：观察回神颗粒对缺血性脑卒中的脑海马区不同时间点

S100B 蛋白表达的动态变化，研究回神颗粒对局灶性脑缺血再灌注损伤影响的可能机制。**方法**：取 45 只 Wistar 大鼠建立局灶性脑缺血再灌注(I/R) 模型，随机分成假手术对照组、脑 I/R 组、回神颗粒治疗组，缺血 2 小时后开始再灌注。免疫组化法检测缺血不同时间各组脑海马缺血中心和周围区 S100B 蛋白，原位末端标记技术检测各组脑海马缺血中心和周围区神经细胞凋亡。**结果**：脑 I/R 损伤组与假手术对照组比较细胞凋亡数明显增多 ($P<0.05$)，回神颗粒治疗组与脑 I/R 组相比，凋亡细胞数明显减少 ($P<0.05$)；免疫组化检测结果显示：I/R 组与假手术对照组相比，S100B 蛋白表达明显增加 ($P<0.05$)，回神颗粒治疗组与脑 I/R 组相比，S100B 蛋白表达明显减少 ($P<0.05$)。**结论**：回神颗粒可能通过减少 S100B 蛋白表达、抗凋亡对局灶性脑缺血 I/R 产生保护作用。

关键词：回神颗粒；脑缺血；再灌注脑损伤；凋亡

前期临床研究发现，回神颗粒在治疗创伤性脑损伤、脑梗死、脑出血、各种痴呆等神经疾病方面都取得了良好的疗效。实验研究发现，回神颗粒对脑缺血再灌注损伤 (I/R) 具有神经保护作用 [4]，S100B 蛋白是神经胶质细胞分泌的蛋白质，是反映神经细胞损伤的标记物，目前国内外尚无给予回神颗粒治疗脑缺血灌注区 S100B 蛋白动态观察的相关报道。为进一步探讨回神颗粒对缺血性脑损伤产生保护作用的机制，本文观察了大鼠局灶性脑缺血再灌注后给予回神颗粒灌胃后大鼠海马区 S100B 蛋白表达的变化。

1　材料与方法

1.1　**材料**　选用体重为 200 ～ 250g 的健康雄性 Wistar 大鼠 45 只，清洁剂，合格证编号 DK0501-0018。购自河北省实验动物中心，在天津中医药大学动物实验中心适应性饲养一周，隔日更换一次饲料及饮水。10% 水合氯醛（沈阳试剂厂）、SABC 试剂盒、原位细胞凋亡检测试剂盒 TUNEL (POD)（天津市灏洋生物制品科技责任有限公司提供）、DAB 显色剂（武汉博士德）、回神颗粒（天津中医药大学附属武清中医医院）、抗 S100B 抗体、直径 2.3mm 的尼龙线（日本伊东公司）、BT-100 恒流泵（上海沪西分析仪器厂）、全自动冰冻切片机（德国徕卡 CM1850）、OLYMPUS　HB-2 显微镜（日本）、计算机图像分析软件（美国 600CL

Pixera)。

1.2 实验方法

1.2.1 动物模型制备及分组

缺血模型大鼠参照 Zea-Longa 线栓法复制大脑中动脉缺血模型 (MCAO)。大鼠用 10% 水合氯醛 (0.9mL/250g) 麻醉，暴露出左侧颈总动脉和分叉部，分离动脉分叉处的颈内动脉和颈外动脉，并分别穿线备用。将颈外动脉近心端结扎，将预先准备好的直径为 0.235mm、长约 5cm、前端加热成圆形的渔线栓子，用肝素浸泡后从剪口处插入，使渔线栓子经颈总动脉分叉部进入颈内动脉，向头端深入至有阻力时，即阻断大脑中动脉 (MCA) 入口处，结扎颈总动脉及剪口处，清洁、缝合伤口。假手术对照组除不插入栓子外，其余同实验组，手术中和手术后维持动物体温在 37℃ 左右，缺血 2 小时后，拔出栓子 2mm，使血液再灌注。45 只大鼠随机分成 I/R 模型组、治疗组、假手术组，各组再分成 1d、3d、7d 三个亚组，每个亚组 5 只，分别于缺血后 1d、3d、7d 取脑组织。

1.2.2 缺血各组处理方法

均于术后当日起给药。回神颗粒组给予回神颗粒灌胃，具体做法是用生理盐水将回神颗粒稀释成混悬液，按每人每日 3 次，剂量 $3 \times 5g=15g$，则大鼠（体重 200 ~ 250g）每日剂量为 $15 \times 0.018g=0.27g$，配成 3mL 灌胃液，每日一次性灌服治疗，连续治疗 7 天；假手术组和缺血模型组仅给予 3mL 0.9% 生理盐水灌服。

1.2.3 组织处理

按不同缺血时间断头，取脑组织。实验分 3 组：假手术组、I/R 组及回神颗粒治疗组，每组 15 只，均为脑缺血 2 小时再灌注 1、3、7 d 处死，每个时间点 5 只。

1.2.4 免疫组化染色检查

各组大鼠至指定时间点处死后断头取脑，取前囟前后 1mm 脑组织，常规固定、石蜡包埋、每隔 100μm 连续冠状切片（厚 6μm），进行免疫组化染色检测 S100B 蛋白的表达情况。显微镜下观察海马细胞胞浆有棕褐色颗粒者为阳性细胞。

1.2.5　TUNEL原位凋亡染色法检测细胞凋亡

按照原位TUNEL试剂盒说明书对各组大鼠脑组织切片进行凋亡染色，细胞核中出现棕褐色颗粒者为阳性细胞。

1.3　统计学处理　每张切片中采集海马4个高倍视野，其中每个视野中细胞总数不少于100个。免疫组化细胞记数标准为：(1)细胞有较完整的结构——具有核及胞膜。(2)细胞质被染色成棕黄色或棕褐色，核被染为蓝色。(3)细胞太小及结构不完整的不计数。所测数据以 x±s 表示，组间比较采用 SPSS13.0 软件进行 t 检验。

2　结　果

2.1　各组S100B蛋白表达

脑 I/R 损伤组与假手术对照组相比，S100B 蛋白表达明显增加 ($P<0.05$)，回神颗粒治疗组较脑 I/R 组 S100B 蛋白表达明显减少 ($P<0.05$)，见表1。

表1　不同脑I/R时间点各组大鼠海马S100B蛋白表达(x±s)

组别	n	1d	3d	7d
I/R 模型组	5	22.4±1.949*	13.4±1.517*	11.2±1.581*
治疗组	5	27.4±1.14*#	26.2±2.387*#	17.8±1.789*#
假手术组	5	7.3±1.092	6.9±1.137	6.1±0.998

注：* 与假手术组比较 $P<0.01$；# 与模型组比较 $P<0.05$；

2.2　神经细胞凋亡情况

脑 I/R 组与假手术对照组比较，神经细胞凋亡数明显增多 ($P<0.05$)，(回神颗粒)治疗组较 I/R 模型组比较，神经细胞凋亡数明显减少 ($P<0.05$)，见表2。

表2　TUNEL阳性细胞数比较（x±s）

Tab.1 Comparison of the Number of TUNEL-positive Cell（x±s）

组别	n	阳性细胞个数
I/R 模型组	15	95.100±25.353*
治疗组	15	46.300±14.506^
假手术组	15	1.267±0.521

注：* 与假手术组比较 $P<0.05$，^ 与模型组比较 $P<0.05$。

3 讨 论

回神颗粒由全国名中医专家、博士生导师、享受国务院特殊津贴专家，全国第三批名老中医经验继承指导老师，首届中医药传承特别贡献奖获得者，中华中医药学会老年病分会副主任委员陈宝贵教授经过近 50 年的临床及实验研究研制而成，应用于临床，对高血压性脑出血急性期、创伤性颅脑损伤等疗效显著，可有效降低致残率，提高患者的生存质量。

回神颗粒主要以鹿角、丹参、菖蒲、灵芝、郁金等药物组成，该药补益五脏精气，兼以化郁、祛痰、消瘀，从而调整五神脏的功能，达到治疗目的。现代药理研究发现，人参皂苷可以减少钙沉积；石菖蒲水提醇沉液可以改善脑缺血、缺氧状态，促进学习记忆能力，抑制大鼠神经细胞凋亡；丹参酮具有钙通道拮抗作用，减轻钙超载；丹参、五味子、川芎都可以对抗氧自由基引起的损伤。该药的前期动物实验表明：回神颗粒可减少脑挫伤面积、细胞损伤、脑水肿程度，甚至还能恢复认知功能，改善空间记忆力。作用机制目前有几种理论：庞营等认为回神颗粒是通过上调BDNF 的表达，起到控制脑缺血面积以及神经保护和修复的作用。赵廷浩等发现回神颗粒能改变 Bcl/Bax 基因表达的比率，使 BclmRNA 水平升高，BaxmRNA 水平降低，产生抗细胞凋亡的作用。

本实验显示，对脑缺血再灌注损伤的大鼠使用回神颗粒治疗后，回神颗粒可以明显减少凋亡细胞数和 S100B 蛋白表达，说明回神颗粒能明显减少 I/R 造成的神经细胞凋亡，提示局灶性脑缺血时给予回神颗粒治疗对神经元的保护作用可能与减少凋亡细胞的产生、S100B 蛋白表达有关。这可能是回神颗粒治疗各种脑损伤疾病、对脑缺血保护的作用机制之一。

参考文献

【1】陈宝贵，赵振发，卞景芝，李洪艳，陈慧娴，赵廷浩．回神颗粒对实验性大鼠局灶性脑缺血缺血区神经细胞凋亡的影响 [J]．天津中医药，2006，03：227-230．

【2】赵廷浩，卞景芝，陈慧娴，陈洪浩，陈宝贵，郭义．回神颗粒对大鼠坐骨神经损伤后神经与骨骼肌组织形态学的影响 [J]．天津中

医药，2006，04：320-323．

【3】庞莹，韩大东，杨卓，陈宝贵．回神颗粒对急性脑梗死大鼠长时程增强的影响[J].天津中医药大学学报，2010，03：138-141．

【4】庞莹，陈宝贵，杨卓．回神颗粒对大鼠急性脑梗死损伤中 BDNF 表达的影响[J].吉林中医药，2010，06：535-537．

【5】崔俊波，陈慧娲，李洪艳，赵廷浩．回神颗粒治疗血管性痴呆临床疗效观察[J].时珍国医国药，2007，09：2166-2167．

【6】崔俊波，陈宝贵．回神颗粒治疗中度创伤性脑损伤的临床疗效观察[J].中华中医药杂志，2015，04：1147-1150．

【7】张玉岭，刘丹，陈宝贵．回神颗粒含药脑脊液干预 PC12 损伤细胞凋亡时间窗的实验研究[J].江西中医药，2015，01：38、39、46．

【8】刘文通，马艳玲，田立军，曹立明，李光辉．回神颗粒治疗中风后运动性失语患者的疗效观察[J].中医药导报，2014，07：17-19．

【9】陈慧娲，刘海东，陈宝贵．回神颗粒治疗急性高血压脑出血的疗效观察[J].天津中医药，2005，04：330．

【10】刘海东，李传勇，陈慧娲，陈宝贵．回神颗粒治疗重型颅脑创伤临床疗效观察[A].中华中医药学会脑病分会、天津中医药大学．中华中医药学会老年神经病专题学术研讨会论文专辑[C].中华中医药学会脑病分会、天津中医药大学，2006：3．

【11】陈宝贵，陈慧娲，唐启盛．"回神丹颗粒剂"对大鼠脑组织海马区氨基酸含量的影响观察[J].中国中医基础医学杂志，1998，07：40-41．

【12】陈宝贵，赵振发，吕培红，唐启盛．回神丹颗粒剂对大鼠智能障碍行为的影响[J].中国医药学报，1998，02：73-74．

【13】陈宝贵，赵振发，陈慧娲．回神丹颗粒剂治疗老年期血管性痴呆的临床研究[J].天津中医，2002，05：10-13．

【14】李传勇，赵坤．回神丹颗粒对重型颅脑损伤脑保护作用的临床研究[J].临床和实验医学杂志，2008，07：164-165．

第二章　脾胃病论

一、脾胃病的生理、病理

脾与胃同居中焦，以膜相连，足太阴经属脾络胃，足阳明经属胃络脾，两者构成表里配合关系。脾胃同为气血生化之源、后天之本，在饮食物的受纳、消化及水谷精微的吸收、转输等生理过程中起主要作用。脾与胃的关系，体现在水谷纳运相得、气机升降相因、阴阳燥湿相济、肝胆疏泄相助四个方面。

水谷纳运相得：胃主受纳、腐熟水谷，为脾主运化提供前提；脾主运化，消化食物，转输精微，也为胃的继续摄食提供条件与能量。两者密切配合，才能维持饮食物的消化及精微、津液的吸收、转输。故隋·巢元方《诸病源候论·脾胃诸病候》说："脾胃二气相为表里，胃受谷而脾磨之，二气平调，则谷化而能食。"《景岳全书·脾胃》说："胃司受纳，脾主运化，一运一纳，化生精气。"若脾失健运，可导致胃纳不振，而胃气失和，也可导致脾运失常，最终均可出现纳少脘痞、腹胀、泄泻等脾胃纳运失调之症。

气机升降相因：脾胃居中，脾气主升而胃气主降，相反相成。脾气升则肾气、肝气皆升，胃气降则心气、肺气皆降，故脾胃为脏腑气机上下升降的枢纽。在饮食物的消化、吸收方面，脾气上升，将运化、吸收的水谷精微和津液向上输布，自然有助于胃气之通降；胃气通降，将受纳之水谷、初步消化之食糜及食物残渣通降下行，也有助于脾气之升运。脾胃之气升降相因，既保证了饮食纳运功能的正常运行，又维护着内脏位置的相对恒定。若脾虚气陷，可导致胃失和降而上逆，而胃失和降，亦影响脾气的升运功能，

医论篇

均可产生脘腹坠胀、头晕目眩、泄泻不止、呕吐、呃逆或内脏下垂等脾胃升降失常之候。

阴阳燥湿相济：脾与胃相对而言，脾为阴脏，以阳气温煦推动用事，脾阳健则能运化升清，故脾性喜燥而恶湿；胃为阳腑，以阴气凉润通降用事，胃阴足则能受纳腐熟，故胃性喜润而恶燥。《临证指南医案·卷二》说："太阴湿土，得阳始运，阳明燥土，得阴自安。以脾喜刚燥，胃喜柔润故也。"脾易湿，得胃阳以制之，使脾不至于过湿；胃易燥，得脾阴以制之，使胃不至于过燥。脾胃阴阳燥湿相济，是保证两者纳运、升降协调的必要条件。若脾湿太过，或胃燥伤阴，均可产生脾运胃纳的失常，如湿困脾运，可导致胃纳不振；胃阴不足亦可影响脾运功能。脾湿则其气不升，胃燥则其气不降，可出现中满痞胀、排便异常等症状。

肝胆疏泄相助：肝与胆同居右胁下，胆附于肝叶之间，足厥阴经属肝络胆，足少阳经属胆络肝，两者构成表里相合的关系。肝与胆的关系，主要表现在同司疏泄、共主勇怯等方面。

同司疏泄：肝主疏泄，分泌胆汁；胆附于肝，藏泄胆汁。两者协调合作，使胆汁疏利到肠道，以帮助脾胃消化食物。肝气疏泄正常，促进胆汁的分泌与排泄，而胆汁排泄无阻，又有利于肝气疏泄功能的正常发挥。若肝气郁滞，可影响胆汁疏利，而胆腑湿热，也会影响肝气疏泄，最终均可导致肝胆气滞、肝胆湿热或郁而化火、肝胆火旺之证。

共主勇怯：《素问·灵兰秘典论》说："肝者，将军之官，谋虑出焉。胆者，中正之官，决断出焉。"胆主决断与人的勇怯有关，而决断又来自肝之谋虑，肝胆相互配合，人的情志活动正常，遇事能做出决断。如《类经·藏象类》说："胆附于肝，相为表里。肝气虽强，非胆不断。肝胆相济，勇敢乃成。"实际上，肝胆共主勇怯是以两者同司疏泄为生理基础的。若肝胆气滞，或胆郁痰扰，均可导致情志抑郁或惊恐胆怯等病症。

二、"形神相关"和功能性脾胃病的关系

当代"心身疾病"是指发病原因与心理因素所致情志变动密切相关的躯体疾病。消化系统的心身病，有消化性溃疡、溃疡性结肠炎、神经性厌食、便秘、慢性胃炎等。例如胃炎，因痛在心下，故又称"当心而痛"，多兼"吞酸""嘈杂"。情绪与胃功能有密切关系。消化系统是敏锐反映情绪状态的器官，生气、恐惧、激动、焦虑可使胃液分泌增加，酸度增加；抑郁、失望、悲伤使胃液分泌和运动减少；忧思恼怒，情怀不畅使肝失疏泄、气机郁滞、横逆犯胃致肝胃气逆，遂成酸水浸淫、吞酸、吐酸之患；七情失和，当升不升，当降不降，气机窒塞则成为"痞满"之症。

脾胃心身疾病的发病机制中，饮食失宜、不洁、偏嗜等，均可损伤脾胃，即所谓"饮食自倍，肠胃乃伤""饮食劳倦则伤脾"。如食用生冷、油浊不堪之物，可致吐泻胀痛；酒湿伤脾，可致胸膈痞闷，痰逆呕吐；酒热伤阴，可发热动血；伤于寒者，多有停滞；失饥伤饱，损及脾胃，可致脾胃受伤而中虚。"饮食失节，寒温不适，脾胃乃伤""若因劳犯寒，寒伤脾胃，尤酷尤甚"。精神刺激、情志不遂、心理障碍也是重要的致病因素。

功能性胃肠病为慢性病，症状的长期迁延不愈可导致抑郁、焦虑等心理障碍。患者对自身疾病的不恰当认知、对症状的曲解可加重焦虑。这种认知性焦虑反过来又加重焦虑本身和其他心理障碍，这就是此类功能性疾病难以治愈的原因之一。由于功能性胃肠病所出现的症状也可在器质性疾病中出现，特别是有的症状，如吞咽困难，往往使人想到食管癌；胃痛、呕吐使人想到胃癌；腹痛、便秘、腹泻等使人想到结肠癌等不治之症，这会使患者产生思想负担，因焦虑、恐惧反复就医，最终导致情绪抑郁、悲观失望。

医论篇

三、五神脏论在脾胃病中的运用

五神脏与脾胃病的关系突出体现在情志方面,情志致病以气机变化为先导,以精血变化为基础,七情过用则使气机运行不能保持常态,引起气机紊乱。当气机反应过于强烈,可使脏腑功能平衡失调,并损及阴阳,影响感觉,使思维活动和行为异常。情志致病初期,主要表现为气机紊乱,《素问·调经论》也说:"喜则气缓,悲则气消,恐则气下……惊则气乱……思则气结。"情志过度,刺激太过,气机反应过于强烈,可损及脏腑气血阴阳,进一步可导致血、火、痰、湿的郁滞。若五脏气血阴阳损伤过重,日久而成虚损,临床可见气机逆乱、气血失调、气郁、血瘀、痰湿、郁火、内风等病理过程,故云"百病皆生于气"。多种消极情绪,如忧愁、思虑、郁怒、矜持、惊疑、肝气不舒、胸臆难舒、意兴不畅、郁郁寡欢,可致精神气血受伤、营卫失调、三焦不利、肠胃不适,渐成痞隔、中满、鼓胀诸疾。

四、治胃九法

陈宝贵教授在五神脏理论的指导下结合中医经典,以及自己在临床中对脾胃病的病因、病机的剖析,总结出治胃九法,为临床脾胃病的辨证论治及组方遣药提供系统完整的思路与方法。

经过多年的临床实践,陈宝贵教授认为脾胃病病因多端,且病程长,但无论何因终可造成脾胃的生理功能失调。脾升胃降是脾胃气机的主要活动形式,对脾运胃纳正常生理功能的发挥具有决定性影响。脾升,才能将饮食水谷之精微输达于心肺,布散周身;胃降,才能正常受纳、腐熟水谷,推动糟粕下行排出体外。如果脾胃气机升降失调,就会出现病变,在临床中多表现为胃气壅滞和胃气上逆。胃气壅滞主要指胃中浊气滞留,常见腹胀、腹痛、不能饮食等症状;胃气上逆则出现恶心、呕吐、呃逆等症状;若兼有胃热,则多伴有吞酸嘈杂、食入即吐、舌红、苔黄；夹有痰浊，则呕吐痰涎、眩晕、舌苔厚腻；兼有食滞，则脘痞、嗳腐食臭；兼情志不畅，则噫气不除。因此，调畅气机，恢复脾胃升降功能是解决脾胃问题的核心，治疗的关键是审因论治，消除造成脾胃气机紊乱的因素，重建脾升胃降的机能。因此，改善脾胃内环境，恢复脾胃生理功能至关重要。陈教授由此总结了"治胃九法"，具体如下。

（一）疏肝和胃法

临床所见的胃脘痛以肝气犯胃最为多见，其他证型也或多或少地伴气滞症状，故将此型列为首位。《临证指南医案》中云："肝为起病之源，胃为传病之所。"陈宝贵教授非常重视肝胆的疏泄升发功能对脾胃病的作用。他从长期临床实践中亦得出，脾胃之病多从郁生，因肝而起者十之六七。肝与脾胃在生理上相互为用，如《素问·宝命全形论》云："土得木而达。"《医学求是》更指出："少阳在半表半里之间，为中气之枢纽，枢轴运动，中气得以运行。"肝主疏泄，调畅气机，肝气的升发调节着脾胃的升降，肝疏泄正常，则脾气能升，胃气得降，升降协调，完成饮食物的消化吸收。肝与脾胃在病理上亦互为因果，若情志不舒，肝郁气滞，横逆犯胃，致胃气不和，通降失司，则出现胃脘胀痛、痛连两胁、遇烦恼则痛作或痛甚、泛酸、嗳气、矢气则舒；肝气郁结日久，气郁化火，可见胃脘灼热、吞酸嘈杂；郁热伤阴，胃失濡养，则会出现胃痛隐隐、饥不欲食、干呕呃逆、口干咽燥、大便干结等症状；若肝气横逆犯脾，致脾失健运，则会出现腹痛肠鸣、纳呆、便溏等肝郁脾虚的表现。肝喜条达，七情郁结最易伤肝伤脾，调畅气机、情志豁达可使脾胃之气升降有常。
主症：胃脘胀痛，以胀为主，或攻窜两胁，或胃脘痞满，恼怒生气则发作或加重，嗳气则舒，胸闷叹息，纳呆，腹胀，排便不畅，舌苔薄白或薄黄，脉弦。疏肝和胃法是消除胃痛的最基本方法，是治疗胃痛诸法中的一个重要方法。药用柴胡、白芍、当归、佛手、香橼、香附、陈皮、枳壳、甘草等。

【病案】男性，56岁，2012年5月14日初诊。

患者诉间断胃脘部胀满疼痛8年余，加重4天。患者于8年前因情绪波动出现胃脘部胀满不适、反酸、烧心，平素口服"西咪替丁"等西药，症状时好时坏。4天前因情志不遂致胃脘胀满疼痛加重，纳差，二便可，睡眠差，苔薄黄，脉弦滑。查胃镜示：慢性浅表性胃炎，窦体后颈处隆起性病变（性质待定），幽门螺杆菌（+），窦体结合处取检4块，待病理回报。

西医诊断：慢性浅表性胃炎。

中医诊断：胃脘痛（证属肝气犯胃）。

治法：疏肝和胃。

处方：柴胡疏肝散加减。

用药：柴胡10g，白芍10g，当归10g，佛手10g，香橼10g，香附10g，陈皮10g，枳壳10g，白及15g，甘草6g。

7剂后胃脘疼痛明显减轻，纳食增多，精神转佳。病理结果显示：胃黏膜（慢性炎症）；仍反酸，原方加砂仁10g，瓦楞子15g，再进7剂，诸症明显好转，舌质红润；效不更方，调治半个月，服药15剂，胃脘痛完全消失。

按语：肝为情志所伤，情志不畅、肝失疏泄、肝郁不舒、横逆犯胃、肝失条达而脾失健运、胃失和降，造成肝胃不和、气机郁滞、脾运失司、气机不畅，纳谷日减、化源不足，导致胃病迁延不断。陈宝贵教授治疗本病抓住肝郁这个关键病机辨证施治。柴胡疏肝散适用于肝失条达，木郁气滞所致的肝胃不和。方中柴胡为疏肝解郁，调理气机的主药；香附、白芍助柴胡和肝解郁；陈皮、枳壳行气导滞，为方中辅药；佛手、香橼为理气之品；砂仁和胃；瓦楞子制酸。诸药合用，肝气疏，胃气和，诸症自愈。

（二）养阴益胃法

胃分阴阳，胃阴者，胃之津液也，为胃腑的根本，胃之受纳腐熟必赖胃阴的濡润。关于胃阴不足这一类型，临床所见的病因大致归纳为以下几种：素体胃阴亏，脾虚不能为胃行其津液；患热性病，高热耗损津液而阴伤；患溃疡病，胃次全切除术后，不能生胃液；妇人产后伤血、伤津；糖尿病患者，津气下夺。因胃阴不足，胃失濡养而表现为胃脘隐痛或灼痛、嘈杂、嗳气、口燥咽干、大便干结、舌红少津或剥苔、少苔，舌面有小裂纹，脉小弦或细数。治以养阴益胃。胃为阳土，喜润恶燥，故治疗胃阴不足之证，当以甘凉柔润为主，如叶氏所说："宜用甘药以养胃之阴。"（《未刻本叶氏医案》）"甘凉益胃阴以制龙相，胃阴自立。"（《临证指南医案》）而《类证治裁》在叶氏的基础上进一步总结云："治胃阴虚，不饥不纳，用清补，如麦冬、沙参、玉竹、杏仁、白芍、石斛、茯神、粳米、麻仁、扁豆子。"故药用沙参、麦冬、生地黄、玉竹、石斛、天花粉、白芍、甘草等。

【病案】男性，67岁，2012年8月20日初诊。

患者胃脘部隐痛，时有嘈杂感、反酸，常嗳气，口燥，咽干，小便频，大便干结，舌红少津，舌面有小裂纹，脉细数。患者既往有2型糖尿病病史。胃镜示：慢性浅表性胃炎。

西医诊断：慢性浅表性胃炎。

中医诊断：胃脘痛（证属胃阴不足）。

治法：养阴益胃。

处方：益胃汤加减。

用药：沙参10g，麦冬10g，生地黄10g，玉竹10g，石斛10g，天花粉10g，白芍10g，生麦芽10g，黄连6g，吴茱萸10g，甘草6g。

7剂后胃脘疼痛明显减轻，反酸、嗳气减少，仍觉排便困难。原方加瓜蒌10g，大黄6g，再进7剂，诸症明显好转。

按语：脾胃之阴不足，肝贼倍以乘害，气郁化热，阴伤益剧。治当"甘凉濡润，以养胃阴，津液来复，使之通降而已矣"。可见通降二字在脾胃病论治中占有重要地位。近代董建华先生著有《通降论》，详细阐述了其中的机理。胃腑以降为顺，以通为用，各种致病因素均能导致胃腑的通降失调、气机不利，非只感受寒、湿、气、积尔。益胃汤治疗本病已成临证通用之方，各医学大家各有专论，临床颇被推崇。方中生麦芽、白芍两味药可增强疏肝敛阴，行气止痛之效。张锡纯先生认为生麦芽"为补脾胃之佳品，其性善消化，能通利二便，虽为脾胃之药，而实善舒肝气。"效冠肝脾，一药两用，为脾胃病用药中的平和之品。运用本法的同时，辨舌虽然不可少，但临床每见证候典型而舌苔如常者，当舍舌从证。舌证俱备，而证对、法准、药不灵、久治无效者，当考虑已不属脾胃病。

（三）健脾温胃法

饮食不节，损伤脾胃，阳气虚弱，阳虚生寒，胃络失温，或脾胃素虚，均可致胃痛。症见胃脘隐痛，喜按，食欲不振，呃逆嗳气，脘腹胀满，面色无华，四肢无力，日久可消瘦，大便稀溏，手足冷，畏寒，舌质淡，舌苔白腻，脉沉弱无力。治以温胃健脾。药用炙黄芪、桂枝、白芍、党参、白术、茯苓、陈皮、半夏、甘草、干姜、高良姜等。

【病案】女性，35 岁，2013 年 3 月 1 日初诊。

患者胃脘部隐痛，喜按，食欲不振，呃逆嗳气，脘腹胀满，面色无华，四肢无力，近半年消瘦，大便稀溏，手足冷，畏寒。舌质淡，舌苔白腻，脉沉弱无力。

中医诊断：胃脘痛（证属脾胃虚寒）。

治法：温胃健脾。

处方：四君子汤合黄芪建中汤加减。

用药：炙黄芪 20g，桂枝 10g，白芍 10g，党参 10g，白术 10g，

茯苓 10g，陈皮 10g，半夏 10g，甘草 10g，高良姜 10g。

7 剂后症状明显减轻，仍觉纳差，无食欲，故原方加砂仁 10g，鸡内金 10g，焦三仙各 10g，复进 14 剂，症状明显好转。

按语：李东垣说"脾为死阴"，即脾为阴多阳少之脏，最易被寒湿所困。同气相合，寒湿之邪对脾脏具有一定的亲和作用，所以脾脏本脏自病，寒证多于热证，尤其是溃疡病。以脾胃虚弱为基础导致脾胃虚寒的发生，因虚后生寒故治疗上首当先治其虚，用益气温中健脾之法，方用黄芪建中汤和四君子汤。四君子汤为益气健脾方，方中人参为君药，性甘温，起到大补元气，健脾养胃的作用；臣以白术，性苦温，健脾燥湿，加强益气助运之力；茯苓为佐，可渗湿健脾，苓、术合用，效果更加显著，且助其运化；甘草为使，甘温调中，调和诸药。本方基础上再加黄芪建中汤，有黄芪、干姜、白芍、桂枝、半夏。其中黄芪可补脾气，养气血，健脾温中，固脱生肌；干姜可温中健脾，暖胃去寒；芍药养血补血，缓急止痛；桂枝温化阳气，辛散升举；半夏降逆止呕，消痞散结，配人参可治胃虚呕吐。9 种药物配合，共奏益气温中健脾之功。

（四）化滞开胃法

《素问·痹论》云："饮食自倍，肠胃乃伤。"饮食不节，嗜食肥甘，损伤脾胃，运化不及，食积停滞，升降失调致胃脘胀满、疼痛、嗳腐酸臭、不欲饮食等症，饮食不当为诸因之首，暴食多饮，饮停食滞而致胃中气机阻塞。症见胃脘胀满疼痛，拒按厌食，嗳腐吞酸，恶心，呕吐，吐后痛减或大便不爽，舌苔厚腻，脉弦滑。治以消食导滞，开胃止痛。药用山楂、神曲、半夏、陈皮、茯苓、连翘、莱菔子等。

【病案】男性，56 岁，2013 年 1 月 16 日就诊。

患者因暴饮暴食后出现胃脘胀满疼痛，按之疼痛，厌食，嗳腐

医论篇

吞酸，恶心欲吐，吐后痛减，大便不爽，舌苔厚腻，脉弦滑。

中医诊断：胃脘痛（证属饮停食滞）。

治法：消食导滞，开胃止痛。

处方：保和丸加减。

用药：山楂 15g，神曲 10g，半夏 10g，陈皮 10g，茯苓 10g，连翘 10g，莱菔子 10g。

7 剂后诸症明显好转，仍时有腹胀不适，故原方加砂仁 10g，枳壳 10g，再进 7 剂，症状痊愈。

按语：暴饮暴食致胃纳过多，脾运艰难，食积停滞中焦，破坏了脾胃的阴阳、气血以及上下、升降协调的生理功能，出现了食积停滞之症。保和丸证的病机关键在于饮食生冷、辛辣、肥甘厚味加之情志所伤致肝胃不和、纳运不调、食滞中脘、痰湿浊邪内生，阻遏气机，气血不和，升降失司。凡脾胃升降失司、气机壅滞所致的胃脘痛，均用保和丸化裁。

（五）泄热清胃法

胃为阳腑，属阳明经，多气多血，易从热化，无论外感邪气或内有积滞，皆易化热，故有"实则阳明"之说。其次，随着当前我国居民生活水平的不断提高，饮食习惯和结构发生了很大变化，摄入高蛋白、高脂肪等富含热量的食物增多。嗜食肥甘，易于化热化火，症见胃脘灼痛，心烦易怒，泛酸嘈杂，口干，口苦，脉弦数等，治疗当遵《黄帝内经》"热者寒之"，采用清胃泻火之法。陈宝贵教授认为，胃火不宜用大剂的黄芩、黄连等苦寒药直折，以免苦寒败胃，徒伤中气，缠绵难愈，宜在健脾益气的基础上使用蒲公英、白花蛇舌草等清热解毒药物，祛邪而不伤正。对于肝气郁结，日久化热，邪热犯胃而致的胃痛，治以清胃舒肝泄热，药用青皮、陈皮、丹皮、栀子等。

【病案】男性，47 岁，2012 年 11 月 8 日就诊。

患者诉胃脘痛，有烧灼感、嘈杂感。平素易怒，时觉心中烦闷不已，胃中泛酸，恶心欲吐，口干，口苦，舌红，苔黄腻，脉弦数。

中医诊断：胃脘痛（证属邪热犯胃）。

治法：泄热清胃。

处方：化肝煎合左金丸加减。

用药：陈皮 15g，丹皮 10g，栀子 10g，黄连 10g，吴茱萸 6g，白芍 10g，瓦楞子 10g，半夏 10g，竹茹 10g，甘草 6g。

服用 7 剂后，症状明显好转，根据效不更方的原则，再进 14 剂，诸症缓解。

按语：化肝煎出自《景岳全书》，左金丸出自《丹溪心法》，方中陈皮、青皮理气，芍药酸以敛肝缓急，牡丹皮、栀子清肝泄热解郁，泽泻清热利湿，贝母制酸散结，黄连清热，佐吴茱萸辛以散郁，郁散则火随之得泄，然内热最易伤阴，此时用药慎用温燥，可选用香橼、绿萼梅、佛手等理气而不伤阴的解郁止痛之品。《素问·六元正纪大论》云："木郁发之，民病胃脘当心而痛。"若肝气久郁，化火伤阴，则胃脘灼痛增剧，然脾胃同居腹中，一脏一腑，共主升降，故胃病多涉及脾，脾病也可及胃。化肝煎合左金丸加减治疗肝胃郁热之胃痛疗效肯定，值得临床推广。

（六）健脾祛湿法

脾属阴土，喜燥恶湿，湿胜势必困脾，湿邪与脾阳不运是互为因果的。素体脾虚则容易停湿，或见内伤水饮而害脾阳，使湿邪易于从化。倘若素体阳虚则从寒化为寒湿，倘若内热盛者，则湿郁热化为湿热，临证务须详察，无论湿邪困阻脾胃，或脾胃功能失调，湿邪内生，作为病理产物及病因的湿邪在脾胃病中都是不容忽视的。湿郁型胃脘痛症见：胃脘隐隐作痛，缠绵不愈，口淡无味或口渴不

医论篇

欲饮，还可兼见倦怠、身重、肢节重痛、大便溏薄、头重如裹、眼目昏蒙、舌淡、苔腻、脉沉而濡等。治以健脾胃祛湿。药选半夏、陈皮、茯苓、甘草、川芎、苍术、厚朴、藿香等。

【病案】女性，78 岁，2012 年 8 月 17 日就诊。

患者胃脘隐隐作痛，反复发作，口淡无味，口渴不欲饮，周身倦怠，自觉身重乏力，大便溏薄，头重如裹，舌淡，苔腻，脉沉等。

中医诊断：胃脘痛（证属湿困脾土）。

治法：健脾胃祛湿。

处方：二陈汤加减。

用药：半夏 15g，陈皮 10g，茯苓 10g，甘草 6g，川芎 10g，苍术 10g，厚朴 10g，藿香 10g，薏苡仁 10g。

7 剂后症状明显减轻，复进 14 剂，症状明显好转。

按语：脾胃湿阻发生的原因多为湿邪，病机为湿浊中阻，病位多在中焦脾胃。其湿有内湿和外湿，或因冒雨涉水，感受外湿，困遏脾胃之阳；或因脾胃虚弱，过食肥甘厚腻之品，湿浊内生，阻滞中焦脾胃，致使脾气不升，胃气不降，脾胃升降失常，以二陈汤加味治之。用苍术、半夏、川芎等健脾燥湿；藿香芳香化湿；茯苓、薏苡仁淡渗利湿，使湿邪从小便排出，给邪以出路，古人有"治湿不利小便，非其治也"之说；厚朴醒脾和胃；陈皮理气和胃；甘草健脾益气，调和诸药。全方共奏祛湿健胃之功。同时，因湿性重浊黏滞，故用药宜辛香流通，轻灵活泼，诸如藿香、佩兰、陈皮等，每能取桴鼓之效。

（七）化瘀调胃法

胃为多气多血之腑，初病在经属气，以胀为主；久病入络在血，以痛为主；气为血之帅，气滞日久，血行势必不利，而致气滞血瘀。即叶天士所谓："胃痛久而屡发，必有痰凝聚瘀。"瘀血的形成，成因有四：脾胃亏虚日久，气虚无以运血，血行迟滞，胃络痹阻，形成气虚血瘀；肝郁不舒，气机不畅，疏泄失职，导致气滞血瘀；脾胃虚寒，血失温运，寒则血凝；胃阴不足，血失濡润，而致阴虚血瘀。胃络瘀滞日久，黏膜失于充养，可引起腺体萎缩、肠化生以及不典型增生。治疗时应根据胃以通为补的特点，采用化瘀通络法。脾胃之病易伤气及血，病久而致血瘀，患者临床表现为胃脘部疼痛如针刺，固定持续，昼轻夜重，经久不愈，甚或呕血，黑便，舌质紫暗，或有瘀点瘀斑，脉沉涩或弦细涩。治以温中理胃，活血化瘀。药选桃仁、红花、桂枝、白芍、莪术、穿山甲、生姜、大枣、饴糖、甘草等。尤喜加白及一味，其性味苦甘，入肺胃经，富有黏性，止血消肿，敛疮生肌，不仅能止血散瘀，通络缓痛，还能改善胃脘胀痛、嘈杂诸症，促进胃黏膜溃疡之愈合，常被选为护膜止痛之上品。若出血量较多，常配伍云南白药内服以止痛止血。此方多用于胃病重症或溃疡病。

【病案】 男性，71 岁，2012 年 5 月 6 日初诊。

患者诉胃脘部刺痛，疼痛固定持续，入夜尤甚，纳少，反酸烧心，查胃镜提示十二指肠球部溃疡。舌暗，脉弦细涩。

西医诊断：十二指肠球部溃疡。

中医诊断：瘀血阻胃。

治法：活血化瘀。

处方：桃红建中汤加减。

用药：桃仁 10g，红花 10g，桂枝 10g，白芍 10g，莪术 10g，穿山甲 6g，生姜 10g，大枣 10g，饴糖 10g，甘草 10g，白及 10g。

7 剂后诸症明显好转，纳食少，故原方加鸡内金 10g，焦三仙各 10g，再进 14 剂，症状明显好转。

按语：本案为慢性疾病日久不愈且反复发作，病位在胃，与肝脾有密切关系。观其脉证知发病机制为"不通则痛，久病则瘀"。故

医论篇

方用小建中汤温中补虚，和里缓急止痛。药用红花、桃仁活血化瘀止痛；甘温之饴糖益脾气而养脾阴，湿补中焦，并可缓肝之急；桂枝温阳化气；白芍养阴血；甘温之炙甘草益气，既助饴糖、桂枝益气温中，又可与白芍益肝滋脾；生姜温胃；大枣补脾，合而升腾中焦生发之气。诸药合用，共奏温中补虚，和里缓急之功，使脾气得运，气血得畅，胃气因和，疼痛自止。临床在诸多胃脘痛患者中，据不完全统计，舌质暗者占 90% 以上，可以看出痛与瘀密切相关，故治疗胃脘痛时适当应用活血化瘀药，临床能取得显著的疗效。

（八）开窍醒胃法

心主神志，为五脏六腑之大主，中医向来认为"心脑相通"，《吴医汇讲》即提出"胃之权在心"，充分说明胃的功能活动由心脑作用和支配。《素问·脉解》篇说"阳明络属心"，亦表明胃与心脑相通。张锡纯曾云："君火发于心中，为阳中之火，其热下济，大能温暖脾胃，助其消化之力，此火一衰，脾胃消化之力顿减。"心和胃之间有经脉联系，有五行之间的联系，还有气化关系。脾胃化生气血，心主血，藏神。若心神失调（包括脑血管病变），可影响脾胃功能，痰浊困脾，会出现纳呆、脘胀、隐痛、便溏等症状，而脾胃功能的失调亦可影响心神。脾胃与心神的这种相互作用、相互影响的关系，对于临床指导、治疗胃脘痛有重要意义。陈教授依据心（脑）胃的相关理论，运用开窍醒胃法，拟开窍醒胃汤，配合本院制剂回神颗粒治疗。药用葛根、半夏、陈皮、胆南星、枳壳、茯苓、菖蒲、远志、桃仁、砂仁、鸡内金、焦三仙等。

【病案】男性，80 岁，2013 年 1 月 18 日初诊。

患者诉纳呆，口黏，胃脘胀满隐痛，便溏，舌质暗，苔薄白，脉弦滑。曾多方治疗，无明显疗效，于 1 个月前患脑梗死。

中医诊断：胃脘痛（证属痰浊困脾）。

治法：开窍醒胃，佐以活血。

处方：自拟开窍醒胃汤。

用药：葛根20g，石菖蒲20g，砂仁10g，半夏10g，陈皮10g，焦三仙各10g，鸡内金10g，莱菔子10g，灵芝5g，桃仁10g，佛手10g，香橼10g，甘草10g。

7剂后口黏明显减轻，纳食增加；上方再服7剂后，症状明显好转，胃脘隐痛及胀满感明显减轻，纳食正常，无口黏，舌质淡红，苔薄白，脉弦；效不更方，继服7剂后，同时服用陈教授自创的回神颗粒剂，至今未复发。

按语：脾胃既为滋养元气之源，又为精气升降之枢，对脑的充养起着重要的作用，而脑主神明，对神志的调控起着至关重要的作用，二者在生理和病理上有着紧密的联系。方中葛根、石菖蒲、砂仁化湿开胃，开窍豁痰，醒神益智；半夏、陈皮加强行气化痰的作用；焦三仙、鸡内金、莱菔子消食开胃，行气化瘀；桃仁活血通络；佛手、香橼理气健脾，疏肝化痰和胃；甘草调和诸药；灵芝补气养血，调节心神，《神农本草经》把灵芝列为上品，谓紫芝"主耳聋，利关节，保神益精，坚筋骨，好颜色，久服轻身不老延年"，谓赤芝"主胸中结，益心气，补中，增智慧，不忘，久食轻身不老，延年成仙"。全方共奏开窍醒胃，活血通络之效。

（九）辛苦平胃法

脾胃病失治、误治后，或外感病误下后，脾胃受损而生寒，外邪内陷而生热，导致寒热错杂于中，脾胃功能失调。寒热互结，阻碍气机，不通则痛，实是脾胃两病，因寒热有轻重，见证亦有差异，如湿伤脾阳，热伤胃阴，形成寒热错杂之胃痛。临床还可见胃经有热，脾寒下移于肠的上热下寒证，如胃痛痞满与肠鸣并见，口苦、烦躁、苔黄腻与肠中冷痛、下利清稀互见，欲饮冷与肠中畏寒、遇冷即泻互见，这种寒热并见、病机错杂的情形在脾胃病中非常多见，故陈教授提出辛开苦降，平调脾胃法，符合吴鞠通"治中焦如衡，非平不安"的原则。《黄帝内经》云："辛以散之，苦以泄之。"本法苦辛合用，寒热兼施，一阴一阳，一开一降，有开泄痞塞，调节升降，疏利脾胃气机的作用。陈宝贵教授经常选用的辛药有半夏、干姜、良姜、吴茱萸、桂枝、川厚朴等，辛药有开结散寒，通阳运滞之功。苦药常用川黄连、黄芩、龙胆草等，苦以降泄，顺应了胃的生理特性，与辛药配伍既可制其燥，又有相反相成的作用，临床根据寒热的轻重，相机选用。

【病案】 男性，70 岁，2013 年 3 月 19 日初诊。

患者胃脘胀痛，满闷不适，反酸，口苦，口干，畏寒喜暖，纳差，大便不成形，舌红，苔薄白，脉弦缓。胃镜提示：慢性萎缩性胃炎，HP（+）。

西医诊断：慢性萎缩性胃炎。

中医诊断：胃脘痛（证属寒热错杂）。

治法：开泄痞塞，调节升降，疏利脾胃气机。

处方：半夏泻心汤加减。

用药：半夏 10g，干姜 10g，川黄连 10g，黄芩 10g，吴茱萸 6g，乌贼骨 15g，延胡索 10g，郁金 10g，龙胆草 10g，当归 10g，川芎 10g。

7 剂后症状明显减轻；根据效不更方的原则，复进 7 剂，症状明显好转。

按语：患者胃脘痛、口干、口苦、舌红、反酸、纳差、大便不成形，此为上热下寒之象，陈宝贵教授提出辛开苦降，平调脾胃法。本法苦辛合用，寒热兼施，一阴一阳，一开一降，有开泄痞塞，调节升降，疏利脾胃气机的治疗作用。方中干姜辛热，温中散寒；半夏苦辛温燥，和胃降逆；川黄连、黄芩苦寒清降，寒温并用，辛开苦降;吴茱萸、乌贼骨制酸止痛;郁金、川芎、当归活血行气止痛,循久病入络之意。全方共奏辛开苦降、疏肝理气、和胃止痛之功。

五、重建脾胃生理功能

(一)调整贲门、幽门的协调运动,善用柴胡疏肝散

贲门、幽门、十二指肠运动失调是脾胃病的主要发病机制之一,如:反流性食管炎,胆汁反流性胃炎等。反流性食管炎(RE)是由胃、十二指肠内容物反流入食管引起的食管炎症性病变,内镜下表现为食管黏膜的破损,即食管糜烂和/或食管溃疡。引起反流性食管炎的先决条件是胃内容物越过下食管括约肌(LES),反流至食管内,而食管本身不能将反流物尽快清除,造成胃内容物在食管内长时间滞留,胃内容物中的胃酸、胆汁酸、胃蛋白酶等对食管黏膜有损伤而导致反流性食管炎。反流性食管炎发病的病理、生理基础是食管、胃运动动力障碍,包括食管体部的运动功能、LES功能及胃运动功能障碍。引起这些功能障碍的原因除了解剖结构的异常(如食管裂孔疝)外,某些疾病(如糖尿病)、药物(如平滑肌松弛剂)和食物(如高脂食物、巧克力、咖啡)都可能导致LES功能障碍,引起反流。胆汁反流性胃炎患者,由于胃、幽门、十二指肠运动障碍,十二指肠内容物(如胆汁酸、胆盐)反流入胃,在胃酸的作用下,破坏胃黏膜屏障,引起H^+向上皮细胞内反渗,造成胃黏膜慢性炎症、糜烂甚至溃疡,继而引起上腹痛、呕吐胆汁、腹胀、体重减轻等一系列表现。十二指肠胃反流是机体的一种生理现象,但发生过度就会对胃黏膜造成损伤。当十二指肠出现逆蠕动,此时恰好幽门开放,则发生十二指肠胃反流。有时十二指肠逆蠕动很强,若出现强有力的胃窦收缩,也可以阻止十二指肠胃反流的发生。任何导致胃肠动力紊乱和解剖异常的因素均可引起病理性十二指肠胃反流的发生。胆汁酸是十二指肠反流液造成黏膜损伤的主要成分,对黏膜屏障具

有明显的破坏作用。酸性环境下胆汁酸对胃黏膜的侵袭力增强，其与消化酶等成分的共同作用可导致黏膜细胞和组织结构的改变，同时削弱胃黏膜的多种保护机制，并促进其他损伤因子如胃酸和幽门螺杆菌的作用。感染幽门螺杆菌引起胃黏膜炎症，胆汁反流性胃炎可与 HP 感染并存，HP 感染和胆汁反流均与黏膜损害有关，可能是通过增加胃泌素释放，从而影响胃十二指肠动力，引起胆汁反流。原发性幽门括约肌功能障碍可使幽门开放时间延长、幽门松弛或者持续开放，使十二指肠内容物反流入胃，引起十二指肠胃反流的发生。胃肠神经肽和激素水平异常可导致胃肠道运动的紊乱，进而导致十二指肠胃反流的发生。

陈宝贵教授认为：胃食管反流病、胆汁反流性胃炎从中医来看，主要病机多为肝胆失于疏泄，脾胃升降失常，脾胃气逆，致胆汁不入肠中助脾运化反上逆于胃而出现胃脘部胀痛、恶心、呕吐等肝胃不和之症，久之则见脘腹痞满、纳呆食少、便溏、乏力等脾胃虚弱之象。故临证中强调脾胃病的治疗以疏肝理气，健脾益胃为主。相应方剂可选柴胡疏肝散、参苓白术散、六君子汤等加减。肝气疏泄功能正常，脾升胃降协调，则贲门、幽门、十二指肠运动协调，故能使胃食管反流病、胆汁反流性胃炎药到病除。

陈宝贵教授非常重视肝胆疏泄和升发功能对脾胃病的治疗作用。陈教授认为"脾胃之病从郁中生，因肝而起者十之六七"。《素问·宝命全形论》云："土得木而达。"肝与脾胃在生理上相互为用：肝主疏泄，调畅气机，肝气的升发调节着脾胃的升降，肝疏泄正常，则脾气能升，胃气得降，升降协调，完成饮食物的消化吸收。陈教授善用柴胡疏肝散加减治疗。

肝胃不和之胃痛以胃脘胀痛为主，或攻窜两胁，或胃脘痞满，恼怒生气则发作或加重，嗳气则舒，胸闷叹息，纳呆腹胀，排便不畅，舌苔薄白或薄黄，脉弦。治以疏肝和胃。药用：柴胡、赤芍、当归、沉香、郁金、茯苓、香附、陈皮、甘草等。肝与脾胃在病理上亦互为因果，若情志不舒，肝郁气滞，横逆犯胃，致胃气不和，通降失司，则出现胃脘胀痛，痛连两胁，遇烦恼则痛作或痛甚，泛酸、嗳气、矢气则舒等症状；肝气郁结日久，气郁化火，可见胃脘灼热，吞酸嘈杂；郁热伤阴，胃失濡养，则会出现胃痛隐隐，饥不欲食，干呕呃逆，口干咽燥，大便干结等症状；若肝气横逆犯脾，致脾失健运，则会出现腹痛肠鸣，纳呆便溏等肝郁脾虚的症状。肝主条达，七情郁结最易伤肝伤脾，故调畅气机、情志可协助脾胃之气升降有常。

加减化裁：临床兼有头痛、头胀、目赤、口苦、急躁易怒、胁肋灼痛者，为肝郁化火，火气上逆，可酌加丹皮、川黄连、吴茱萸等药；胁肋胀痛甚者加沉香、郁金、延胡索等药；若腹中胀满者加厚朴、枳壳、槟榔行气消滞，使气机通畅；若胸中痞闷者加佛手、香橼疏肝理气，和胃化湿，加砂仁化湿行气。

【病案】程某，女，36 岁，职工，2011 年 3 月 26 日初诊。

患者诉间断胃脘部胀满伴腹胀半年，常因心烦发怒而加重，经纤维胃镜检查，诊断为慢性浅表性胃炎。近 1 个月来，又因情绪不安复发。症见胃脘胀满伴腹胀，时有恶心，口中异味，周身乏力，不耐劳作，平素性情急躁，纳少，寐欠安，多梦，大便干燥，小便调，月经后期，一个半月一行，量少。舌苔厚腻，脉弦细。

西医诊断：慢性浅表性胃炎。

中医诊断：胃痛。

辨证：肝气郁结。

治法：疏肝解郁。

处方：柴胡疏肝散加减。

用药：柴胡 10g，赤芍 15g，当归 10g，茯苓 15g，沉香 5g，姜半夏 10g，郁金 10g，刘寄奴 15g，枳壳 10g，甘草 10g。

7 剂，水煎服。日 1 剂，早晚分服。

二诊：胃胀减轻，仍腹胀，脐周胀满明显，腰疼，舌苔薄腻，加川续断 15g 以补肾强筋骨，通调血脉。水煎服，14 剂。同时服用本院制剂补肾安神胶囊，随症加减，调治一个半月后，诸症消，复查胃镜，病已治愈。随访 1 年，未再复发。

按语：肝气犯胃型胃痛，是由于忧思恼怒，情志不遂，肝失疏泄，肝郁气滞，横逆犯胃，以致胃气失和，气机阻滞，发为胃痛。脾胃的受纳运化，中焦气机的升降，有赖于肝之疏泄，《素问·宝命全形论》篇所说的"土得木而达"，即是这个意思。用柴胡疏肝散加减化裁治疗肝郁气结型胃痛，有疏肝理气，和胃止痛的作用。方中柴胡、赤芍疏肝解郁；姜半夏、郁金、沉香降气解郁；当归、刘寄奴、川续断通调血脉；茯苓、枳壳、甘草健脾化湿，理气和中。诸药合用，共奏疏肝理气、和胃止痛之效。

（二）调整脾胃系统的酸碱平衡，善用半夏泻心汤

A 型（胃体炎、壁细胞抗体阳性）慢性萎缩性胃炎（CAG）患者多无酸或低酸，B 型（胃窦炎，壁细胞抗体阴性）CAG 患者可正常或低酸。患慢性萎缩性胃炎时，血及尿中的胃蛋白酶原含量减少。胃窦部黏膜的 G 细胞分泌胃泌素。A 型 CAG 患者，血清胃泌素常明显增高；B 型 CAG 患者胃窦黏膜萎缩，直接影响 G 细胞分泌胃泌素的功能，血清胃泌素低于正常。

胃溃疡的形成系因胃运动减弱，胃内食物淤积，刺激幽门窦，使胃泌素分泌亢进，酸性的胃液分泌增加，超过食物中和稀释的能力，复加幽门螺杆菌感染，胃内蛋白质受胃蛋白酶的水解使胃黏膜损伤，日久形成溃疡。

可见，胃酸分泌过多或过少都会造成胃黏膜的损伤，脾胃系统只有在正常的酸碱平衡下才能发挥各自的生理功能。

陈宝贵教授强调，脾胃的酸碱平衡与情志的条畅、饮食的规律、

身心的健康密不可分。在长期反复不良精神因素（如紧张、恐惧、暴怒等）的影响下，大脑皮质功能发生紊乱，与皮质下中枢的协调关系失常，内分泌功能紊乱，主要是交感神经兴奋，儿茶酚胺释放增多，肾上腺皮质、垂体前叶激素分泌增多，胰岛素分泌减少，这些反应引起各种功能和代谢的改变。肾上腺分泌增加可使胃酸分泌增多，胃液的酸度增强，如果外周小血管收缩就会造成胃肠道微循环的缺血、瘀血，胃上皮细胞更新变慢，从而使胃肠道出血、坏死和形成溃疡。因此，陈宝贵教授认为脾胃酸碱平衡失调从中医病机讲，主要是寒热错杂。治疗以辛苦平胃为主。处方以半夏泻心汤加减。

半夏泻心汤出自张仲景的《伤寒论》，由半夏、干姜、黄芩、黄连、人参、甘草、大枣组成，主治寒热错杂心下痞，为辛开苦降、寒热并用、阴阳并调的名方。现代医家用于治疗慢性萎缩性胃炎、胆汁反流性胃炎、疣状胃炎等，随症加减，效果明显。陈教授临证治疗脾胃病时，常强调谨守病机，各司其属，审病辨证。中医辨证与西医辨病相结合，重建脾胃，恢复其生理功能。

【病案】李某，女，40 岁，2010 年 7 月 12 日就诊。

5 年前因饮食不慎出现胃脘部胀满，伴反酸、呃逆、便秘。此后反复发作，1 年前在外院经胃镜检查诊断为慢性浅表性胃炎，于多家医院行中西医结合治疗，疗效不明显，遂来本院就诊。症见：胃脘部胀满，轻微疼痛，伴反酸，呃逆，大便干硬，口干不欲饮，疲乏。舌体正常，舌质红，舌苔黄腻，脉沉弦。

西医诊断：慢性浅表性胃炎。

中医诊断：胃脘痛（证属寒热互结）。

治法：辛开苦降，平调寒热。

处方：半夏泻心汤加减。

用药：半夏 10g，黄芩 10g，黄连 6g，干姜 6g，陈皮 12g，党参 30g，厚朴 10g，丹参 15g，煅瓦楞 15g，海螵蛸 15g，代赭石

20g，川楝子 10g，延胡索 12g，焦三仙各 10g，炙甘草 10g。

7 剂，水煎服。每日 1 剂，分 2 次服。嘱患者忌辛辣饮食，适劳逸，随诊。

复诊：服药 7 剂后，胃脘部胀痛缓解，反酸、呃逆明显减轻；效不更方，方药略有增减，连服 30 剂，诸症俱失。

慢性胃炎患者大多属于脾阳虚弱而胃阴不足。脾阳虚弱则易生寒，胃阴不足则易生热。脾寒胃热则清气不生，浊气不降，寒热互结，清浊相杂，遂致胃脘部痞满胀痛、纳呆、嗳气、大便不调等。因此，同一患者在同一时期，既可见到口干、口苦、大便干结、舌红等热证，又可见到饮食生冷或服用寒凉方药后即出现肠鸣泄泻、大便溏薄、脉沉缓等寒证。同时，该病常在受凉、劳累后症状明显加重。半夏泻心汤为张仲景治疗误下伤中后致少阳热邪乘虚内陷，郁结心下，形成寒热互结、虚实夹杂、阴阳失调、升降失常的心下痞满，或呕，或利的主方。上方中，半夏能和胃止呕，散结消痞，以治恶心、痞满；干姜与半夏配合，辛开祛寒以和阴；黄芩与黄连配合，苦降清热以和阳；黄芪、炙甘草扶正祛邪，可使中气得复；代赭石降逆止呕，适于胃虚气逆所致的胃脘胀闷、纳呆食少、嗳气呃逆的治疗。综观全方，寒热并用，苦辛并进，补泻兼施，标本兼治，服后可使寒热平调，阴阳和谐，升降复常，中气振作。

本方重在调节脾胃气机，其精妙之处在于紧扣病机，顺应脾胃之性。以药味之升降浮沉来趋应脾胃升降，升药多味辛，性温热，降药多味苦，性寒凉。方中干姜、半夏、黄芩、黄连四药皆能入脾、胃二经，直达病所，半夏辛温散结和胃，降逆止呕；干姜大辛，温中散寒，止呕消痞；黄芩、黄连苦寒，泄热燥湿，四药合用，辛苦并行，寒热兼投。干姜、半夏辛温能开，顺脾喜燥恶湿之性，通阳升阳，以散脾气之寒，助脾以升；黄芩、黄连苦寒而泄，清胃中之热，畅胃气以和降；人参、甘草益气和中。临证时加厚朴辛而苦温，可增强行气、消胀除满之力；丹参具有活血祛瘀、止痛之效。全方和中除湿，调理脾胃，寒热互用以和其阴阳，苦辛并进以复其升降，补泻兼施以调其虚实，使脾胃调和，胃肠功能恢复正常。因该病往往合并充血、出血，而充血、出血必有留瘀，且病程较长，故可久病入络而致瘀血内生，即使在整个病程中无出血，亦并非无瘀血，故方中加用活血祛瘀及止痛药物可增加疗效。

（三）调整脾胃系统物质的分泌规律，善用化瘀散结法

陈宝贵教授认为调整脾胃系统物质的分泌规律，中医病机主要针对气滞血瘀、痰湿中阻、食滞脾胃，治法有化滞开胃，健脾祛湿，化瘀调胃。处方选用二陈汤、消食导滞丸、枳术丸等加减，同时可结合西医、西药予以抑酸、保护胃黏膜的治疗，改善脾胃的整体功能，调整消化物质的分泌规律。只有脾胃的功能恢复，消化物质可规律分泌，才能真正做到治病求本。

临床多见慢性萎缩性胃炎患者，肠上皮化生者患病日久，舌质紫暗，有瘀象。陈宝贵教授在辨证论治的基础上用莪术、鸡内金、穿山甲、三七粉等活血化瘀、散结通络之品，每获良效。治疗慢性萎缩性胃炎伴肠上皮化生或异型增生而出现脘腹胀满、疼痛的患者多用莪术，既消积、化瘀散结，又可防止癌前病变，常有患者治疗一段时间后复查胃镜示萎缩性胃炎消失，疗效确实神奇。叶天士曾云："久病胃痛，瘀血积于胃络，议辛通瘀滞法。"莪术破血祛瘀，行气止痛，善治气滞血瘀所致的癥瘕积聚；穿山甲善于走窜，性专行散，能通络而达病所。临床观察加上穿山甲后治疗效果更显著。

【病案 1】王某，某部队干部，男，44 岁，2008 年 9 月 11 日就诊。

患者因胃脘部胀满不适 10 年加重 1 天就诊。平素纳差，舌暗红，少苔，脉弦细。2008 年 9 月 11 日查胃镜示慢性萎缩性胃炎伴隆起糜烂。病理：慢性中度萎缩性胃炎，浅表糜烂伴肠化生。

西医诊断：慢性萎缩性胃炎伴隆起糜烂。

中医诊断：胃脘痛（证属胃失和降，气滞血瘀）。

治法：和胃降逆，理气化瘀。

处方：自拟化瘀散结方。

用药：半夏 10g，川黄连 10g，莪术 10g，三七粉 10g，郁金 10g，陈皮 10g，炙山甲 5g，灵芝 10g，干姜 10g，砂仁 10g，佛手 10g，香橼 10g，鸡内金 10g，焦三仙各 20g，菖蒲 20g，甘草 10g，玉竹 15g，荷叶 10g。

日 1 剂，水煎服。至 2009 年 3 月 12 日查胃镜示萎缩性胃炎伴隆起糜烂。病理诊断为慢性浅表性胃炎（中度）。舌淡红，苔白，脉沉弦。上方加党参 20g，继服 30 剂，至今未发。

【病案 2】马某，女，57 岁，干部，2009 年 12 月 26 日就诊。

患者胃脘部不适 2 月余，伴畏寒畏热，纳少。2009 年 10 月查胃镜示：慢性萎缩性胃炎。现症：胃脘胀满，纳少，畏寒畏热，舌暗红，苔薄白，脉细弦。既往体健。

西医诊断：慢性萎缩性胃炎。

中医诊断：胃脘痛（证属肝郁热结）。

治法：疏肝泄热和胃，佐以化痰散结。

用药：半夏 10g，川黄连 10g，炙山甲 10g，薏苡仁 10g，佛手 10g，香橼 10g，砂仁 10g，陈皮 10g，枳壳 10g，厚朴 10g，白及 15g，甘草 10g。

7 剂，水煎服，日 1 剂。

二诊(2010 年 1 月 2 日)：舌边有剥苔，唇红，上方加连翘 15g 以清热散结，灵芝 15g，可增强人体免疫力，对萎缩性胃炎有治疗作用。

三诊（2010 年 1 月 9 日）：胃脘胀满，畏寒畏热减轻，继服二诊方 14 剂。

四诊（2010 年 1 月 23 日）：症状减轻，原方加莪术 10g，行气止痛。

五诊（2010 年 2 月 6 日）：症状减轻，舌尖稍红，继予四诊方 14 剂。

六诊（2010年2月20日）：症状消失，继续巩固30剂。

按语：肝气郁结日久化热，邪热犯胃，故胃脘胀痛，畏热，舌暗红，苔薄黄，脉细弦。气滞日久，血行不畅，脉络不通，故舌暗，患病日久，寒热错杂，故时有畏寒，本证不应用寒凉之药。慢性萎缩性胃炎的临床表现复杂多样，且多病程久、病机复杂，寒热混杂并见或虚实并见，临床应细分。慢性萎缩性胃炎属癌前病变，病理不易逆转。根据中医"久病入络"的理论，配合使用化瘀散结之品多有良效。慢性萎缩性胃炎用"穿山甲"很有效。

六、脾胃病的临证思辨方法

（一）谨守病机

陈宝贵教授临床遣方用药，一直注重"谨守病机，各司其属"。依病机的不同采用"治胃九法"来治疗胃脘痛。肝气郁结者重用疏肝和胃法，以柴胡疏肝散加减；胃阴亏虚者用养阴益胃法，方以益胃汤合芍药甘草汤加减；脾阳虚弱者，用健脾温胃法，方选黄芪建中汤合四君子汤加减；食滞胃肠者用化滞开胃法，方选保和丸加减；郁热犯胃者，用泄热清胃法，方选化肝煎合左金丸加减；湿邪困阻者用祛湿健胃法，方选二陈汤加味；久病入络者用化瘀调胃法，方选桃红建中汤加减；心神失调者采用开窍醒胃法，方用自拟开窍醒胃汤加减治疗，重用菖蒲、远志开窍化痰醒胃。明辨病机，巧施经方，随症加减，是治疗胃病的关键。

（二）治病求因

《素问·宣明五气论》说："心藏神，肺藏魄，肝藏魂，脾藏意，肾藏志。"神、魄、魂、意、志是精神活动的不同表现，分别与五脏相关，故把心、肺、肝、脾、肾合称为"五神脏"。陈教授认为五脏的生理活动与人体的精神密切相关，人的精神直接影响五脏的生理

医论篇

活动。胃病者,性多思虑,患者往往伴有肝气不舒,甚则失眠、抑郁,故陈教授认为情志不畅是胃病的重要病因,不仅有"胃不和则卧不安",也有"卧不和则胃不安",如属后者,病因不除,病不可能得愈。遇有胃病患者伴失眠、焦虑、抑郁症状者,陈宝贵教授强调应注意患者的精神状态,注重区别因果关系。如果是因情志所致的胃病,陈教授重用柴胡、郁金、佛手、香橼等疏肝解郁药外,还特别注意患者的情志调节,如进行心理疏导,无论门诊再忙,也要跟患者沟通,让患者心情舒畅,改变心境。心理疏导效不佳者,则辅以相关的抗抑郁药或抗焦虑药,患者精神症状减轻的同时,胃病症状常也相应地减轻。多方服用中西药不效的很多胃病患者,陈教授注重调畅情志后,病情都得以好转或痊愈。

(三)调理气机

脾主升清,胃主降浊,清升浊降则脾胃功能正常。胃炎患者常诉胃脘胀满、嗳气、呃逆、排气不畅,此是因脾失升清,胃失降浊,气机不畅所致。所以,重用理气药调理气机是治疗胃炎的关键。肝郁气滞者,选疏肝理气药,常用柴胡,砂仁;痰阻气滞者,用化痰理气药,常用陈皮、竹茹。谨守病机,祛除病因,调畅气机,重建胃肠生理功能,患者方能诸症消失且不易复发。

七、脾胃病的用药特点

陈宝贵教授主张脾胃病应用药平和,剂量轻,拟方以寒不抑阳、温不伤阴、润不滋腻、补不碍脾为原则,力求刚柔相济,升降调和。

(一)选药轻灵、平和

因脾胃为气机升降的枢纽,胃脘痛患者每每可见气机阻滞、逆乱等异常表现,用药唯轻灵平和才能达到调整气机的作用。同时,药物本身亦有赖于脾胃的消化、吸收，若用药过于滞重，反会加重脾胃的负担，不利于疾病的好转和治愈。为此陈宝贵教授提出补勿过腻，攻勿过峻，热勿过燥，寒勿过苦，疏勿过散，敛勿过涩的用药原则。此外，他提倡方药对症，不主张大而全的用药方法。

（二）护膜抑酸，病证互参

胃脘痛病人中胃、十二指肠溃疡病人占 1/3 左右，溃疡是由于胃、十二指肠黏膜的保护因子和攻击因子的平衡失调所致，胃溃疡的发病以黏膜的保护因子作用减弱为主，而十二指肠溃疡的发病则以攻击因子的作用加强为主，其中高酸分泌起主要作用。辨病与辨证互参，护膜和抑酸同用。护膜可加强黏膜的屏障作用，抑酸则减弱了黏膜的损伤因素，两者均能促进溃疡面的愈合，且能止血、止痛。视溃疡部位的不同，护膜与抑酸应有所侧重，一般胃溃疡以护膜为主，活动期辅以抑酸；十二指肠溃疡则以抑酸为主，佐以护膜。护膜时，选用凤凰衣、木蝴蝶、白及等；抑酸时，属寒用煅乌贼骨、白及，属热用瓦楞子、白及等，其中白及抑酸、护膜、止血俱备，为治溃疡病之要药。

（三）动静结合

动静结合是陈教授用药最大的特点，也是他临床运用最为广泛的一种方法。不仅用于寒热错杂证，也广泛运用于阴证和阳证，特别是各种慢性疾病，若灵活运用，可明显提高疗效。如失血性贫血患者，中医辨证为血虚证，治疗时在应用熟地黄、阿胶、白芍、生地黄等补血养阴这些静药的同时，常加用川芎、砂仁等动药。一是益阴之中兼以补阳，于阳中求阴，且气为血帅，补气亦可生血；二是在一派养阴滋腻的静药中加入行气的动药以防其滞。治疗风湿病，在一派祛风散寒除湿药的基础上必定要加一二味养阴药以牵制风药

医论篇

之燥烈。

（四）善用风药

陈宝贵教授常在治疗脾胃病时配伍风药，以借其辛散升浮条达之性而获得显著疗效。风药用于治疗脾胃病，有升阳、化湿散郁、疏肝、调气等多种作用。脾胃属土，肝属木，肝脾不和或肝木克脾土，均会导致脾胃病或肠胃病的出现。因此，治疗过程中需从肝论治，用风药疏肝、调脾、胜湿、散郁，疗效确切。具体体现在如下几方面的应用。

1. 借风药辛散升浮之性，生发脾阳　脾属太阴湿土，体阴而用阳，运化水谷精微依赖脾气的"升清"之功，脾病则清气不升，水谷失化，气血生化无源。症见神疲乏力、头晕、目眩、腹胀、泄泻等。治疗用药时，必须紧扣脾以升为健的特点，在方中配伍风药以顺应其阳气的生发之性，常可收到满意的效果。脾阳不振，重用黄芪、党参甘温健脾，配柴胡、升麻引升其阳；湿困太阴，脾失健运，用白术、苍术燥湿健脾，配防风、白芷升阳化湿；若脾经积热，阳郁不伸，用石膏、山栀清热泻火，配防风、藿香生发脾阳，辛温透郁。

【病案】郝某，女，51岁，2013年3月8日初诊。

患者纳呆、痞满1月。胃脘痞满不舒，嗳气，纳食减少，怕凉，食后胃胀，右下腹胀痛，时有腹泻。舌淡，有齿痕，苔薄白，脉细。

西医诊断：胃下垂。

中医诊断：痞满（证属脾虚，中气不足）。

治法：补气健脾。

用药：黄芪15g，桂枝10g，白芍15g，佛手10g，香橼10g，砂仁10g，枳壳10g，白术10g，半夏10g，木香10g，防风10g，升麻5g。

7剂，水煎服。

二诊（2013年3月15日）：诸症均有好转，饮食过多时有胃胀，继服原方7剂。

三诊（2013年3月22日）：不适症状完全消失，予7剂巩固疗效。本方用防风、升麻两味风药来升发脾阳，使脾升胃降，促进脾胃功能的恢复。

2. 祛风胜湿，散化内外湿邪　脾主运化水湿，湿邪为患，多由阳气不足，脾失健运所致。湿性属阴，重浊黏滞趋下，易阻遏阳气，李东垣认为："用淡渗之剂以除之，病虽即已，是降之又降，是复益其阴而重竭其阳。""必用升阳风药即瘥。"据此创升阳除湿大法，治湿每多配伍风药。

【病案】 董某，女，51岁，2013年6月28日初诊。

患者腹痛、腹泻1周，遇寒腹痛加重，痛则泻，泻下如水，泻后痛减。平素怕风，大便不成形，饮食稍有不慎即泻。既往有慢性结肠炎病史两年。舌淡，苔白腻，脉滑。

中医诊断：泄泻（证属脾胃虚弱，寒湿困脾）。

治法：健脾化湿，温中止泻。

用药：党参15g，白术10g，白芍10g，陈皮10g，砂仁10g，茯苓15g，藿香10g，防风10g，木香10g，延胡索10g，干姜10g，甘草10g，葛根15g。

7剂，水煎服。

二诊（2013年7月5日）：腹泻、腹痛均大减，舌淡红，苔薄腻。继服7剂，告愈。

按语：本方用风药防风、葛根，取其能祛风胜湿，散化内外湿邪，恢复脾运之功，葛根还有升阳止泻之能。

3. 应肝性之条达，疏理肝郁　脾胃纳化饮食，升降相因，有赖于肝之疏泄。肝病可及脾胃，肝失疏泄，则脾失运化，胃失和降。脾（胃）病可以及肝，脾胃之实，可致土壅木郁；脾胃之虚，可见"土

医论篇

虚木乘"。因此疏理肝郁是调理脾胃病的一个重要环节。脾胃病配伍风药，既可照顾脾之升清，又可借风药之升散，应肝性之调达，同气相求，以疏肝郁，取《黄帝内经》"肝欲散，急食辛以散之"之意。

【病案】刘某，女，55岁，2013年7月19日初诊。

患者胃脘胀满疼痛1周，于1周前因着急出现胃脘胀痛，胀及两胁，嗳气吞酸，纳呆食少，情绪急躁易怒，口苦，大便两日未行，无干燥。舌暗淡，苔黄腻，脉弦滑。

中医诊断：胃脘痛（证属肝气犯胃）。

治法：疏肝解郁，理气健脾。

用药：佛手10g，香橼10g，龙胆草10g，延胡索10g，砂仁10g，陈皮10g，半夏10g，川黄连10g，焦三仙各10g，荷叶10g，茯苓15g，厚朴10g，甘草10g。

7剂，水煎服。

二诊（2013年7月25日）：胃脘疼痛减轻，两胁仍胀满，纳食少，大便已行，嗳气、吞酸好转。原方再加柴胡10g，7剂，水煎服，服后痊愈。

按语：此患者一诊未加风药，病情有所好转，但两胁胀满不除。二诊加用风药柴胡，使其疏肝解郁，顺肝气调达之性，故7剂而愈。

4. 顺气火上炎之势，发散郁火　脾胃主受纳腐熟水谷，化生精微，这一过程需心肾阳气的温煦。若饮食劳倦，情志失常，损伤脾胃，气机升降失常，则火壅于中而化生郁火，因火生于内，东垣又称之为"阴火"，治疗此火，不可苦寒直折，更损阳气。应补益脾胃，复其升降，因势利导，引郁火随脾胃升降而散之，取东垣所谓"唯当以辛甘温之剂，补其中而升其阳""泻阴火，以诸风药升发阳气"。故在治疗脾胃病中虽病机各有不同，但常用柴胡、升麻、葛根、防风、羌活等发散郁火。

【病案】李某，男，53岁，2013年3月1日初诊。

患者胃脘胀满疼痛1个月，纳呆，呃逆，口苦，心烦，睡眠差，大便不成行，一日2～3次。舌尖红，苔黄腻，脉弦滑。胃镜检查显示有溃疡。

西医诊断：胃溃疡。

中医诊断：胃脘痛（证属肝郁化火）。

治法：疏肝解郁，清热泻火。

用药：川黄连10g，龙胆草5g，葛根15g，半夏10g，竹茹10g，陈皮10g，佛手10g，香橼10g，延胡索10g，厚朴10g，枳壳10g，沉香10g，茯苓15g。

7剂，水煎服。

二诊（2013年3月8日）：胃脘胀痛减轻，纳食增多，大便成形，口苦、心烦均减，寐尚可。舌红减，苔薄腻。继予原方14剂，告愈。

按语：此方用清热疏肝之品配合风药葛根，取葛根能发散清阳，顺气火上炎之势，发散胃中郁火。

5. 顺脾升胃降之生理，调理气机　《临证指南医案》云："纳食主胃，运化主脾，脾宜升则健，胃宜降则和。"脾胃同居中焦，胃主受纳，脾主运化；胃主降浊，脾主升清。二者在生理上有着紧密的联系。胃降，脾气方能升清不息，水谷精微得以营养全身；脾升，胃气方能和降通畅，糟粕得以下行。脾胃升降相因是人体升降的重要枢纽。胃失和降，可影响脾之升清；脾失运化，亦影响胃的和降。故临床上常借风药上升的特性调理脾胃气机。柴胡、升麻助脾之升；木香、陈皮助脾之降。若痰湿阻滞中焦，胸闷不畅，舌苔浊腻，用藿香、砂仁辛散芳香，醒脾快胃，振动清阳。脾胃气虚，气滞中焦，脘胀而兼有便溏者，用枳壳、木香下气除胀，助胃气降浊；用葛根、炙升麻、荷叶升清止泻，助脾气升清。久泻者用风药以升清化浊，常能收效佳。故治泻不问多久，常在治疗的相应方中加入风药。风性清扬善动，能调理气机升降。肝为风木之脏，肝郁不解，郁而化热，变生他症。肝郁之性正可借风药来疏解，脾主运化水湿而恶湿，久泻脾虚湿困，犹如卑下之地，菀槁不荣，风药辛散而香燥，可祛风胜湿，且风药香燥之性可醒脾，湿去脾醒，则脾气自能健运，肝调脾和，则泻自止。

【病案】崔某，女，58 岁，2013 年 8 月 15 日初诊。

患者脘腹胀痛两月，肠鸣腹胀，饮食生冷或着凉生气后则胃脘胀满疼痛，泄泻，平素大便不成形，纳食少。舌淡红，苔白腻，脉滑。

中医诊断：泄泻（证属湿阻中焦）。

治法：健脾化湿，理气和中。

用药：藿香 10g，砂仁 10g，防风 10g，白术 10g，白芍 15g，蒲公英 15g，泽泻 10g，车前子 15g，陈皮 10g，木香 10g，甘草 10g。

7 剂，水煎服。

二诊（2013 年 8 月 23 日）：便溏消失，余症皆有好转，继服 7 剂，告愈。

按语：此患者用风药防风辛散上升的特性来调整脾胃气机，且又借其辛燥之性燥湿醒脾而达脾气健运，从而恢复胃肠的生理机能。

（五）用药经验

和胃常用白芍、荷叶、陈皮等；益胃常选石斛、玉竹、沙参等；养胃常用麦冬、佛手、香橼等；清胃常用青皮、丹皮、黄连等；温胃常用桂枝、吴茱萸、细辛等；健胃常用白术、茯苓、山药、苍术等；开胃常用砂仁、厚朴、草豆蔻等。

（六）用药体会

陈宝贵教授针对脾胃病病因、病机的多样性及兼夹症的多变性和复杂性，在组方、用药、治疗上提出如下几点体会。

1. 治疗胃脘痛要"谨守病机，各司其属" 审病求因，辨证论治。胃脘痛是多种脾胃病的主要症状，只有中医辨证与西医辨病相结合，重视现代研究，才能进一步提高中医药的疗效。脾主健运，其性升清，为阴脏，喜燥恶湿，病多从寒化；胃主受纳腐熟，其气主降，为阳脏，喜润恶燥，病多从热化。脾胃受病，升降失司，寒热失调，运化失职，则见湿邪困阻、湿热蕴结、痰食交结，在临床上出现胃脘胀痛，痞满嘈杂，泛酸等症。治疗务必谨守病机，使脾胃阴阳相合，升降相因，润燥相济，进而恢复脾升胃降的生理功能。

（1）调整气机升降：如中虚气陷或气滞、气逆并见，嗳气，呕恶，少腹胀坠，大便溏泄，甚则脱肛，常用升麻配柴胡，郁金配枳壳，黄连配半夏，荷叶配茯苓，菖蒲配厚朴等。

（2）兼顾活血和络：胃病初时多在气，久病入络，此为常理，在治胃病属气分者可加入一两味血分药物，如丹参、赤芍、川芎、桃仁、红花、当归等。这是因为慢性胃炎可以出现胃黏膜充血、水肿或伴糜烂出血，胃壁组织缺氧，营养障碍，而中医学认为气主煦之、血主濡之，气药少佐血药，可以有利于改善供血状况，促进康复。

（3）消补并用，润燥相宜，动静结合：把握补脾不滞气，如黄芪配陈皮；养胃不助湿，白术配枳壳；胃燥脾湿并现，则用石斛配藿香、麦冬配半夏、天花粉配薏苡仁、芦根配荷叶等。同时在运用辛温香燥药物时，要掌握疏肝不忘安胃，理气慎防伤阴的原则。对于虚实相兼，实多虚少者，宜用扁豆、山药、太子参等平补之品，实证用消法，也每权衡轻重缓急，体现了用药轻灵，顾护脾胃的特点。

（4）胃以通降为顺：六腑以通为用，气血凝滞，不通则痛，胃痛是由于胃腑通降失司，胃气阻滞所致。治宜通降胃气，即恢复胃的

医论篇

气血通畅和食浊下降的生理功能。这里的"通"不仅是通腑之意，而且是广义的"通"，对气滞而言，疏肝理气是通；对瘀血而言，活血化瘀是通；对食积而言，消积导滞是通；对寒凝而言，温胃散寒是通。

2."治中焦如衡，非平不安" 一方面必须根据患者的虚、实、寒、热等的偏胜偏衰，以药物的偏性纠正病理之偏性，使脾胃功能达到正常的平衡状态；另一方面，必须针对中焦脾胃在生理特性和功能上矛盾、对立、统一的特点，用药时予以兼顾而不使之偏颇。脾胃病患者的具体病情虽然有异，但是通补兼施、升降同调、润燥兼顾、寒热并用、气血同治以及动静结合等乃是应当遵循的组方原则。对于虚实相兼、实多虚少者，宜用扁豆、山药、太子参等平补之品。实症用消法，也每权衡轻重缓急，体现用药轻灵、顾护脾胃的特点。试以一病例论证以上观点。

【病案】康氏，女，44岁。

患者胃脘部不适十余年，劳累或遇寒则加重。现心下痞满，胃脘部不适，纳差，口淡无味，眼睑肿胀，乏力，嗜睡。舌淡红，苔薄腻，脉细。脾虚不运，水湿停于中焦，阻碍气机，脾主四肢肌肉，故乏力；气机不畅则胃脘胀满；运化失职则纳差；湿邪滞碍则口淡无味、眼睑肿胀。证属脾胃不和，治以和胃健脾。处方如下：黄芪15g，陈皮10g，茯苓15g，浮萍10g，薏苡仁20g，半夏10g，白术10g，枳壳10g，菖蒲20g，甘草10g。日1剂，每剂水煎300mL，早、中、晚饭后分3次温服。

14剂后二诊，患者诉胃脘胀满好转，眼睑肿胀已消，仍纳差，不思饮食，间或呕吐涎水，舌淡，苔少，脉细。于原方去浮萍、枳壳，加藿香10g，荷叶10g。

再服14剂后三诊，患者诉胃脘部胀满大减，精神好转，已无明显的乏力、嗜睡，舌淡红，苔薄，脉细。嘱予香砂养胃丸调理。

按语：初诊方中黄芪补益中焦、温养脾胃，与陈皮合用补脾而不滞气；陈皮、半夏、茯苓、薏苡仁、白术共奏健脾理气、渗湿和胃之功；枳壳化痰湿消痞；浮萍行水消肿；菖蒲醒神和胃，提振胃气；甘草调和诸药。二诊去枳壳、浮萍，减轻破气行水之力；加藿香、荷叶，意在化湿滞，提升脾胃清气。陈教授常采用配伍用药，本方中黄芪配陈皮、白术配枳壳，使补脾而不滞气；藿香配半夏，燥与不燥相配，共奏化湿止呕之功。此病案用药轻灵平和，通补兼施，诸药配伍，使脾气得开，胃气得降，湿滞得化。

3. 重视舌脉之观察　脾胃病脉象之虚实、舌苔之厚薄，对临床的治疗用药有重要的参考价值。倘若患者临床表现多为虚象，但诊其脉滑数，在补药中应加入清热化滞之味；倘若临床表现以实象为主，而诊其脉缓不足，应于其方药中加入补气之味；虚人舌苔黄厚腻，此乃胃肠夹热与湿，应先以消导为主；体胖之人舌苔白，质淡，用辛热药止痛无碍。

4. 顾及相关脏腑，不忘整体观念　《黄帝内经》云"论心痛，未有不兼五脏为病者""病在中，旁取之"，对胃痛者用常法治疗，胃痛不减，须按兼夹症状、病因、病机及相关脏腑的联系详尽分析。如因积劳积损，忧思不遂，心脾郁结，又犯寒气，或饮食不调，胃脘隐痛连绵，经久不愈，按揉后可缓解；伴心悸少寐，可用归脾汤加减；似嘈非嘈，心烦懊恼，饥劳更甚，得食稍安，腰酸倦怠，形色青黄，脉缓虚弱，可用甘温养血，补肾培土，和中安胃法，选用熟地黄、枸杞子、当归、杜仲、川续断、肉桂等；肝阳上亢兼见眩晕、心悸、心下空悬，加白芍、酸枣仁、珍珠母、钩藤、白蒺藜等。

5. 辨病与辨证互参　临证中既要注意护膜和抑酸，又要注重健胃消导。胃脘痛病人中胃、十二指肠溃疡病人约占1/3，溃疡的形成是由于胃、十二指肠黏膜的保护因子和攻击因子的平衡失调所致，胃溃疡的发病以黏膜的保护因子作用减弱为主，而十二指肠溃疡的

医论篇

发病则以攻击因子的作用为主，其中高酸分泌起主要作用。护膜可加强黏膜的屏障作用，抑酸则减弱了黏膜的损伤因素，两者均能促进溃疡面的愈合，且能止血、止痛。视溃疡部位的不同，护膜与抑酸应有所侧重，一般胃溃疡以护膜为主，活动期辅以抑酸；十二指肠溃疡则以抑酸为主，佐以护膜。护膜者选用凤凰衣、木蝴蝶、白及等。抑酸者，属寒用煅乌贼骨、白及，属热用瓦楞子、白及等。其中白及抑酸、护膜、止血俱备，为治溃疡病之要药。对于多年慢性胃病患者，长期服用抑酸抗酸药，造成了胃酸减少，消化力下降，而致胃肠功能紊乱。要用健脾养胃消导之品，如焦神曲、炒麦芽、焦山楂、鸡内金、荷叶、枳壳等。

第三章　临证思辨方法

一、以证统病，辨证论治

"以证统病，辨证论治"是指在搜集四诊信息以后，采用传统的六经辨证、八纲辨证、卫气营血辨证、脏腑辨证、三焦辨证等辨证方法，对不同中医或西医疾病中的同一证候进行分析研究的诊疗形式。其核心是以证为出发点，对不同疾病中的同一证候进行深入研究，综合归纳其证候的共性及与疾病相关的特点，以便指导临床实践。此种方法可以解决一人患有多种疾病的证候诊断问题。

证候是中医认识和治疗疾病的基础与依据。"病"的概念仅反映疾病的症状现象，"证"的概念则能反映疾病的本质。"以证统病，辨证论治"的诊断思路，即收集患者的四诊信息后，以明病位、病性、正邪关系，再将四诊资料纳入中医传统的六经辨证、八纲辨证、卫气营血辨证、脏腑辨证、三焦辨证等辨证系统，得出证候诊断，然后立法、处方。例如：某患者，其症状有心慌、气短、动则尤甚、纳食不多、食多则胃脘不适、平素周身困倦，大便溏薄，观其面色黄。查舌象暗淡，苔白，脉沉细无力。西医诊断为冠心病、慢性胃炎、慢性肠炎等。我们依据患者的舌、脉、症诊断为心脾两虚证，治疗以健脾养心为主，可用归脾汤加减。这就是用中医的某一证来概括西医的诸多病，从整体上进行考虑来治疗，也就是"以证统病"的诊疗。

目前中医临床教材的诊断思路是"以病统证"，即以病名为纲，以证候为目。如《中医内科学》将咳嗽分为风寒、风热、风燥、痰湿、痰热、肝火、阴虚七个证候。根据这种思路，医生将四诊得来的资料在咳嗽这七个证候之间进行鉴别，"对号入座"地做出证候诊断。

通过实践，深感这种诊断思路不利于准确地进行证候诊断。首先，"以病统证"的思路无法解决一人患有多种疾病的证候诊断问题，例如，某患者既咳又喘，同时心悸、腹泻。在《中医内科学》教材中，将咳嗽、喘症、心悸、泄泻列为4种疾病，没有一种病名能同时兼备咳、喘、心悸、腹泻四个症状。其次，"病"的概念只反映疾病的症状现象，"证"的概念能反映疾病的本质。"病名"很多只是症状名，如眩晕、心痛、心悸、失眠、泄泻、呕吐、发热、癃闭等，这些病名并未反映疾病的本质问题。而"证候"的概念则反映了疾病的本质，如"气营两燔证"，病因是温邪侵袭，病位在气分、营分，性质为"火热"，邪正力量对比表现为温邪亢盛，正气尚能与邪气抗衡。其症状为：高热、口渴、头痛、烦躁、肌肤发斑、吐血、便血、目赤、项强、抽搐、尿赤、疮疡，见于春温、湿温、暑温等多种疾病。

陈宝贵教授在临证中强调，病情复杂，症状繁多，多脏器、多种疾病共存时，需对所有的症状归纳总结，辨为一两个证，亦即以证统病，辨证论治。

【病案1】男，44岁，2012年4月28日初诊。

主诉：间断鼻衄2个月。

现病史：患者于2个月前无明显诱因出现间断鼻衄，血色鲜红，量约10mL，当时未予诊治，其后2个月上述症状间断出现，伴四肢、肌肤有散布出血点，遂就诊于我院皮肤科。当时查血常规示：血小板 $5×10^9$/L，随后分别就诊于"某市血液病研究所""某市总医院"，诊断为"早期肝硬化，脾大，血小板减少性紫癜"，予以激素、免疫抑制剂及升血小板药物等对症治疗后症状好转，并建议行手术治疗，今患者为求中医药保守治疗前来就诊。患者现间断鼻衄，四肢肌肤有散在瘀点，直径<2cm，饮食、大小便可，睡眠欠佳。舌暗红，少苔，脉弦细。

辅助检查：腹部增强 CT（2012 年 4 月 18 日，某市总医院）示：①早期肝硬化，脾大，门脉高压，侧支循环形成。②肝右叶后下段不典型血管瘤，胆囊壁厚，肝胃韧带区、肠系膜根部及腹主动脉周围多发淋巴结。血常规示（2012 年 4 月 23 日，某市总医院）：血小板 25×10^9/L。

西医诊断：早期肝硬化，脾功能亢进，门脉高压症，血小板减少性紫癜。

中医诊断：血证（证属肝脾两虚，肾精不足）。

治法：补益肝肾，健脾止血。

用药：黄精 30g，玉竹 30g，鳖甲 30g（先煎），女贞子 15g，旱莲草 15g，枸杞子 20g，炙山甲 5g（先煎），仙鹤草 30g，白茅根 20g，灵芝 15g，荷叶 15g，甘草 10g。

7 剂，水煎服，日 1 剂。

二诊（2012 年 5 月 6 日）：患者自述服上药以来，无鼻衄，四肢、肌肤散在出血点较前明显减少，血常规示：血小板 169×10^9/L；肝功能示：谷丙转氨酶 60U/L，乳酸脱氢酶 285U/L，谷氨酰转肽酶 68U/L，饮食、二便、眠均正常，舌暗红，少苔，脉弦。继服原方 14 剂。

三诊（2012 年 5 月 21 日）：患者诉诸症明显好转，舌淡红，苔白，脉弦。原方加鸡内金 10g，黄芪 30g。继服 14 剂。

按语：本例患者西医明确诊断为早期肝硬化，脾功能亢进，门脉高压症，血小板减少性紫癜。虽病情复杂，症状繁多，但陈教授在短时间内就对其西医发病过程了然于胸，认为患者早期体质虚弱，抵抗力低下，患肝炎，日久不愈，发展为肝硬化、脾大，继而出现血小板减少，终致全身性紫癜。继而用"以证统病"的思想对其进行辨证，属中医"血证"范畴，病因为肝实脾虚、肝木凌土、脾不统血而引发该病。病情长久不愈会导致肝肾阴虚。确立治法为：补

医论篇

益肝肾，健脾止血。方中黄精、玉竹、女贞子、旱莲草、枸杞子补益肝肾；鳖甲、炙山甲软坚散结；仙鹤草、白茅根止血；灵芝、荷叶鼓舞胃气。诸药合用，共奏补肝肾，健脾止血之功。现代药理研究表明，仙鹤草有升血小板作用，白茅根有缩短凝血时间和出血时间的作用。

【病案 2】 王某，女，63 岁，2012 年 2 月 18 日初诊。

既往史： 既往冠心病病史 4 月余，现时有喘促，活动后加重，2 型糖尿病病史 2 年，口服格列苯脲、二甲双胍，血糖控制良好。

药敏及家族史： 未诉有药物过敏史，否认家族遗传病史。

患者诉咳嗽、喘促 4 月余。现症见气喘，静卧时喘、胸闷，夜间时有憋醒，两胁肋胀满，心功能不全，平素服用硝酸甘油，无心前区疼痛及肩背放射痛，咳嗽少痰，纳食可，大便 2～3 次／日，成形，小便调，寐安。

辅助检查： 查心电图（2011 年 10 月 2 日）示：V_3～V_6 ST 段压低，不除外心内膜下心肌梗死。在胸科医院查心脏彩超：主动脉硬化，左室壁节段性运动异常，左心功能减低，二尖瓣轻度反流，肺动脉高压。查体：腿不肿。舌脉：舌暗，苔薄白，边有齿痕。

西医诊断： 气管炎，冠心病。

中医诊断： 喘证，胸痹（证属肺肾两虚，寒饮内停）。

治法： 温肺散寒化饮。

用药： 麻黄 10g，白芍 10g，赤芍 10g，干姜 10g，桂枝 10g，细辛 3g，半夏 10g，五味子 5g，葛根 20g，丹参 15g，厚朴 10g，甘草 10g。

7 剂，水煎服。日 1 剂，早晚分服。

西药： 复方丹参滴丸，10 粒／次，3 次／日。

二诊（2012 年 2 月 25 日）：胸闷，气喘，憋气，动则尤甚，夜间喘甚，不能寐，肢冷，自汗，受凉后咳嗽有痰，痰少，质稠。舌紫暗，脉滑数。

辨证：阳气不足。上方加射干 15g，地龙 15g。西药：复方丹参滴丸，10 粒／次，3 次／日。

三诊（2012 年 5 月 5 日）：已出院，现面红，肿胀，咳嗽有痰，气喘，憋气，多汗，周身乏力，下肢水肿，舌暗胖，有齿痕，脉滑。

辨证：心气虚。

治法：益气养心。

用药：党参 20g，麦冬 15g，五味子 5g，葛根 30g，丹参 15g，地龙 15g，射干 10g，茯苓 15g，泽泻 15g，甘草 10g，厚朴 10g，浙贝母 15g。

四诊（2012 年 5 月 28 日）：气喘减轻，前胸闷，两胁胀满，舌暗，苔薄白，三诊方加炙附子 3g，12 剂。水煎服，日 1 剂，早晚分服。

五诊（2012 年 6 月 30 日）：气短，喘息，多汗，吸氧后减轻。四诊方加麻黄 5g，地龙改为 20g。7 剂，水煎服，日 1 剂，早晚分服。

按语：此患者有糖尿病、冠心病病史，又咳嗽、喘促 4 月余，可见其病情复杂，病程较长，症状较多，难以按一种疾病去诊疗。面对此种病情，只能运用以证统病的方法将诸多症状归结为一个证候，再进行辨证治疗。患者一诊见气喘，静卧时喘，胸闷，夜间时有憋醒，两胁肋胀满，辨证为肺肾两虚，寒饮内停，予以温肺散寒化饮；二诊咳喘未见明显好转，加地龙、射干平喘；三诊仍未见好转，且汗出，陈宝贵教授认为，汗为心之液，见汗出必心气虚，改为益气养心为主；四诊加制附子强心；五诊加麻黄止咳平喘，地龙加量清肺平喘。整个诊疗过程均体现以证统病的思辨方法。

二、以病统证，分型论治

"以病统证，分型论治"是以辨病为主，以病为纲，以证为目，突出辨病的诊疗形式。即基于疾病明确中西医诊断，然后采用中医辨证分型的形式，分析其基本病机和证候，根据不同病机和证候而确立治则、治法并遣方用药的一种模式。此种模式适应于疾病相对单一的病种，临床教学较为常用。

专病必有专门表现，每一种病都有其发生、发展和变化的规律，其病理机制各异。所以，首先辨清疾病至关重要；其次，根据不同病种探索其各个分期、各个阶段的证候特点，分别辨证，依证制方。临证中有很多主证清晰，表现相对固定，病因、病理相对明确的疾病，遇到此类疾病，我们可以用"以病统证"的思维模式。例如慢性胃炎，根据发病特点及病因、病机辨证分型，大致可分为：肝胃不和证，脾胃虚寒证，胃阴不足证，饮食停滞证，肝胃郁热证，瘀血停滞证，脾胃湿热证等。医生可依据患者的四诊信息，辨证其属于慢性胃炎的哪一型，继而进行治疗。

【病案 1】赵某，男，56 岁，2010 年 8 月 23 日就诊。

患者诉间断胸闷、胸痛、胃脘部疼痛不适 1 年。患者于 1 年前因情绪急躁出现胸闷、胸痛，应用硝酸甘油后可缓解，并曾查 24 小时动态心电图及心脏彩超。后查胃镜示：萎缩性胃炎，胃溃疡。武清区医院（2010 年 6 月 13 日）胃镜示：反流性食管炎，慢性萎缩性胃炎伴糜烂，十二指肠球炎。B 超示双肾表面欠光滑，轻度脂肪肝。胃镜示：贲门口溃疡活动期，慢性萎缩性胃炎，十二指肠球炎。患者血脂、血黏度高，面黑，腿不肿。

西医诊断：慢性萎缩性胃炎伴糜烂，反流性食管炎，十二指肠球炎，轻度脂肪肝，高血压。

中医诊断：胃痛（证属气滞血瘀）。

用药：五灵脂 10g，生蒲黄 10g，白及 15g，枳壳 10g，檀香 10g，丹参 20g，葛根 20g，猪苓 15g，泽泻 15g，佛手 10g，香橼 10g，延胡索 10g，甘草 10g。

7 剂，水煎服。每日 1 剂，分 2 次服。

麦滋林，0.67克／次，3次／日；奋乃静，每晚1片；云南白药，1／6瓶／次，3次／日。

二诊（2010年8月30日）：药后症状未见明显好转，仍胃脘疼痛，口黏，易汗出，舌暗红，少苔，脉弦。加刘寄奴15g，薤白15g。7剂，水煎服。

三诊（2010年9月7日）：药后症状明显好转，仍觉胃脘胀满，劳累后加重，舌暗红，苔白，脉弦。加海螵蛸15g，砂仁10g。7剂，水煎服。

四诊（2010年9月14日）：症状好转，仅劳累后胃痛，时有反酸，眠可，舌暗红，苔白。加瓦楞子15g，继服西药。7剂，水煎服。

五诊（2010年9月21日）：药后症状减轻，服辛辣之品后胃痛发作，舌稍暗，苔白腻而滑，原方继进14剂后痊愈，未复发。

按语：胃为多气多血之腑，初病在经属气，以胀为主；病久入络在血，以痛为主；气为血之帅，气滞日久，血行势必不利，而致气滞血瘀。即叶天士所谓"胃痛久而屡发，必有痰凝聚瘀"，瘀血的形成，成因有四：脾胃亏虚日久，气虚无以运血，血行迟滞，胃络痹阻，形成气虚血瘀；肝郁不舒，气机不畅，疏泄失职，导致气滞血瘀；脾胃虚寒，血失温运，寒则血凝；胃阴不足，血失濡润，而致阴虚血瘀。胃络瘀滞日久，黏膜失于充养，可引起腺体萎缩、肠化生以及不典型增生。治疗时应根据胃以通为补的特点，采用化瘀通络法。脾胃之病易伤气及血，病久而致血瘀。白及一味，其性味苦甘，入肺胃经，过血分，富有黏性，止血消肿，敛疮生肌。不仅能止血散瘀，通络缓痛，且能改善胃脘胀痛、嘈杂诸症，促进胃黏膜溃疡之愈合，常被选为护膜止痛之上品。若出血量较多时，常伍用云南白药内服以止痛止血。

【病案2】范某，女，50岁，2010年5月10日就诊。

患者主诉间断胃脘疼痛、饱胀3年。3年前无明显诱因出现间断胃脘疼痛、饱胀，曾于武清中医院做胃镜等检查，诊断为"十二指肠球部溃疡，胃窦炎"，服用各种中西药物均无效。来诊时患者面色苍白无华，精神萎靡，身热乏力，胃脘胀，满闷不适，并伴有胀痛，嗳气泛恶，泛清水或酸水，胃纳不佳。近半年来患者脘腹胀痛伴纳差神疲进行性加重，大便偏软，舌苔薄白，舌质嫩，脉象濡软。

西医诊断：十二指肠球部溃疡，胃窦炎。

中医诊断：胃脘痛（证属脾胃虚寒）。

治法：温中散寒，益气健脾。

用药：黄芪 30g，党参 20g，半夏 15g，川黄连 12g，吴茱萸 9g，高良姜 12g，干姜 12g，黄芩 15g，延胡索 20g，海螵蛸 15g，瓦楞子 15g，甘草 15g。

嘱患者服 1 个月。

二诊（2010 年 6 月 10 日）：脘腹胀满疼痛均已消除，精神明显好转，胃纳已增，昔日嗳气、泛酸、呕吐清水等现象均已消失。唯偶有心悸不适，伴口干。前方中黄芪改为 15g，加丹参 20g，厚朴 6g，焦三仙各 10g。再服 14 剂，以善其后。

按语：十二指肠溃疡又称消化性溃疡病，是临床常见病、多发病，属中医"胃脘痛"范畴，病机涉及胃、脾、肝、胆等。胃以和降为顺，脾以健运为常。胃有病，必令脾无所输化，脾失健运，每致胃不纳谷。一般在疾病初期，多表现为胃失和降，症见痛、胀并作，后波及于脾，症见神疲、纳呆及气血生化不足的虚象。脾虚反过来又影响胃的通降功能，导致脾胃皆病，虚实互见。肝胆的疏泄条达，亦关系到脾胃的升降功能，《黄帝内经》有"邪在胆，逆在胃"之说。另外，胃病的发作或病情的进退，常与情志有关，其病机离不开气机郁结，肝胆失于疏泄，进而牮及脾胃的升降。《黄帝内经》言"辛以散之，苦以泄之"，本法以苦辛合用，寒热兼施，一阴一阳，一开一降，可开泄痞塞，解散寒热，调节脾胃升降，疏利肝胆气机，从而起到恢复脾胃生理功能的治疗作用，同时可防止症状复发。常选用的辛药有半夏、干姜、高良姜、桂枝、厚朴等，大凡气得寒而凝滞，得热则散行，故用辛药有开结散痞，通畅运滞之功；苦药常选用黄连、黄芩等，虽苦寒药有败胃之说，然苦寒药可降上逆之胃气，清泄胃中蓄热，并有健胃之功，再者，苦寒与辛热相伍，既可制其寒，又有相反相成的作用。若再佐以柴胡、木香、香附等疏理肝胆、调畅气机之品，其功益彰。方中以延胡索理气化瘀止痛，配伍海螵蛸、瓦楞子制酸止痛，起到对症治疗的作用，甘草与辛散苦泄的半夏、黄芩、黄连、干姜并用，使痞消结散，胃脘畅然。

【病案 3】李某，男，26 岁，2010 年 2 月 3 日初诊。

患者诉间断腹泻半年。患者去年 9 月份开始腹泻，每天 2～3 次，某医院诊为结肠炎。服西药诺氟沙星等，病情有所好转，但大便时干时稀，且排便欠畅，故求中医调理。现症：大便日 2～3 次，便前腹痛，时有黏液，排便略有灼肛感，口不苦、不干，纳食可，睡眠正常，小便可。舌淡红，苔薄白，脉缓。

西药诊断：结肠炎。

中医诊断：腹泻（证属脾胃湿热阻滞，寒热夹杂）。

治法：清热燥湿，理气调脾。

用药：半夏 10g，黄芩 10g，黄连 6g，党参 15g，枳壳 10g，木香 10g，白头翁 15g，甘草 10g，干姜 6g，陈皮 10g。

7 剂，水煎服。每日 1 剂，分 2 次服。

复诊（2010 年 2 月 10 日）：服药后，腹痛症除，大便次数减为每天 1 次，解完大便后，略有灼肛感，余无不适，苔略黄厚，脉缓。患者湿热、气滞均好转，守方继服 7 剂。随访得知患者服药后诸症皆除，大便转正常。

按语：结肠炎属中医"泄泻""痢疾"的范畴，其病机为

医论篇

湿热壅滞，脾失健运，肾失温煦，大肠传导失司，故治疗以清热燥湿，理气调脾为原则。本病易反复发作，致病久邪气伤正，正气不足。陈教授善用半夏泻心汤加减治疗，辛开苦降、寒热并调的同时，加用扶正补虚之品，达到了标本兼治的目的。方中黄连、黄芩苦寒降泄除其热，党参、甘草甘温益气补其虚，白头翁清热燥湿解毒，陈皮、枳壳、木香理气健脾，干姜温中。诸药配伍，寒热并用，辛开苦降，补气和中，自然邪去正复，升降得平，诸症悉除。本方重在调和肠胃，凡脾胃虚弱，客邪乘虚而入，寒热错杂，升降失调，清浊混淆而致肠胃不和，脘腹胀痛，呕吐泄泻者，多用本方加减治疗。

【病案 4】张某，女，45 岁，2010 年 10 月 12 日就诊。

患者诉间断胃脘胀满不适 5 年。患者平素间断胃脘痞满，饱胀不舒，食后尤甚，常因进食冷硬之品而发作。近 2 周症状加重，不敢饱食，伴体倦乏力。胃镜检查示：胃窦部黏膜红白相间，以红为主，幽门前区黏膜粗糙，呈细颗粒样增生。病理活检报告：浅表性胃炎。B 超检查：肝、胆、脾、胰腺均正常。现症见：胃脘痞满，饱胀不舒，食后尤甚，体倦乏力，舌暗淡，苔薄白，脉沉弦。

西医诊断：功能性消化不良。

中医诊断：胃痞（证属脾胃中虚）。

治法：补中消痞，理气导滞。

用药：党参 15g，黄芪 30g，白术 15g，枳实 15g，白芍 15g，莪术 15g，桂枝 6g，良姜 5g，柴胡 10g，佛手 15g，炙甘草 6g。

7 剂，水煎服。每日 1 剂，分 2 次服。

复诊（2010 年 10 月 19 日）：服药后，痞满诸症已缓。守方继服 1 周，病渐愈，可进食少量水果和冷饮，未再复发。

按语：脾胃中虚，运化失职，排空缓慢，是功能性消化不良的病机关键。脾之与胃，一脏一腑，一升一降，一纳一化，相互制约，协调互用。"脾宜升则健，胃宜降则和"，二者共同完成后天水谷精微的受纳、运化和滋养肌肉的功能。所谓"胃中元气盛，则能食而不伤"（《医宗必读》），"脾应肉，肉坚大者胃厚"（《灵枢·本脏》），"脾虚则肌肉消"（《灵枢·五邪》），此之谓也。若脾气虚弱，健运失职，运化无力，不能为胃行其津液，不能荣肌厚胃，则清气不升，浊气不降，排空缓慢，而见胃脘痞满，食后加重，纳食减少，倦怠乏力，舌淡胖，苔白，脉虚细或濡细诸症。治以健脾为纲，理气消痞。方中参、芪、术、草补中益气，健脾和胃，增加胃肌动力，为补益脾胃中虚的主药；其中党参、白术益气健脾，药理研究表明二者相伍能保护胃黏膜；茯苓健脾渗湿；枳实行气消痞，泻脾胃之壅滞，调中焦之运化；柴胡、枳实和中理气，加强胃肠蠕动，促进胃排空，与白术合用，消补兼施，以助升清降浊之枢机。诸药合用，共奏补中消痞之效。

【病案5】陈某，男，34岁，2011年5月13日就诊。

患者诉右胁肋间断疼痛，腹泻，口臭1年余。患者1年前出现右胁肋部疼痛，痛则欲泻，泻后痛减，间断服药治疗，未见明显效果。今为求中医治疗特来我院就诊，平素情绪激动遇凉后腹痛加重。舌淡，苔白，微腻，脉弦。

西医诊断：肠易激综合征。

中医诊断：腹泻（证属土虚木乘）。

治法：抑木扶土。

用药：陈皮10g，白术30g，白芍30g，防风10g，藿香10g，木香10g，柴胡10g，沉香10g，枳壳10g，干姜10g，甘草10g。

7剂，水煎服。日1剂。

二诊（2011年5月20日）：加黄连15g，党参15g。

三诊（2011年5月27日）：口中有异味，舌尖红，脉滑。黄连改为10g，加荷叶10g。7剂，水煎服。

四诊（2011年6月4日）：加龙胆草5g。7剂，水煎服。

五诊（2011 年 6 月 11 日）：患者诉无腹痛、腹泻，病情痊愈，暂停服中药，嘱其平素注意调情志，忌食寒凉生冷的食物。

按语：本案为腹泻，系由土虚木乘，肝脾不和，脾受肝制，运化失常所致。《医方考》说："泻责之脾，痛责之肝，肝责之实，脾责之虚，脾虚肝实，故令痛泻。"其特点是泻必腹痛。治宜补脾柔肝，祛湿止泻。方中白术苦甘而温，补脾燥湿以治土虚，是为君药；白芍为臣，酸敛肝气，以制其疏泄太过，既为白术止泻之助，更能柔肝缓急止痛，为治腹痛之要药；陈皮辛苦而温，理气燥湿，醒脾和胃，为佐药；配伍少量防风，其升散之性与术、芍相伍，辛能散肝郁，香能舒脾气，且有胜湿以助止泻之功，又为脾经引经之药，故兼具佐使之用。诸药合用，可以补脾胜湿而止泻，柔肝理气而止痛，使脾健肝和，痛泻自止。方中配伍藿香芳香化湿醒脾，木香、柴胡、沉香、枳壳疏肝解郁，干姜温中，甘草调和诸药。诸药配伍，共奏健脾疏肝之效。

此外，陈宝贵教授在临证中还强调利用中医理论，根据其症状及体质情况，进行辨证论治。治疗过程中做到正确地解释、缓解或消除患者的心理障碍及躯体症状，指导其生活方式、饮食习惯，履行所谓的"认知疗法"，使患者的临床症状得到改善，以后就诊次数减少，生活质量明显提高，最终取得满意的效果。

三、以方统证（病），谨守病机

"以方统证，谨守病机"是以方剂的适应证的范围、病机、治法、禁忌证等相关内容为框架，对疾病的临床表现、体征及其他相关资料进行辨析，依据病机选方、加减用药的诊疗形式。

"以方统证，谨守病机"适用于迄今为止比较成熟的方剂，其病因、病机及主治范围比较明确，方药加减也相对成熟，而且为大多数医者所知。因为方药相对固定，可减少临床观察过程中过多的干扰因素。此类方剂多以经方及名医、名方为主。例如：某患者临床表现有口苦、咽干、目眩、往来寒热、胸胁苦满、默默不欲饮食、心烦喜呕等症状。我们很难用西医的某一病来概括以上所有症状，而以上症状正是小柴胡汤证的主治范围，可用小柴胡汤来治疗。

"以方统证"的思想早在《伤寒论》中就多处提到，如第317条："病皆与方相应者，乃服之"。第101条"若柴胡证不罢者，复与柴胡汤"等。后代医家继承并发扬其说者甚多，如《千金翼方》中对《伤寒论》的整理采取"方证同条，比类相附"的方法。《伤寒来苏集》云："仲景之方，因病而设，非因经而设，见此症便与此方，是仲景活法。"清·徐灵胎根据仲师的方证思想，编撰《伤寒论类方》一书。近现代一些中医大家也非常重视"以方统证"的思想。如胡希恕先生认为"以方统证"是六经、八纲辨证的继续，更是辨证的尖端。刘渡舟先生也指出："认识疾病在于证,治疗疾病则在于方,方与证乃是伤寒学的关键。"黄煌教授也说："方证识别、药证识别，它朴实而具体，是中医辨证论治的基本单位。"由上可知，方证是中医最基本的辨证要素。

陈宝贵教授在临床实践中除强调"谨守病机，各司其属"的用药思想外,还常运用"以方统证"的思想指导临床。伤寒论提出"守一法不如守一方"，开创了"以方统证"的先河，也体现了方证对应的宝贵思想，并为后世留下了许多经典的"方－证"依据。如桂枝汤证、小柴胡汤证、泻心汤证、小建中汤证等。陈宝贵教授在治疗脾胃病时也常用上述经典方，疗效突出。"以方统证"对于提高临证基本功、保证疗效、实现中医学的传承与规范化具有重大意义。

（一）小柴胡汤证

小柴胡汤出自张仲景的《伤寒论》，为通利少阳枢机之剂，和解表里之总方。《伤寒论》第101条曰："伤寒中风，有柴胡证，但见一证便是，不必悉具。"为临床使用小柴胡汤提供了指导原则。寒热往来、胸胁苦满、默默不欲饮食、心烦喜呕、口苦、咽干、目眩构成了小柴胡汤证的症候群，只要出现小柴胡汤症候群中的一个或数个，符合少阳枢机不利的病机特点，无论外感、内伤，均可加减运用小柴胡汤。方中柴胡配黄芩，以清少阳之邪热，共奏疏肝泄胆之功；半夏配生姜，和中止呕，协其散结；尤恐在里之太阴正气已虚，在经之少阳邪气乘之，故以人参、大枣、炙甘草补益脾胃。本方寒温并用，攻补兼施，疏利三焦，调畅气机。而肝胃郁热型是胃食管反流病最常见的证型之一，此型患者多为胆汁反流性胃炎合并胃食管反流病，常见症状为口苦、咽干、反流、心烦易怒、食欲欠振、症状随情绪波动而变化等，具有小柴胡汤证的特征，且胃食管反流病是由于胃气不降引起，小柴胡汤是调气机之方，切中其病机。因此，用和解降逆法治疗肝胃郁热型胃食管反流病有一定的理论基础。小柴胡汤除用治传统医学中的少阳病外，通过适当加减还用以治疗急性胰腺炎、胆汁反流性胃炎等脾胃疾病。若为急性黄疸型肝炎，加茵陈、栀子、板蓝根；慢性肝炎，加茯苓、白术、丹参、广木香、延胡索；慢性胆囊炎，去大枣，加白芍、广木香、延胡索、金钱草。

【病案】王某，男，45岁，干部，2010年7月2日就诊。

患者自诉突发上腹部疼痛2小时。患者突发上腹饱胀疼痛，手不可近，伴恶寒发热，时时欲呕，大便干结，小便短黄，左上腹有8cm×6cm大小之肿物，按之较硬，有结节感，舌红，苔薄黄而腻，脉弦滑。B超报告示：急性胰腺炎，胆囊内沙粒样结石。

西医诊断：急性胰腺炎，胆结石。

中医诊断：腹痛（证属肝胆郁热）。

治法：疏肝利胆，通腑泄热。

处方：小柴胡汤加减。

用药：柴胡、黄芩各12g，半夏9g，大黄30g（后下），白芍、厚朴各 10g，金钱草 15g，甘草 3g，生姜 5 片为引。

7 剂，水煎服。每日 1 剂。

服 7 剂后，疼痛缓解，大便得通，诸症均有所减轻。继服原方，服至 30 剂，恢复如常人。B 超复查示：肿块消失，胰腺大小正常，胆囊内沙石明显减少。随访年余，疗效巩固。

（二）小建中汤证

小建中汤出自医圣张仲景的《伤寒论》，是由"群方之魁"桂枝汤倍芍药加饴糖变化而来，因其能建立中焦脾胃之气，故名"建中"。正如《伤寒溯源集》所说："建中者，建立中焦之脾土也。"仲景运用小建中汤，见于"伤寒，阳脉涩，阴脉弦，法当腹中急痛，先与小建中汤""伤寒二三日，心中悸而烦者，宜治以小建中汤"，以及"虚劳里急，悸，衄，腹中痛，梦失精，四肢酸痛，手足烦热，咽干口燥者，小建中汤主之"等条文。本方阴阳双补，温中补虚，调和营卫，兼以解表。尤在泾曰："是方甘与辛合而生阳，酸得甘助而生阴，阴阳相生，中气自立。是故求阴阳之和者，必于中气，求中气之立者，必以建中也。"陈宝贵教授善用温中补虚的小建中汤。

【病案】王某，女，52 岁，2012 年 1 月 30 日就诊。

患者诉胃脘部胀满 7 年余。7 年来间断出现胃脘胀满，食后尤甚，未系统治疗。时有胃中烧灼感，便溏，间有头热，足冷，纳差，心烦易怒，肢冷，寐欠安。舌淡暗，前无苔，后少苔。既往史：2003 年行胃部分切除术，21 年前患脑出血，右侧半身不遂。辅助检查示：胃镜示糜烂性出血。

西医诊断：糜烂性出血性胃炎。

中医诊断：胃痛（证属脾胃虚弱）。

治法：温中补虚。

处方：小建中汤加减。

用药：党参 20g，桂枝 10g，白芍 15g，干姜 10g，佛手 10g，川芎 15g，茯苓 15g，白术 10g，甘草 10g。

14 剂，水煎服。日 1 剂。

二诊（2012 年 2 月 6 日）：胃脘部胀满明显减轻，已无烧灼感，纳可，仍有便溏，足冷，原方基础上加石榴皮 15g，木香 10g。继服 14 剂。

三诊（2012 年 2 月 20 日）：诉遇冷或饮食不慎即有便溏，腹中不适，上方不变，继续服用 14 剂；此后患者来诊 3 次，用上方加减，已无胃脘胀满及其他不适症状；后随访 3 个月，未再发作。

按语：本证属中焦虚寒，胃络失煦而痛，治宜温中寒，缓里急，方用小建中汤加减，辛甘化阳而温里，酸甘化阴而缓急，正中病机，故投之病愈。中医有"胃为阳土，得阴自安，宜用甘平或甘柔濡润以养胃阴""脾为阴土，喜燥恶湿，宜升宜运"的理论。此患者有胃病多年，曾行胃部分切除术，后天脾胃失调，宜以温中补虚为治法，用药应避免刚燥，注意脏腑升降润燥之性。胃降则和，脾升则健。由于脾气不升，故以桂枝、党参、干姜之类，通过温补中脏来升提中气。芍药，《神农本草经》云："味苦平。主邪气腹痛，除血痹，破坚积寒热，疝瘕，止痛，利小便，益气。"因此小建中汤中，芍药的用量宜大，目的在于止痛，与甘草相配，含芍药甘草汤之意，可缓解胃肠平滑肌痉挛；佛手疏肝理气，和胃止痛；川芎活血祛瘀，行气开郁；茯苓、白术健脾益气，燥湿利水；甘草则可补脾益气，缓急止痛，桂枝与甘草相配，寓桂枝甘草汤之意，能温补心阳。诸药合用，共奏温中补虚之功。

由于小建中汤配伍的多层次性，应用极为广泛，历代医家对小建中汤的论述颇多。《千金要方》："建中汤治虚劳内伤，寒热、呕逆、吐血，即本方加半夏三两。"《苏沈良方》："此药治腹痛如神，然腹痛按之便痛，重按却不甚痛，此只是气痛……气痛不可下，下之愈甚，此虚寒证也，此药偏治腹中虚寒，补血尤止腹痛。"《三因极一病证方论》："加味小建中汤，治心腹切痛不可忍，按轻却痛，按重则愈，皆虚寒证……此药主之，即本方加远志肉。"《济阴纲目》："小建中汤治内虚霍乱转筋。"《证治准绳》："小建中汤治痢，不分赤白、久新，但腹中大痛者，神效。"《张氏医通》："形寒饮冷，咳嗽兼腹痛，脉弦者，小建中汤加桔梗，以提肺气之陷。寒热、自汗加黄芪。"无论是通过方论还是应用于临床，都显示出小建中汤的应用价值相当可观。现代临床应用本方治疗胃炎、胃及十二指肠溃疡、胃下垂、慢性肝炎、习惯性便秘、产后体虚等疾病，均取得良好疗效。研究表明小建中汤可在一定程度上减轻自由基造成的损伤，减少自由基的产生。还可通过调节胃肠运动、改善微循环和能量代谢、调节免疫功能等多种途径，达到重建脾胃生理功能的效果。

四、中西合参，优化方案

中西合参，优化方案是指将中医药学的优势与现代医学的优势结合起来而诊治疾病的一种诊疗形式。中医药学的精髓在于整体观念和辨证论治，在其理论指导下形成汤剂、针灸、推拿、拔罐、按摩等诊治方法，这些方法对于一类疾病或几类疾病各自有其独特的优势。西医学的精华在于对人体的生理、病理变化，可以从细胞、分子水平加以阐述，揭示生命的本质。中医学之优势在于宏观，西医学之优势在于微观，但随着医学的发展，两者常互有交叉。所以，临证中可以中西医结合，各取中西医学的优势来治疗，以弥补各自医学之不足，形成优化方案来诊治疾病，可以提高疗效。

例如，某患者脑梗死，急性期用西医方法进行对症治疗，采取保护脑细胞、减轻脑水肿、溶栓等治疗方法，最大程度地减少脑细胞的死亡面积。急性期过后，再采用中医的汤剂、针灸、康复等治疗方法，可以更好地让患者恢复。我们在治疗过程中，通过总结成

医论篇

功和失败的经验，最终形成中西医结合的优化方案，这就是我们所说的"中西合参，优化方案"。

五、组方用药，配伍精到

"组方用药，配伍精到"是指在明确患者的诊断、证型、治法后，全面考虑其体质、强弱、男女、老幼等特点，处方用药时，做到药量准确，比例精准。"组方用药，配伍精到"对于方药来说非常重要。中药的用量直接影响其疗效。如果应该用大剂量药物来治疗，反而用小量，可能因药量太小，效力不够，不能及早痊愈，以致贻误病情；或者应该用小剂量来治疗的，反而用大量药物，可能因用药过量，以致克伐人体的正气，都将对疾病的治疗带来不利的后果。此外，一张通过配伍组成的处方，如果将其中某些药物的用量进行变更，它的功效和适应范围也就随之有所不同。

如柴胡少量使用可以升举阳气，大量使用可以退热；又如薄荷少量使用可以疏肝，大量使用可以清热等。又如《金匮玉函经衍义》谈到厚朴大黄汤时说："凡仲景方，多一味，减一药，与分两之更重轻，则异其名，异其治，有如转丸者。若此三味，加芒硝则谓之大承气，治内热腹实满之甚；无芒硝，则谓之小承气，治内热之微甚；厚朴多，则谓之厚朴三物汤，治热痛而闭。今三味以大黄多，名厚朴大黄汤，而治是证。上三药皆治实热而用之。"

六、熟知药性，结合现代

"熟知药性，结合现代"是指在熟知中药的四气、五味、归经、升降浮沉、毒性辨证组方后，再参考或借鉴中药现代科学的研究成果，以便更有针对性地诊治疾病的一种诊疗形式。

药性是中药最基本的本质所在，直接决定药物的功能。一味中药或几种药物组方作用于人体后是寒是热，是升是降，作用于哪一脏腑或部位，以及药物用量与药效的关系等，都是我们在临证过程中应该熟知的，只有掌握这些，才能提高临床疗效。另外，现代的药物研究成果也有很高的参考和借鉴价值，如白及，现代药理表明有止血、抗溃疡、促进黏膜修复、抗肿瘤、抗菌等作用，我们在遇到胃溃疡辨证组方时加入白及，常可使胃溃疡更好、更快地痊愈。

七、先全后专，融会贯通

"先全后专，融会贯通"是指作为一名医生，首先应该系统、全面地学习和掌握各科医学知识，然后再深入学习和研究某一学科。对各学科全面的掌握，可以使我们在诊治疾病时整体考虑，不会出现顾此失彼的情况。对某一学科的深入学习和研究，可使我们更深刻地认识某一疾病。只有做到"先全后专"，才能使我们更好地对医学知识"融会贯通"。所以，"先全后专，融会贯通"，对于现代医学教育模式有一定的指导意义。系统的理论学习加之不断的临证实践才能做到举一反三，触类旁通，成为一名合格的中医，有深厚的医德修养才能成为一名大医。

医论篇

❀第四章 临证用药体会❀

本章从四个角度论述陈宝贵教授的用药思路。其一,专病、专证、专药的思维原则。其二,脏腑用药的思维原则。其三,归经药的运用。其四,辨证论治与方证对应。

一、专病、专证、专药

中医临床遣方用药的思维经历了一个从无意识地尝试到有意识地将理、法、方、药融为一体的从简单到复杂、由低级到高级的过程。从《黄帝内经》的奠基,到"七篇大论"君臣佐使的提出,再到张仲景的临床实践,中医的组方形式不断增多。药是理、法、方、药的末端,又是患者直接入口的,故药物之作用不可过分夸大,又决不可轻视。用药如用兵,处方如布阵。即药之于人,损益皆备,若处方调度不精,用药不慎,盲目冲锋于前,不顾其后,定得败北,草菅人命。

疾病是医学中的基本概念,任何疾病都有各自的本质变化及其发展规律,这种变化发展都是由疾病的根本矛盾所决定的,而专病、专方、专药的形成,正是针对这种疾病的主要矛盾而言,即以病而言。病必有证,证必有方,方必治证。中医自古以来就重视专病、专证、专药,我国迄今发现成书最早的医学方书《五十二病方》中就记载了包括内、外、妇、儿、五官科等 52 类疾病,现存医方 283 个,用药达 247 种,基本上是一病一处方。《黄帝内经》亦记载了石瘕、肠覃、痿等许多病名,所载"十三方",也基本上是专病、专方治疗,如脾瘅以兰草汤为治,怒狂以生铁落饮为治等,只是未提出疾病的分型,实际上只是根据病症进行治疗的一种经验方药，是早期专病、专证、专药的雏形。

有些药物在某一种疾病上有特殊作用，如《素问·奇病论》兰草汤（一味兰草）治消渴；《素问·经筋》用马膏（马的脂肪）治足趾转筋；《内经·痈疽篇》用一味菱翘（即连翘）治乳痈；《伤寒论》用瓜蒌治胸痹、用茵陈退黄、用百合治百合病、用常山截疟；《千金要方》中急黄用大黄、痔疮用槐子等，都是历代医家根据多年临证经验高度总结概括出的典范用药，我们可以直接拿来运用。清代徐大椿在《兰台轨范·序》中道其要义："欲治病者，必先识病之名，能识病名而后求其病之所由生，知其所由生，又当辨其生之因各不同而症状所由异，然后考其治之之法。一病必有主方，一方必有主药。"现代中医治疗学的进展愈加证明了"药有专长"思想的先进性与正确性，如消瘰丸治淋巴结结核长期不愈，强肝汤治疗慢性肝炎，青蒿素治疗疟疾，加味活络效灵丹治疗宫外孕，雷公藤治疗类风湿。又如，治疗病毒性乙型肝炎选用贯众、七叶一枝花、地耳草等以抑制乙型肝炎病毒；治疗癌症选用白花蛇舌草、半枝莲、石见穿等以抗癌；治疗痛风选用泽泻、车前子、茯苓等以排泄尿酸等。

至于认为用专方、专药治病就不是辨证论治，这是不对的。专方、专药绝不能离开辨证论治，如小青龙汤的"服汤已渴者"属"寒去欲解"，不需用瓜蒌根；理中丸加减中的口渴加人参，属脾虚不能散精，不可用瓜蒌根，这就像我们在辨证的基础上结合辨病，辨病之后还得辨证。疾病的发生与发展是多因素、多项性、多向性综合作用的结果，且与内外环境有着密切的关系，临床有时表现为单一性，但更多的是交织性与弥散性，有的呈连续性。而专病、专方、专药的应用，更多的时候是在辨证的前提下进行，当临床上疾病处于相对稳定或者适应的状态时，应用好效方达药才是辨证论治的最佳效果。方药专用、药有专司的专方、专药与辨证论治并不相悖，而是相辅相成的。

陈宝贵教授治疗胃脘痛，强调"谨守病机，各司其属"，认清各种症状的所属关系，通过对临床现象的分析、总结、推演，寻求病理本质。陈教授言："抓住了病机，就抓住了病变的实质，治疗也有了更强的针对性，能有效地指导临床实际。"陈教授善于化裁经方。《汉书·艺文志》说经方是："本草石之寒温，量疾病之深浅，借药味之滋，因气感之宜，辨五苦六辛，治水火之剂，通闭解结反之于平。"陈宝贵教授认为临床上处方用药应当有一个成方作为依据，但在具体运用时必须通过独立思考，才能在前人的基础上有所创造。运用成方必须分析主证、主药，同时也必须根据具体病情随证加减，要善于针对病因，将疗法密切结合症状，便能将通治方变为主治方。

胃脘痛是多种胃病的主要症状，陈宝贵教授主张要中医辨证与西医辨病相结合，重视和结合现代研究成果，重建脾胃的生理功能，才能进一步提高中医药疗效。脾主健运，其性升清，为阴脏，喜燥恶湿，病多从寒化；胃主受纳腐熟，其气主降，为阳脏，喜润恶燥，病多从热化。脾胃受病，升降失司，寒热失调，运化失职。陈教授提出"重建脾胃的生理功能"为治疗胃痛的总纲领，治疗目的重在恢复脾胃功能，使阴阳相合，升降相因，润燥相济。常用的方剂如下。

1. 黄芪建中汤合四君子汤加减治疗脾胃虚弱、胃纳失常之胃痛

脾胃虚弱、胃纳失常之胃痛多以胃脘隐痛为主，畏寒喜暖，纳少，食后腹胀，便溏，痛虽不重，但往往病程较长，伴神疲乏力。陈教授认为其病机多由饮食不节，损伤脾胃所致，胃病日久不愈，渐使脾胃阳气虚弱，阳虚生寒，胃络失温；或脾胃素虚，均可致病。治以温胃健脾法。陈教授喜用黄芪建中汤合四君子汤加减治疗，药用炙黄芪、桂枝、白芍、党参、白术、茯苓、陈皮、半夏、甘草、生姜、大枣等。黄芪建中汤取自张仲景所著的《金匮要略》，主治中焦虚寒之虚劳里急证。此方由小建中汤加黄芪化裁而成，意在增强益气建中之功，阳生阴长，诸虚不足之证自除，方义侧重于甘温益气。四君子汤健脾益气，补虚扶正，和胃理气止痛，以治脾虚为本，使脾胃之气健旺，运化复常，资生气血。

加减化裁：临床若见胃脘胀重者加木香、佛手理气健脾；大便稀者加藿香、山药、肉豆蔻，其中，藿香温化脾湿，山药益气养阴，补益脾胃，肉豆蔻固涩止泻；食欲差者加砂仁、鸡内金健脾开胃，开郁醒脾；脘腹冷痛者，用延胡索配吴茱萸散寒止痛，疏肝下气；泛酸者加海螵蛸收敛，制酸止痛。

具体病案可参照前"治胃九法"中的健脾温胃法之病历，此不赘述。

2. 柴胡疏肝散加减治疗肝胃不和之胃痛　肝胃不和之胃痛以胃脘胀为主，或攻窜两胁，或胃脘痞满，恼怒生气时发作或加重，嗳气则舒，胸闷叹息，纳呆，腹胀，排便不畅，舌苔薄白或薄黄，脉弦。治以疏肝和胃法。药用柴胡、赤芍、当归、沉香、郁金、茯苓、香附、陈皮、甘草等。陈教授非常重视肝胆疏泄升发的功能对脾胃病的治疗作用，认为"脾胃之病从郁中生，因肝而起者十之六七"。《素问·宝命全形论》云："土得木而达。"肝与脾胃在生理上相互为用：肝主疏泄，调畅气机，肝气的升发调节着脾胃的升降，肝疏泄正常，则脾气能升，胃气得降，升降协调，完成饮食物的消化吸收。肝与脾胃在病理上亦互为因果，若情志不舒，肝郁气滞，横逆犯胃，致胃气不和，通降失司，出现胃脘胀痛，痛连两胁，遇烦恼则痛作或痛甚，有泛酸、嗳气、矢气则舒等症状；肝气郁结日久，气郁化火，可见胃脘灼热、吞酸嘈杂；郁热伤阴，胃失濡养，则出现胃痛隐隐、饥不欲食、干呕、呃逆、口干咽燥、大便干结等症状；若肝气横逆犯脾，致脾失健运，则会出现腹痛肠鸣、纳呆、便溏等肝郁脾虚的症状。肝主条达，七情郁结最易伤肝伤脾，故应调畅气机，调节情志，使脾胃之气升降有常。

医论篇

　　加减化裁：临床兼有头痛、头胀、目赤、口苦、急躁易怒、胁肋灼痛者，此为肝郁化火，火气上逆，可酌加丹皮、川黄连、吴茱萸等药；胁肋胀痛甚者加沉香、郁金、延胡索等药；若腹中胀满者加厚朴、枳壳、槟榔以行气消滞，使气机通畅；若胸中痞闷者加佛手、香橼以疏肝理气，和胃化湿，加砂仁以化湿行气。

　　【病案】田某，女性，53岁，2012年3月12日初诊。

　　患者胃脘部胀痛反复发作10天，常因情绪波动而加重，经胃镜检查诊断为慢性浅表性胃炎。症见胃脘胀痛，以胀为主，攻窜两胁，胃脘痞满，嗳气则舒，胸闷叹息，纳呆，腹胀，排便不畅，舌苔薄白，脉弦。

　　西医诊断：慢性浅表性胃炎。

　　中医诊断：胃脘痛（证属肝气犯胃）。

　　治法：疏肝和胃。

　　处方：柴胡疏肝散加减。

　　用药：柴胡10g，白芍10g，当归10g，佛手10g，香橼10g，香附10g，陈皮10g，枳壳10g，甘草6g。

　　7剂后胃脘疼痛明显减轻，纳食增多，精神转佳；原方再进7剂，诸症明显好转，舌质红润；效不更方，调治半个月，服药15剂，胃脘痛完全消失。

　　按语：胃脘痛，清·王旭高主张改为肝胃气痛。肝与脾胃的关系是相克的，即"所胜、所不胜"，在正常情况下，脾胃的运化输布功能必依赖于肝木的条达，方能枢转中宫之气机，不致壅滞而使纳化正常。由于当今社会的飞速发展，竞争激烈，生活、工作的压力越来越大，人们的生活节奏也越来越快，经常会有情绪波动，肝火妄动，出现"木旺土衰"也属自然。因此，胃病之发，除饮食、起居失调以外，与七情中的"怒"关系密切。叶天士云："肝为起病之源，胃为传病之所。"所以胃脘痛又称为肝胃气痛不无道理。张景岳发展经方制柴胡疏肝汤，构思巧妙，方中合升、降、疏、敛于一体，起到疏肝理气、安中和胃之功。加香橼、佛手为佐，用以来加强疗效。然而"药能医病补虚，不能移情易性"，在药物治疗的同时必须配合精神上的开导以舒肝和疏肝，制怒息愤，化郁为乐，条达自我，方可完善治疗。

3. 保和丸加减治疗饮食积滞之胃痛　《素问·痹论》："饮食自倍，肠胃乃伤。"本方证多因饮食不节，暴饮暴食所致。暴食多饮，饮停食滞而致胃中气机阻塞，导致胃脘疼痛，症见脘腹痞满胀痛，嗳腐吞酸，恶食，呕逆，或大便不爽，或溏薄，舌苔厚腻，脉弦滑。治宜消食和胃，理气化滞。方中重用山楂为君，其性温，味酸甘，消一切饮食积滞，长于消肉食油腻之积；神曲长于化酒食陈腐之积；莱菔子辛甘下气，长于化面食积滞；半夏既有辛散开结之效，又有降浊化气之功；茯苓健脾行湿；连翘苦寒散结，清郁热；陈教授处方时考虑积郁凝滞必多痰滞，故以陈皮合半夏化滞行气。诸药共成化滞开胃之剂，积去则胃痛自止。

加减化裁：临床若见脘腹胀甚者，加枳壳、砂仁、槟榔等以行气消滞；若食积日久，郁而化热，症见苔黄腻，脉数，大便秘结者，可加黄芩、大黄荡涤积滞，顺气通腑。张秉成《成方便读》中有言："此为食积痰滞，内郁脾胃，正气未虚者而设也……此方虽纯消导，毕竟是平和之剂，故特谓之保和耳。"

本方为陈宝贵教授治疗食积之常用方，大凡症见脘腹胀满、嗳腐厌食、舌苔厚腻、脉滑者用此方甚效。另外，食积不作为主症，而以兼症出现在疾病中的情况亦不少见，多是脾胃受损日久，健运失常，无力运化食糜所致，故又常以焦三仙作为加减用药，应用于其他处方之中。

【病案】李某，男，12岁，学生，2012年4月7日初诊。

患者因饮食不洁出现胃脘胀痛，脐周痛，反复发作，时轻时重，纳少，曾在北京儿童医院住院治疗，服用奥美拉唑等药物，胃胀缓解，仍纳少，体瘦，发育缓慢，面色萎黄，平素胆小易惊，大便干，舌红，脉细。2011 年 2 月 9 日曾查胃镜示：浅表性胃炎伴胆汁反流，十二指肠炎。HP（－）。病理：（胃窦）胃黏膜呈重度慢性炎症，黏膜固有层有较多淋巴细胞浸润，有滤泡形成。下消化道造影：乙状结肠冗长，直肠及乙状结肠远端稍粗，排钡功能可。

西医诊断：浅表性胃炎伴胆汁反流，十二指肠炎。

中医诊断：胃脘痛。

辨证：脾虚胃弱。

治法：健脾益胃。

处方：以保和丸化裁。

用药：鸡内金 10g，半夏 5g，茯苓 10g，连翘 10g，延胡索 5g，枳壳 5g，党参 15g，莱菔子 5g，甘草 5g，砂仁 10g，荷叶 10g，干姜 5g，苏叶 5g，藿香 5g。

二诊（2012 年 4 月 14 日）：胃胀减，仍纳少，体瘦，加厚朴 10g，赤芍 10g 以行气活血。

三诊（2012 年 4 月 21 日）：受凉后胃脘痛，纳食较前有改善，加炮姜 3g 以温中散寒。此后随症加减，又服药一月余，已无明显胃胀，纳食增加。后随访半年，家属诉体重增，发育良好。

按语：患儿正处于生长发育时期，身形瘦弱，纳呆，乃先天不足，后天调养失常，加之饮食不洁、无规律而发病。《素问·痹论》云："饮食自倍，肠胃乃伤。"饮食不节，嗜食肥甘，损伤脾胃，运化不及，食积停滞，升降失调而致胃脘胀满、疼痛、嗳腐吞酸、不欲饮食等症，治以消食导滞。用保和丸加减化裁。方中用党参健运后天脾胃，鸡内金味辛，性甘寒，消食健胃。张锡纯认为，鸡内金性降，可和胃降逆，引热下行，若脾胃受伤，饮食停滞而反胃吐食，则宜用之。其曰"：鸡内金，鸡之脾胃也，为健脾胃之妙品，脾胃健壮，亦能运化药力以消积也。"莱菔子辛甘而平，下气消食除胀。陈教授考虑食积易于阻气、生湿、化热，故以半夏、延胡索、枳壳理气化湿，和胃止呕；茯苓甘淡，健脾利湿，和中止泻；干姜温中；砂仁、荷叶、苏叶、藿香化湿醒脾；连翘味苦微寒，既可散结以助消积，又可清解食积所生之热，均为佐药。诸药配伍，使脾气得运，胃气得和，热清湿去，则诸症自除。陈教授言："消法能助胃运化，但毕竟为消伐之剂，不可单用或久用，以免伤正，故配以健胃扶正之药，祛邪而不伤正。"

4. 益胃汤加减治疗胃阴不足之胃痛　　益胃汤出自《温病条辨》卷二："阳明温病，下后汗出，当复其阴，益胃汤主之。"胃为阳土，喜润恶燥，若热病消灼阴津，或过用吐下之剂，则胃阴耗损，内生虚热。胃阴亏虚，络脉失养，则胃脘隐痛；津液不能上承则咽干，口燥；气机上逆则恶心，呕逆。益胃汤立意于甘凉生津，养阴益胃之法。方中君以生地黄、麦冬，其味甘性寒，可养胃清热，生津润燥；北沙参、玉竹为臣，养阴生津，增强君药养阴益胃之功效；佐以冰糖濡养肺胃，调和诸药。适用于胃痛日久，郁热伤阴，胃失濡养所致的胃脘痛。

加减化裁：临床若见汗多、气短，兼有气虚者，加五味子、党参以益气敛汗；若见胃中嘈杂、泛酸，不欲饮食者，可合用左金丸；若见大便艰涩者，可加槟榔、大黄等品。陈宝贵教授十分强调"治中焦如衡，非平不安"的重要性。因病位在中焦脾胃，故治疗时应针对寒热虚实的盛衰，根据脏腑功能之偏，用药物之药性、归经及功能纠正其偏，使中焦脾胃功能达到相对"平衡"的状态。陈教授认为：每个病例的具体病情虽然有异，但是通补兼施、升降同调、润燥兼顾、寒热并用，以及气血同治、动静结合等是应当时刻遵循的组方原则。"药有个性之专长，方有合群之妙用"，单味药在临床运用时，常常需要配伍其他中药形成复方。方剂中相反相成的药物配伍，既不是简单的堆叠，也不是随意的凑合，而是针对复杂病机做出的对症处理，诚所谓"杂合之病，必须以杂合之药治之"。

【病案】刘某，女，59 岁，农民，2010 年 5 月 31 日初诊。

主诉：胃脘有堵闷感三年，加重一月。患者三年前胃脘有堵闷感，查胃镜示：重度萎缩性胃炎，多次诊治效果不显，遂来我院门诊。自发病以来，患者轻度消瘦，胃脘堵闷胀满，纳食减少，时有饥饿感，患者反酸、呃逆、口干、便干、舌暗、苔白腻、脉弦。既往史：慢性萎缩性胃炎病史三年。证候分析：此证属胃阴虚弱，脾胃不和。胃痛日久，郁热伤阴，胃失濡养，故胃痛、口干；津液不足则便干；胃阴不足，肝木易乘故胃胀、反酸、脉弦；胃失和降故呃逆频作，阴虚生内热，虚热消谷，故时有饥饿感，但纳少；纳食少则无化生之源，故消瘦。

西医诊断：慢性萎缩性胃炎。

中医诊断：胃痞（证属胃阴亏虚，肝胃不和）。

治法：清养胃阴，佐以理气疏肝。

用药：玉竹 10g，麦冬 10g，沙参 10g，荷叶 15g，砂仁 10g，茯苓 15g，灵芝 10g，焦三仙各 10g，甘草 5g。

14 剂。麦滋林，3 次／日，1 袋／次；补肾安神胶囊，3 次／日，2 粒／次。

二诊：患者消瘦，时有饥饿感，原方加沉香 3g，郁金 10g。

按语：慢性萎缩性胃炎临床常分脾虚夹痰、阴虚木横、阳虚夹湿三型。此案辨证属阴虚木横。叶天士发挥张仲景"见肝之病，知肝传脾，当先实脾"之说，创清养胃阴以制木横之法，肝木肆横，胃土必伤，而胃阴不足则肝木易乘，此法曰"肝胃同治"，故首创阴柔清养之法，如玉竹、麦冬、沙参等，佐以苏叶、砂仁，防其滋腻。

陈宝贵教授在治疗脾胃病时的具体思路：从西医的角度辨别疾病类型，并对该病的轻重、缓急、治疗难易、疗效指标做到心中有数；

再以中医辨证为指导，明确证型，灵活掌握"辨病与辨证相结合"。从整体出发，抓主症，辨舌苔、脉象，最后确定处方。中药的种类繁多，现全国用于饮片和中成药的药材有1000～1200余种，我们常用的药物也有300余种，然每味中药往往具有多个功效，用药组方时要以调和整体、恢复机体正常的功能关系为标准和依据。无论何种疾病，皆应先审机辨证，继而立法，然后用方，这是固定不变的原则。

陈宝贵教授总结治疗胃痛的经验，对胃痛的辨证有了更深的认识。其一，注意调和气机，兼顾肝脾。胃痛部位虽然在胃，但其与肝、脾关系密切，在临证时要注意疏肝、调脾。肝失疏泄则横逆犯脾，脾失健运，胃亦受累。除了辨脏腑，还要辨气机。脾胃是人体气机之枢纽，脾胃升降功能正常，则五脏气机调和，才能发挥正常功能。由于肝旺则气机横逆，脾虚则中气不升，以及胃本身的气机不畅，均可使气机升降失调，气滞血瘀，不通则痛。所以胃痛的病机关键就是气机阻滞，升降失常。在治疗胃痛时，当以调气为主，逆则降之，陷则升之，滞则疏之，则上下通达，气血得行，胃痛消除。其二，胃病初病多在气，久病入络，此为常理，然而陈宝贵教授治胃病在气分者亦加入一二味血分药物，如丹参、赤芍、川芎、桃仁、红花、当归等。其中，丹参味苦，性微温。"一味丹参，功同四物"，故《妇人明理论》云："以丹参一物而有四物之功，补血生血，功过归、地；调血敛血，力堪芍药；逐瘀生新，性倍芎藭。"《本草新编》言其"用之补则补，用之攻乃攻，药笼中所不可缺也。"赤芍能清血分实热，散瘀通滞，该品功能与丹皮相近，故常与丹皮相须为用，但丹皮清热凉血的作用较佳，既能清血分实热，又能治阴虚发热，而赤芍只能用于清血分实热，以活血散瘀见长。陈宝贵教授言："赤芍主通利，专入肝家血分，凉肝故通顺血脉。川芎，辛温香燥，走而不守，既能行散，上行可达颠顶；又入血分，下行可达血海，活血祛瘀作用广泛。""川芎乃血中气药，性味辛散，活血效专，用其当中病即止，恐其伤津。桃仁与红花皆为活血祛瘀之药，作用均甚广泛，往往配合应用。唯桃仁善治肺痈、肠痈，且有润肠通便之效；红花则善于活血调经。"当归性味较丹参热，明·张介宾撰《本草正》："当归，其味甘而重，故专能补血，其气轻而辛，故又能行血，补中有动，行中有补，诚血中之气药，亦血中之圣药也。"慢性胃炎的胃黏膜充血、水肿或伴糜烂出血，使胃壁组织缺氧，营养障碍。中医学认为气主煦之，血主濡之，故气药少佐血药，有利于改善胃壁的供血状况，促进其康复。其三，在药物的选择上应多加斟酌。药具偏性，药物治病，即以药物的偏性纠正人体气血阴阳的偏盛偏衰。如和胃常用陈皮、白芍、荷叶等；益胃常选玄参、沙参、石斛、玉竹等；养胃常用麦冬、佛手、香橼、藿香等；清胃常用川黄连、青皮、丹皮等；温胃常用桂枝、吴茱萸、细辛等；健胃常用白术、茯苓、山药、苍术等；开胃常用草豆蔻、砂仁、厚朴等。陈宝贵教授临证组方以轻清简约，方药醇正和顺见长，选药八至十味，一般不过15味。陈教授认为药味过多则庞杂，不能切中病所，且互相牵扯无功。每味药用量亦不宜太重，否则药过病所，反伤正气。不可全仗药物攻治以求所谓除邪务尽。另外配以膳食调养，怡情悦性，节饮食，慎起居，待脾气健旺，正气恢复，余邪自去。

陈宝贵教授常教育弟子，要想成为一名优秀的现代中医大夫，不仅要熟悉中医知识，而且要把中医的经典理论在实践中与现代医学中相应的疾病融合在一起分析，找出二者之间的契合点，用中医的方法和手段解决现代医学发展过程中的一些疑点和死角，利用现代医学更好地发展中医。近年来，随着胃镜技术的迅速发展，胃黏膜的变化情况在慢性胃炎的辨证论治中越来越受到重视，胃镜可以看作是中医望诊的延伸和发展。根据胃镜下所看到的具体的胃黏膜表现和病理结果，再与中医辨证相结合，即宏观辨证与微观辨病紧密结合，对慢性胃炎的诊断更加准确，同时能够借助胃镜、病理检查来判断中医药治疗慢性胃炎的疗效，比单纯症状的改善更有说服力。例如，胃镜见胃壁红肿糜烂，舌象呈现红舌或黄苔，是胃燥的体现。川贝母、天花粉、白芷、连翘等皆属生津润燥、消痈溃脓之品，是直接针对红肿糜烂所设的。腺体萎缩明显者加黄芪、山药、鸡内金、天花粉，其中山药补脾滋阴，黄芪益气升清，鸡内金健胃消积，天花粉生津润澡。这是传承了张锡纯玉液汤的思路化裁而来。川贝母、天花粉，二药为古方中外科常用的消外痈药，陈宝贵教授创新性地将二味药用于治疗慢性胃炎中，实际也是应用在内痈的治疗，可起到很好的消痈作用。

二、脏腑用药

中医的理论是以脏腑为核心，临床上的辨证施治，归根到底都是从脏腑出发，因此脏腑学说就成了临床辨证论治的基础，中医学各种辨证方法的应用，最终必须落实到脏腑的病理变化上，论治就在于纠正脏腑的病理改变。五脏以守为补，六腑以通为补，乃至理名言。在临证过程中，要细审脏腑相通的内在联系。

从五脏用药考虑，用药配伍应该符合各脏的生理特性。

1. 肺　主宣发肃降，宣发与肃降正常，则气道通畅，呼吸均匀，体内外的气体得以正常交换。如果二者的功能失去协调，就会发生"肺气失宣"或"肺失肃降"的病变，从而出现肺气上逆之喘咳等。治疗肺之疾病既要考虑到它的清肃之性，不容一物，有浊者则涤之；又要注意到它的开合之能，失调者则散敛结合，以顺其性。遇有声哑者应明确判断，是"金实不鸣"还是"金破不鸣"。陈宝贵教授认为：肺为娇脏，既恶寒又恶热，用药上不要有过寒过热之弊，选药应微苦微辛，轻以去实。

【病案 1】王某，男，32 岁，2009 年 4 月 10 日就诊。

患者诉咳嗽少痰，咽赤作痛，声音嘶哑，已 1 周未愈，口干不多饮，舌苔薄黄，脉数，稍滑。

中医诊断：咳嗽（属肺胃蕴热兼表证）。

治法：清肺胃蕴热，稍参透表。

用药：杏仁 12g，板蓝根 15g，牛蒡子 10g，紫苏叶 6g，金银花 15g，连翘 15g，山豆根 10g，蝉衣 12g，生甘草 6g。

水煎服，每日 1 剂。3 剂而愈。

【病案 2】赵某，女，25 岁，2011 年 5 月 8 日就诊。

患者诉咳吐白痰，胸膈发满，音哑咽痛，舌滑，脉数。

中医诊断：感冒（证属风热上扰）。

治法：清热宣肺透表。

用药：金银花 30g，板蓝根 20g，蝉衣 12g，杏仁 10g，苏叶 6g，连翘 15g，川贝母 15g，甘草 6g。

水煎服，每日 1 剂。3 剂而愈。

上两个病例均为内有蕴热，外有表证，均有咽痛音哑。

按语：陈宝贵教授认为，常有医者以连、柏、栀、芩清热，然其均为苦寒之品，虽有清降火热之功，但阻遏气机，既不利肺之宣降，又有伤及脾阳之弊。故用金银花、牛蒡子等轻清之品，佐以微温之苏叶，三剂而获效，所谓"轻可去实"。正如《医宗必读》所言："自表而入者，宜辛温以散邪。""大抵治表者，药不宜静，静则留连不解，变生他病，故忌寒凉收敛；治内者药不宜动，动则虚火不宁，燥痒愈甚。"

2. 心　主血脉而藏神。生理上，心气充沛通达，方能化赤力强，阴血充盈，脉道通利，从而血液灌注全身，发挥营养与滋润的作用，也只有如此，方能体现脉之胃、神、根。脉道通利，心之气血调和，濡养心神，使之通达内外，精神振奋，思维敏捷；心气通达，津液代谢正常，津血相互化生，血行津畅。以陈宝贵教授治疗心血虚为例，陈教授临证喜用四物汤加减化裁治疗心血虚证，以熟地黄、白芍滋阴补血，养血敛阴；当归补血养肝，和血通脉；常配伍川芎，其性辛温走窜，可上行头目，下行血海，旁通络脉，使畅达血脉之力益彰。加减：心肾阳虚者加附子；水肿者加猪苓；气滞者加檀香（或沉香）、柴胡；血瘀者加赤芍、川芎、桃仁、红花；痰浊者加半夏、瓜蒌、石菖蒲。诸药补通并举，使血虚得养，血滞能行。以上药物的用量随患者症状及病情轻重酌情加减。现代研究表明，四逆汤有明显的强心、升压、抗休克作用，能改善冠状动脉的血流量和心肌供氧，现多用于治疗心衰、心源性休克等病。另外，利水的单味中药及复方，能控制心室率，延长心室的充盈时间，提高舒张期的顺应性，并预防舒张功能失调而致的代谢紊乱，延缓左室重构，从而改善心衰的症状。

【病案】 刘某，女，76 岁，2009 年 10 月 21 日就诊。

患者自诉胸憋，气短，喘息，汗出，下肢水肿，小便量少。西医予毛花苷 C、硝普钠等强心利尿药治疗，未见明显好转。既往有糖尿病、高血压、肺气肿。脉滑数有力，舌微红，苔白腻。

西医诊断：慢性心衰。

中医诊断：胸痹（证属心气虚衰）。

治法：益气温阳。

处方：生脉饮加减。

用药：人参 20g，麦冬 30g，五味子 15g，麻黄 10g，桂枝 10g，生甘草 15g，大枣 10 个。

水煎服，1 天多次服完。

第二天复诊，喘息已轻，一夜尿量增加到 1900mL，大便一次。但是人感到内心烦躁，发热，出汗较多。效不更方，上方继服一剂，水煎服，一天一夜，分多次服下。

第三天再诊，心衰得到纠正，已不喘憋，呼吸顺畅，当天上午大便三次，小便近 3000mL，腿已消肿。后调整处方为四君子汤合生脉散加五苓散以温阳化水，益气养心，1 周后患者已基本痊愈。

按语：生脉饮益气养阴，麻黄平喘，桂枝、甘草加强恢复阳气

医论篇

之功，气行则水行。此案遵循急则治标，缓则治本的原则，使患者平稳度过危险期，病情渐愈。

3. 肾　为先天之本，藏人体之精气，《素问·六节藏象论》曰："肾者主蛰，封藏之本，精之处也。"肾藏真阴而寓真阳，为水火之脏，肾精作为物质基础而存在，在补肾方剂中尤其要注意肾精的补充，从而使肾精转化为肾阴或肾阳。肾不仅藏精，主骨生髓，供给人体各部器官热能，而且肾气之盛衰，对调节人体的阴阳平衡也极为重要，肾或肾气被认为是先天禀赋（遗传因素），又是性功能与性腺。另外肾气与免疫学之间也有密切的关系。肾气是人体主要和根本的组成部分，若肾气不足，肾阴肾阳亏损，则会出现人体机能活动紊乱，功能下降的表现。肾中内寓真阴真阳，二者生理上互根互用，相互制约。正如张介宾所云："善补阳者，必于阴中求阳，则阳得阴助而生化无穷；善补阴者，必于阳中求阴，阳得阴升而泉源不竭。"故治疗肾病在临证组方时常阴阳并补。柳学洙先生生前曾创补肾、温肾、助肾、益肾、固肾、纳肾、回阳七法。陈教授在充分继承柳先生医术的基础上，根据自己多年的临床经验，成功研制出补肾安神胶囊。该方以女贞子、旱莲草、菖蒲、远志、仙灵脾、五味子等药物配伍而成。功效：补肾健脾，养心安神。临床常用于肾虚造成的体倦食少、腰膝酸软、记忆力减退、失眠多梦、更年期综合征等的治疗，疗效颇佳。

【病案】凌某，女，43 岁，工人，2011 年 5 月 10 日就诊。

患者诉 2 个月来因家事烦劳，几乎整宿不得入眠，患者面色晦暗，精神萎靡，沉默寡言，懒动。曾于天津市多家医院接受治疗，未见明显好转，得知陈教授善治失眠，特来就诊。现头痛，饮食尚可，二便调，舌淡红，苔薄白，脉细弦。

西医诊断：失眠。

中医诊断：不寐（证属心肾不交）。

治法：交通心肾，疏肝解郁。

用药：女贞子15g，旱莲草15g，菖蒲30g，远志10g，生地黄15g，仙灵脾15g，五味子5g，天麻10g，钩藤10g，砂仁10g，炒酸枣仁10g，合欢皮15g，佛手10g，沉香10g，郁金10g。

7剂，水煎服。日1剂。

二诊（2011年5月17日）：患者服药后睡眠较前好转，每天平均睡眠五六个小时，仍多梦，易惊醒，纳食差。上方加焦三仙各10g，枸杞子20g，继服14剂。

三诊（2011年6月1日）：患者诉自服药以来睡眠时间、质量均有很大改善，精神较前好转，口角烂，舌红，苔黄，脉弦滑。原方去枸杞子，加玄参10g，继服14剂，症状基本痊愈。

按语：陈宝贵教授首诊经望、闻、问、切分析出患者劳心过度，承受能力差，有抑郁倾向，故先进行心理开导，后辨证用药。上方以女贞子、旱莲草补肾阴；仙灵脾补肾阳；炒酸枣仁、合欢皮宁心安神；菖蒲、远志交通心肾；佛手、沉香、郁金疏肝解郁；天麻、钩藤平肝潜阳，对症治疗；半夏辛开；砂仁醒脾。诸药配伍，共奏交通心肾，疏肝解郁之效。陈教授认为此方配伍用药更为显著的特点是动静结合。方中女贞子、旱莲草、五味子、菖蒲、远志、生地黄、玄参、炒酸枣仁均具有滋阴、收敛的特性，属静药；半夏、仙灵脾、天麻、钩藤、砂仁、合欢皮、佛手、沉香、郁金的特点为辛开助阳，疏肝解郁，属动药。如此配伍，动静结合，共同激发机体的生理机能，调整阴阳的失衡状态，使心肾交通，肝气得疏，脾升胃降，五脏生理功能相宜，自然药到病除。

4. 肝　为藏血之脏，主疏泄，秉承春木升发之性，喜条达而恶抑郁，即所谓"肝体阴而用阳"。陈教授言："肝易升易动，易郁易损，肝之肆虐，常能伤及他脏，故有'肝为五脏之贼'的说法。治疗上或疏或达，或柔或养，或镇或平，皆应注意到它的刚柔之性，尤其是刚性，若情志不畅，肝木不能条达，则肝体失于柔和，肝血不足；

医论篇

肝血亏虚，亦可影响到肝的升发条达之性，导致肝郁气滞，二者互为因果。"陈教授遵《黄帝内经》"五脏苦欲补泻"之原理，"肝苦急，急食甘以缓之""肝欲散，急食辛以散之，用辛补之，酸泻之"(《素问·脏气法时论》)。陈宝贵教授言："肝气易不和，不和则可生百病，喜用郁金、沉香二药配伍疏达肝性。肝为将军之官，性情刚躁，最怕急恼、抑制。压抑则不疏，激恼则发怒，故曰'肝苦急'。"此处举陈教授常用的两味中药，具体说明。其一为郁金，味辛，性寒，入肝经，可行气解郁，疏肝利胆。《本草衍义补遗》有云："郁金，治郁遏不能散。"临症见肝气郁结不畅，导致精神疲惫，肢体倦怠乏力者，用郁金和肝之气，药达效专。《本草汇言》谓："郁金，清气化痰，散瘀血之药也。其性轻扬，能散郁滞，顺逆气，上达高颠。"用郁金治疗肝气上逆之眩晕，取其性轻扬，味辛气窜，可开窍，活血通瘀，潜降通络。其二为沉香，味辛，微温，与郁金一寒一热，相互佐制。《本草再新》曰："沉香，治肝郁，降肝气。"辛味药疏散、解郁，故沉香投其所好，能顺其条达之性，故曰："辛以补之。"

【病案】张某，女，30岁，2012年2月6日就诊。

患者诉头晕眼花，如欲倾跌，呕吐频作，耳鸣口苦，病已四五日，血压120/80mmHg，舌质红，苔白，微腻，脉沉细。细问其缘由，自述心烦发怒后发病。

中医诊断：眩晕（证属痰湿阻滞，兼有肝郁）。

治法：化痰解郁。

用药：川芎15g，细辛3g，陈皮10g，半夏10g，茯苓15g，天南星5g，生龙骨20g，郁金10g，沉香3g，竹茹10g，甘草10g。

取7剂，每日1剂。水煎服。

二诊：头已不旋转，呕吐止，仍晕，多梦，夜间身发痒，口苦。舌淡红，脉细。上方加紫石英10g，取14剂。

三诊：头晕已止，纳食增加。上方加白芍15g，取7剂善后。

按语：此方以芎辛导痰汤化裁，芎辛导痰汤出自《证治准绳》，由川芎、细辛、陈皮、茯苓、半夏、枳壳、甘草、生姜八味药组成。陈宝贵教授在此方基础上略有修改，加龙骨，紫石英镇静，又加白芍和肝，不难理解。唯加用郁金、沉香最妙，其意在理气解郁。《本草备要》曰："郁金行气，解郁，泄血，破瘀，凉心热，散肝郁。"其性轻扬，可上行至头部，又与辛温之沉香配伍，寒温并用，肝郁痰遏不行者最验。肝为刚脏，阳常有余而阴常不足，调气之品亦会伤肝之阴血，阴血不足，肝气必受影响，可使阴血布达障碍，脏腑失养，加重原病或又生他病，故又加白芍养血柔肝。

　　5.脾　　为人体气机升降之枢，陈教授认为脾与胃相联系，脾胃互参。脾主升清，胃主降浊，脾升胃降，相互调和。陈教授言："脾喜燥恶湿，喜通恶滞。临床可根据脾之生理特性结合具体情况，或配伍气味芳香药物，如藿香、佩兰、豆蔻等以健脾祛湿；或配伍味苦燥湿的药物，如苍术、厚朴、半夏、黄连、栀子等以治湿滞脾胃，运化无力；或选用运脾行气化湿之品，如砂仁、木香、陈皮等以防滋腻之品碍胃助湿。"张锡纯认为："脾也者，原位居中焦，为水阴上达下输之枢机。""人之脾胃属土，即一身之坤也，故亦能资生一身，脾胃健壮，多能消化食物，则全身自然健壮。""人之脏腑，脾胃属土，原包含金、木、水、火诸脏。故肝气不升，非脾土之气之上行，则肝气不升，胆火宜降，非胃土之气下行，则胆火不降。脾主升清，所以运津液上达。胃主降浊，所以运糟粕下行。"陈教授遵张师观点，认为气机失调为脾胃病发病的初始因素，又因肝胆失常，疏泄失调，气机不得升降自如，则气郁而血行不畅，气滞而津液停留，遂生邪毒，故治疗时要时刻注意顺应脾胃升降之性，尤其是胃降，消而降之、清而降之、润而降之、和而降之或温而降之。消而降之，用于暴食多饮，饮停食滞而致胃中气机阻塞不降，症见胃脘胀满疼痛，拒按，厌食，嗳腐吞酸，恶心呕吐，吐后痛减，或大便不爽，舌苔厚腻，脉弦滑；清而降之，用于火热之邪壅滞胃脘，气机不畅，伤津化燥或阴虚火旺，症见胃脘灼痛，心烦易怒，泛酸嘈杂，口干口苦，脉弦数；润而降之，用于胃痛日久，郁热伤阴，胃失濡养，症见胃脘隐痛或灼痛，嘈杂，嗳气，咽干口燥，大便干结，舌红少津或剥苔、少苔，舌面有小裂纹，脉小弦或细数；和而降之，用于肝失疏泄，肝胃不和，症见胃脘胀痛，以胀为主，或连及两胁，或胃脘痞满，遇恼怒生气诱发或加重，平日常胸闷叹息，嗳气得舒，伴纳呆，腹胀，排便不畅，舌苔薄白或薄黄，脉弦；温而降之，用于饮食不节，损伤脾胃，胃痛日久不愈，脾胃阳气虚弱，阳虚生寒，胃络失温，或脾胃素虚所致的胃痛。每一治法都有其用药特点。

【病案】王某，男，40岁，企业职工，2009年5月6日就诊。

患者诉3年前因胃脘部着凉出现胃脘胀满，隐痛不适，嘈杂，时有刺痛，畏寒，喜暖，晨起呃逆甚，餐后好转，食辛辣后腹痛、腹泻、便溏，泄后痛减，四肢发冷，手心汗出，寐可，舌体瘦，舌红，苔薄腻，有齿痕，脉细。

中医诊断：胃脘痛（证属脾胃虚弱）。

治法：健脾益气，温中和胃。

用药：黄芪30g，桂枝10g，白芍15g，干姜10g，佛手10g，香橼10g，白术15g，茯苓15g，砂仁10g，甘草10g。

每日1剂，共7剂，水煎服。

二诊（2009年5月17日）：胃脘胀满，晨起反酸，舌红，形瘦，边有齿痕，加枳壳10g以行气消痞，14剂，水煎服。

三诊（2009年6月9日）：舌暗，苔薄白，加炮姜10g以温中散寒。14剂，水煎服。

按语：此案患者有反复发作、久治不愈的特点，以脾虚为主证，如《黄帝内经》所言"正气存内，邪不可干。邪之所凑，其气必虚"，脾胃为后天之本，全身的营养来源于脾胃的消化、转输和肠的吸收，一旦脾胃受病，可致消化吸收功能下降，营养供应不足，造成体质虚弱。此外，患者自身不知调养，加之用药不规律也是胃病日久迁延不愈的重要因素。陈教授处方以黄芪建中汤加减化裁，以平为治。方中黄芪、白术、甘草补中益气，健脾和胃；佛手、香橼宽胸除胀，和胃止痛；茯苓、砂仁健脾化湿；桂枝、干姜温中。陈宝贵教授言："脾胃虚弱之病人，用药时需注意忌刚用柔，避免香燥。方中重用黄芪，用量在30～60g，亦可配伍党参，益气健脾补中，功专力宏，可使全方补中益气、健脾养胃的作用更强。"

另外，陈宝贵教授主张"五脏宜通"。五脏的生理功能都与气血津液的生化输布有关，气血是人体生命活动的动力和源泉，既是脏腑功能活动的物质基础，又是脏腑功能活动的产物。因此脏腑发生病变可以影响气血，而气血的病变也必然影响到脏腑。气为阳，血为阴，气与血有阴阳相随、互为资生、互为依靠的关系。"气为血之帅，血为气之母"，故临床有"补气以生血""行气以活血"之说。而在病理方面，无论是气郁、痰凝、血瘀，还是食积、六淫外犯，一切原因导致的阻滞性疾病，其内在本质都是五脏功能障碍。根据五脏的共性和个性去分析病机、治法、方义，可以一目了然，所以"五脏宜通"也就成为分析病机、治法、方义的主导思想。此外，各脏腑之间在生理上相互协调，相互促进，在病理上也相互影响，病情复杂时不能单纯考虑一个脏腑，而应注意调整各脏腑之间的关系，使脏腑之间的动态平衡得以恢复。组方用药时可以从五脏的生克关系、脏腑表里联系等方面综合考虑脏腑之间的整体动态关系。

三、归经药的运用

药物归经是药可引经的前提，尤在泾在《医学读书记》中说："兵无向导则不达贼境，药无引使则不通病所。"强调了药引在组方中的辅助作用。每味中药都有归经，入方有引经之能，不同的经络决定了不同药物在临床治疗中不同的选择性，《医医病书》："药之有引经，为人之不识路径者用向导也。"例如，白芷和藁本同属于辛温解表药，其性味均为辛温，但两者归经不同，白芷归肺、胃经，而藁本归膀胱经，故可针对主证的病位，利用药物的归经特性，配伍适当药物，引导方中诸药直达病所，使药力选择性地发挥作用，从而治上不犯下，治下不犯上，治中而上下无犯。又如同为温里药的干姜与肉桂，性味都为辛温，但归经不同，干姜归脾、胃、心、肺经，而肉桂归肾、脾、心、肝经，将其性味与归经结合起来就不难区分两药的临床应用之异同，辛热必能温中散寒，但作用的部位不同，即归经不同，功效就有了较明显的区别。

（一）历史源流

张元素首创药物归经理论，并在临证用药时非常重视药物的归经，其著作《珍珠囊》中几乎所有的药物都载有归于某经的论述。他认为取药性之所长，使之各归其经，药有专司，才能达到药专力宏的效果。前贤的用药经验不胜枚举，《素问·至真要大论》云："酸先入肝，苦先入心，甘先入脾，辛先入肺，咸先入肾。"《灵枢·九针论》曰："酸走筋，辛走气，苦走血，咸走骨，甘走肉，是谓五走也。"据《黄帝内经》的论述，五味对五脏有选择性的偏嗜，故可选用能直达病所的引药。中药的归经学说源于中药的作用和临床效应，是中药基本理论中的重要组成部分。历代医学家把中药的定向、定位、功效与脏腑经络理论相结合，派生了临床执简驭繁、行之有效的用药规律。仲景创六经辨证理论，提出太阳经病，引以羌活、藁本；阳明经病，引以升麻、葛根；少阳经病，引以柴胡；太阴经病，引以苍术；少阴经病，引以细辛、独活；厥阴经病，引以川芎、青皮；载药上行以桔梗；引药下降以牛膝。李时珍著《本草纲目》亦详细分述了各经的引经药：手少阴心经为黄连、细辛；手太阳小肠经为藁本、黄柏；足少阴肾经为独活、桂枝、知母、细辛；足太阳膀胱经为羌活；手太阴肺经为桔梗、升麻、葱白、白芷；手阳明大肠经为白芷、升麻、石膏；足太阴脾经为升麻、苍术、葛根、白芍；足阳明胃经为白芷、升麻、石膏、葛根；手厥阴心包经为柴胡、牡丹皮；手少阳三焦经为连翘、柴胡、地骨皮、青皮、附子；足厥阴肝经为青皮、吴茱萸、川芎、柴胡；足少阳胆经为柴胡、青皮。故只有明确药物之长，使之各归其经，才能药专力宏，有助疗效。近年来，对归经理论的研究日益增加，不少学者在归经理论的实验研究方面做了许多工作和探索。从中草药化学成分的构效关系、药理特性、临床应用等多方面来研究中药的归经理论。此外，受体学说与归经理论的联系，系统论在归经研究中的应用，微量元素及配体化合物对组织、器官的富集测定，半导体理论、技术的应用，利用电子计算机绘制体表超弱冷光强度和体表温度分布图（类似于中药归经及其成分在体内的分布），中药辛、甘、酸、咸味与归经、作用及化学成分的关系，中药药理和归经关系的统计分析等方面的研究无疑对深入细致地研究中药的归经理论大有裨益。

（二）药物归经的运用

药物归经是药物属性的一部分，我们通过认识药物的归经，有选择地辨证施药。以"水肿"为例，中医认为水肿与肺、脾、肾三脏关系密切，肺的通调失常、脾的转输功能失职、肾的开合功能失司均可发生水肿。如风寒闭肺引起的通调失职，当用麻黄、桔梗开肺；脾虚水肿，当用白术、茯苓健脾行水；肾的开合失司当用附子、肉桂温补肾阳；若用归脾经的药物来开肺或补肾就收不到应有的效果。引经药是在药物归经理论的基础上建立和提出的，又超出一般药物归经的范围。每一药物虽都有归经作用，但并非每一药物都是引经药，只能是既能归入某经，又能引导诸药进入某经的才是引经药。

医论篇

引经药有较强的趋向性,能带领自身及其他药物直达病所,发挥药效,故大多引经药都有善走行之性,少有滋腻之弊,是处方配伍之佳选。脾胃病配升麻,肝胆病配柴胡,肺病配桔梗,心病配黄连,皆有引经之妙。同样,临床应用引经药,也应以辨证为前提,充分考虑其本身的药性与功能,尽可能使导向与功能统一,使药效得以充分的发挥,制方明确,引经用药才能更好地发挥作用。例如,同是能引药入肝的引经药,因在肝经的病位不同而选药不同,如引药入肝下行选茺蔚子、牛膝;引药入肝上行选蔓荆子、柴胡;而升麻入肝既可引药上行,又可引药至全身,还可引药外达。又如,桔梗、柴胡、升麻均具有引药上行之功,但根据疾病的病因、病机不同,分别用于不同的组方之中。经方中的参苓白术散,借桔梗载诸药上行,引归于肺,益肺利气,借肺之布精而濡养全身;血府逐瘀汤以桔梗载祛瘀之品,上行以除胸中之瘀;补中益气汤用柴胡、升麻益气升提,升举下陷之脏器;普济消毒饮则用升麻,引药上行并疏散风热,清头面热毒。又如苍术、白芍二药,都是足太阴脾经的引经药,但运用时必须对症下药。苍术性味辛苦,偏于燥湿,湿邪困脾可用苍术入脾而燥湿;白芍酸苦而凉,长于缓中止痛,敛阴柔肝,善治肝脾失调之腹痛。此外,陈宝贵教授强调使用引经药时要注意以下几点:其一,引经药在处方中可单一出现,也可并用多味引经药物,以增强归入某经的作用或达到分经引药的目的。《中医治法与方剂》载乌附麻辛桂姜汤以疗寒湿痹阻经络之痹痛症,方中以川乌、附子直入少阴,温经散寒,开筋骨之痹;桂枝温通心阳以通脉痹;干姜温运脾阳以开肌痹;麻黄宣通肺卫以开皮痹;细辛搜剔深伏之寒,领其外达,层层宣通,即通散皮肉筋骨之寒邪。又如九味羌活汤,方中细辛止少阴头痛,白芷解阳明头痛,川芎止少阳、厥阴头痛,此三味与羌活、苍术合用,为"分经论治"的典型配伍。其二,药物经炮制或配伍可改变其归经:蜂蜜有补益和中,缓急解毒之功,蜜制归肺，润肺去咳，润肠通便；酒甘，辛热，能升能散，宣行药势，活血通络，酒炒上行，可清上焦邪热；盐性味咸寒，清热凉血，软坚散结，盐炒入肾，可引药下行，补肾固精；醋味苦酸，醋制入肝，疏肝止痛，消积化滞。其三，应用引经药要分清药性的寒、热、温、凉，按照病情的寒热属性，给予相应的引经药，使其既能发挥引经作用，又能适合病性寒热之需要。如，知母与肉桂同入肾经，但一寒一热，一阴一阳。肉桂辛甘，大热，补火助阳，引火归元，治疗肾阳不足导致的虚阳上浮，上热下寒，为治命门火衰之要药；知母苦寒，泻肾火，退骨蒸，治疗阴虚火旺所致的骨蒸潮热、盗汗、心烦。

四、辨证论治与方证对应

辨证论治一词始见于清代（1829 年）章楠所著的《医门棒喝》。中医的精髓在于辨证施治。证，是特定症状与中医特色体征的组合，来自于历代医家对无数疾病的认真观察总结。辨证是中医师认识疾病发生发展过程的思维方式，这种思维方式被中医界普遍认可并广泛使用，但也因此忽略了除辨证论治这一思维方式之外的其他思维体系。比如方证对应体系，《伤寒论》《金匮要略》《温病条辨》及《临证指南医案》等众多典籍就不乏这种思维方式。如《伤寒论》中第 317 条："病皆与方相应者，乃服之。"第 100 条："伤寒阳脉涩，阴脉弦，法当腹中急痛，先与小建中汤，不瘥者小柴胡汤主之。"第 311 条"少阴病二三日，咽痛者，可与甘草汤；不瘥，与桔梗汤。"都是当辨证施治不能发挥效验时而用方证对应的经验来处置。方剂的指征即为方证，而药物的指征即为药证。临床抓住方药的客观指征就能进行明确的方证诊断，进而处方、用药以提高临床疗效。

方，是用来解决证的有力手段之一。方对证能否起作用，直接影响着疾病的治疗效果。如《伤寒论》第 43 条："太阳病，下之微喘者，表未解故也，桂枝加厚朴杏子汤主之。"从辨证论治的理法上讲，有众多的平喘药选用，如苏子、葶苈子、桑白皮、款冬花等，而从"方证对应"的角度来讲，"加厚朴、杏子"则属于经验。陈宝贵教授讲："每一门学科或方法都有一定的局限性。辨证论治作为中医特色的诊疗思维方法也不例外。我们在临证中既要重视辨证论治，又要注重方证对应，临床施治始终从全局出发，而不单一地追寻个别症状去处理，处方用药，全凭乎证，每味药物的加减都有理可循，有证可依，才称得上用药得当。当病机发生变化时，药物也要随之加减，这就是辨证论治和方证对应的精髓。"

以上探讨了陈宝贵教授临床组方遣药的四种思维原则，其中专病、专证、专药的思维原则是对历代名家经验组方的熟练运用；脏腑用药的思维原则是方剂结构的基本组成原则；归经药的应用是随机应变的，以悟性结合临床实践经验为思维原则；辨证论治与方证对应的思维原则是中医遣方用药的根本要求。

从陈宝贵教授的临证中，我们逐渐摸索出一些用药的大体思路。首先，要明药性。中药的性味是药物的特有属性，"其寒、热、温、凉四气者生乎天；酸、苦、辛、咸、甘、淡六味者成乎地，是以一物之内，气味兼有；一药之中，理性具矣"（成无几《伤寒明理论》）。《素问·至真要大论》云："辛甘发散为阳，酸苦涌泄为阴，咸味涌泄为阴，淡味渗泄为阳。"了解了药性，也就明确了药物的功效。其次，要明确脏腑及身体各部的生理、病理特点。例如《黄帝内经》中的五脏苦欲补泻的原理。五脏所苦，即五脏的病理情况；五脏所欲，即五脏的生理情况。所以用药也是针对五脏生理特点而言的，即顺应五脏的生理特性而治之。同为补阳，仲景以桂枝甘草汤补心阳，以干姜、甘草补脾阳、肺阳，以附子、肉桂温肾阳，五脏的生理特点不同，对药物的选择亦有所不同。明确了五脏的喜恶，方能用药明确，治病如神。第三，要判断病人的个体差异、特点及外环境影响。每个人的体质不同，对药物的敏感性、耐受性等也多有不同。用药之初对患者的遗传因素、性别、年龄、体重等亦要有所顾及，制定安全、合理、有效、经济的药物治疗方案。

选药是辨证论治的最后一道环节，辨证再准确，治法再完美精当，用药失着也会让效果大打折扣，甚至全盘皆输，所以有"用药如用兵，处方如布阵"之说。中医处方来源于临床实践，从单味药的运用到使用复方的辨证施治，处方与辨证的互动关系经历了漫长的时间检验。一代代名老中医通过家传、师授和本人的不断探索、长期实践，形成了独到的临床经验，其中最重要的就是用药经验。陈宝贵教授讲，临床刚开始都是先辨证论治，而后逐步形成自己固定的经验方，灵活配伍需要建立在临床经验的基础上。临床经验的形成与医家在长期的临床实践中对临床思维的体验、揣度和运用密切相关。初学者需要经师傅的点拨，才能捅破这层窗户纸。如对舌苔和脉象的体察、辨证论治的运用、治疗原则的取舍、方剂药物的选择等。临床上，对于同一种疾病甚至同一个病人，不同的医生会有不同的遣药组方形式，运用之妙，存乎一心。照搬某名方治疗同一种疾病，不一定能得到同样的疗效。因而，为学者需要多临证、多体悟，才能得心应手。经验尚浅的医师不必辨证分型过细，那样往往难把握重点，应该在经方、验方的基础上灵活随症加减。辨证论治是中医的灵魂，而辨证论治多用经方做示范，如眩晕之痰湿内阻用半夏白术天麻汤，阴虚阳亢用天麻钩藤饮，气血不足用归脾汤等。这些经验是前人智慧和心血的结晶，我们应该做个有心人，多继承这些活的宝贵的经验。

五、单味药的临证应用

（一）葛根

葛根始载于《神农本草经》，被列为中品。其原文曰："（葛根）味甘平。主消渴，身大热，呕吐，诸痹，起阴气，解诸毒，葛谷，主下利，十岁以上。一名鸡齐根、生川谷。"除《神农本草经》将有关葛根的功效完全罗列外，其余本草方书则只体现其不同于前代本草方书所记载的有关葛根功效的论述。《本草经集注》增加其可治伤寒中风头痛、胁风痛、金疮、出血、解野葛毒、解肌发表、出汗、开腠理、止痛之功。《名医别录》又增加葛花"主消酒"。《肘后方》首次记载了葛根可治肾腰痛。《新修本草》《食疗本草》均载其可作食品。《千金翼方》首提葛根可治大小便闭。《备急千金要方》首提葛根可下石。《医心方》首提葛根可治石淋。可见葛根之功效多样，用途甚广。

陈宝贵教授善用葛根，既用其疏风清热之性，又用其解肌、抗痉挛、止痢、舒张心脑血管、解酒等功效。陈教授对葛根的应用大体可分为三个部分：其一，是葛根升阳止泻之功效，用量一般在15～30g。陈教授言："葛根，其气轻，善达诸阳经，而阳明为最，可升发脾胃清阳之气。"陈教授根据仲景名方葛根芩连汤化裁，治疗邪犯中焦之泄泻，收效明显，以葛根配伍黄连，清除肠内湿热，恢复大肠的正常传导功能。陈教授认为应用葛根芩连汤，首先要抓住两点，即"湿"和"热"。所谓"湿"主要表现是大便黏腻不爽，有排不尽的感觉，不思饮食，舌苔厚等；"热"主要表现为发热、口渴、大便后肛门灼热，小便发黄等。其二，葛根善解酒毒。陈教授把握其用量一般在10～15g，常与良姜配伍使用。古代《千金要方》中曾有记载，葛根治酒醉不醒，《日华子本草》有良姜治转筋泻痢、反胃、呕食、解酒毒、消宿食的记载。治饮酒太过，身寒呕逆，取二药比例为1：1，煎服。若寒甚，还可与法半夏、生姜、香附同用。现代药理研究表明：服用葛根后可对抗乙醇对肝脏 ADH 活性减低的作用，有利于乙醇在体内的分解代谢，从而可以解酒毒。此外，根据古籍记载，解酒毒的中药还有白茅根、白豆蔻、芦根、淡竹叶等，但其功效都不如葛根，此为陈教授的临证经验。其三，葛根可解肌通络。用量在15g，陈教授认为葛根属藤类植物，走窜善行，为风药、动药。《本草经疏》:"(葛根）发散而升，风药之性也，故主诸痹。"现代药理研究表明，葛根能使脑血流量增加，血管阻力相应降低，对大脑供血不足所致的头痛、头晕、耳鸣、肢麻等症状有一定的改善作用。

（二）龙胆草

龙胆草，又称龙胆，主产于我国东北三省，据宋代《开宝本草》云:"因其叶如龙葵，味苦如胆汁，故名。"《神农本草经》记载:"主治骨间寒热，惊痫邪气，继绝伤，定五脏，杀虫毒。"《药鉴》记载:"龙胆草，其用有四:除下部风湿，一也;除下焦湿热，二也;除脐以下至足肿痛，三也;除寒湿脚气，四也。"龙胆草，味苦，性寒，归肝、胆经，为中医临床常用的清肝胆实火，泻下焦实热之要药。陈宝贵教授言:"世人只知黄连苦，不知胆草倍其三。"龙胆草极苦，用量宜轻，处方中用 5g 足矣，可开胃清火，亦可助胃消食。此药为陈宝贵教授传承张锡纯的用药。师祖张锡纯所著的《医学衷中参西录》有云:"龙胆草，味苦微酸，为胃家正药。其苦也，能降胃气，坚胃质;其酸也，能补益胃中酸汁，消化饮食。凡胃热气逆，胃汁短少，不能食者，服之可以开胃进食。"柳学洙先生亦在其所著的《医林锥指》一书中载有应用龙胆草的具体病案,并对龙胆草的功用有所发挥，多见于书中第二、三章，治疗癫狂痫五例、带下十四例、经期发热等，此处不做详述。

（三）柴胡

柴胡为伞形科植物，性味苦甘，入肝、胆二经，功效为和解退热，疏肝解郁，升举阳气。若配伍得当，可广泛应用于内、外、妇、儿、五官各科疾病。用柴胡和解退热的经典代表方剂有小柴胡汤、大柴胡汤、逍遥散、四逆散等。疏肝解郁、升举阳气的有补中益气汤。柴胡在不同的方剂中处在君、臣、佐、使不同的位置，配伍的药物不同，发挥的功效也有所不同。陈宝贵教授运用柴胡类方或单用柴胡加减，在临床中治疗胆石症、胆囊炎、慢性胃炎、急慢性肾炎、慢性肝炎，慢性支气管炎、急慢性胰腺炎、癌性发热等，以及妇科之经、带、胎、产疾病，屡获良效。常用的配伍组合有柴胡配黄芩、柴胡配川芎、柴胡配黄芪、柴胡配白芍、柴胡配地骨皮、柴胡配大黄、柴胡配郁金、柴胡配生地黄、柴胡配陈皮，这些搭配不是由同类功效药物单纯、任意地叠加构成，而是具备一定的规律性，例如柴胡配白芍，一辛散、一酸敛，清胆疏肝，和解表里，升阳敛阴，解郁止痛；柴胡配陈皮，理气健运而祛湿，并防苦寒伤中。药物的原有功能经过组合既可增强疗效，又能扩大应用范围，从而形成许多"药对"，这是陈宝贵教授用药的一大特长。此外，炮制、煎服法、产地等亦会影响柴胡功效的发挥。如南柴胡偏于疏肝解郁，北柴胡偏于和解退热。又如，醋制能缓和升散之性，增强疏肝止痛的作用，鳖血制以养阴截疟，可退虚热和骨蒸潮热，生柴胡升散作用较强，而用柴胡解表之效时当热服之。

根据陈宝贵教授的用药经验，根据柴胡作用的不同，用量亦分成三种。升阳用 5～10g，取其轻清向上之性；疏散，主要是疏解肝之郁结，用量在 15g 左右；清热解毒用量宜大，最大可用 30g。陈教授大剂量用柴胡时常与大剂量的金银花、蒲公英、地榆等清热解毒药及丹皮、桃仁等活血化瘀药物合用以治疗肠痈；还可与木通、车前子等清热利尿通淋药物合用治疗湿热淋证；配伍当归、白芍、香附、丹参、鳖甲等疏肝理气、软坚破积药物治疗肝脾肿大。

（四）麻黄

麻黄，始载于《神农本草经》，被列为中品，其原文曰："主中风，伤寒头痛，温疟，发表出汗，去邪热气，止咳逆上气，除寒热，破癥坚积聚。"《本草正义》曰："麻黄轻清上浮，专疏肺郁，宣泄气机。虽曰解表，实为开肺；虽曰散寒，实为泄邪。肺气郁滞，治节无权，即当借其轻扬，以开痹着。"张仲景《伤寒论》中有 20 余方均用本品，以之治疗伤寒、咳喘、水湿、历节、黄疸等疾病。张锡纯提出"出汗之道，在调剂其阴阳，听其自汗，非强发其汗也。若强发其汗，则汗后恒不能愈，且转至增剧者多矣""凡发汗之药，其或凉或热，贵与病宜。其初得病寒者宜用热药发其汗，初得病热者宜用凉药发其汗"，若麻黄、连翘之属发散外邪，作汗而解。

陈宝贵教授平日治疗外感时病，表实无汗用麻黄以 10 ～ 15g 为宜，得汗减量或停用，若素体羸弱，表虚自汗，阴虚盗汗者，当忌而不用。麻黄为外散风寒之主药，"直走太阳之经，外达皮毛，借汗解以祛外感之寒""以散其在经之风寒"，故于内兼实热者不宜用。临床经验表明：外感病加麻黄与否，疗效差异较大。加用麻黄能明显提高疗效，迅速改善恶寒发热、头身疼痛等全身中毒症状及鼻塞、流涕、咽痒等鼻咽部症状，且绝大多数患者服药后无明显汗出等不良反应。脾虚气弱之人，因清阳不升，浊阴不降，阻遏局部瘀滞而致气郁发热，陈教授认为，脾宜升则健，脾升胃降，中枢运转，此时除了用健脾益气之品外，还需配合风药升阳，以收甘温除大热之效。风药一般用升麻、柴胡、防风、葛根之属，必要时也用麻黄。如《伤寒论》中的麻黄升麻汤。

麻黄虽为发汗峻药，但用之得当，配伍有法，治疗他病亦收效甚捷。麻黄入肺经，可外开皮毛之郁闭，内降上逆之气，以复肺司肃降之常，故善平喘，为治疗肺气壅遏所致喘咳的要药。陈教授临床常以麻黄配全瓜蒌为对药，治疗咳喘之疾。两药配伍，辛润相济，宣降相须，寒温相宜，对黏痰之病尤效。瓜蒌用量要大，至少30g以上才有效。瓜蒌还有通便之功，亦有利于肺气肃降。虚喘忌用麻黄之说仅指单味药而言，复方配伍不受此限制。

麻黄配伍活血祛湿类中药治疗痹症效果亦佳。陈宝贵教授擅长应用麻黄配伍老鹳草、透骨草治疗本病，同时佐以地龙、红藤、独活等通络活血之药。陈教授言："用5g左右的麻黄即可，剂量虽小，但足以走肌肉、筋络，活络通滞。"

【病案】王某，女，50岁，2012年3月13日初诊。

患者诉手腕关节疼痛，晨僵，攥拳痛，活动后手胀痛，无关节变形，二便正常，睡眠欠佳。查体：神清，精神可，心肺听诊无异常，腹软，剑突下有压痛，无反跳痛，舌暗，脉沉。辅助检查：血沉：15mm/h，类风湿因子：<20.0IU/mL。

中医诊断：痹证（证属风寒湿痹）。

治法：祛风散寒，除湿止痛。

用药：老鹳草30g，透骨草30g，羌活10g，麻黄10g，丹参30g，仙灵脾10g，没药10g，细辛3g，威灵仙10g，千年健10g，追地风10g，甘草10g。

14剂，水煎服，加外洗。

二诊（2012年2月27日）：用中药外洗后，周身汗出，自觉持物困难，无力，加黄芪15g。

三诊（2012年3月6日）：周身疼痛减轻，手掌酸痛，手肿胀，手心热，咽痒，有痰，加浙贝母15g。

四诊（2012年3月13日）：双手胀，舌暗，苔白腻。加强的松，每次1片，每日3次。

五诊（2012年3月20日）：双手肿胀明显减轻，继观病情变化。

按语：上方中老鹳草、透骨草、千年健、追地风均有很好的祛风散寒止痛之效；细辛配麻黄可使骨中风湿之邪从肌表发散，止痛之效显著，是治疗此类病证的必用之品；陈宝贵教授在用药过程中一再强调"治风先治血，血行风自灭"，故运用丹参、没药活血化瘀之品；羌活为治风之常用药，既可祛外风，亦可祛内风；威灵仙祛风胜湿；麻黄用于治疗痹证，早在《金匮要略》中就被广泛采用。如原书治疗湿痹的麻黄加术汤、麻杏薏甘汤，治疗历节病的桂枝芍药知母汤以及乌头汤等都是用麻黄为主药，由此可见，麻黄治痹，深得仲景所重视。陈宝贵教授在临证中深得要旨，运用麻黄治疗痹证颇有心得，其用量随证而定。新病邪盛正不虚者，麻黄用量应大些，使其力专效宏，迅速取效；久痹体弱且有郁热之象者，麻黄用量不宜大，只用其透邪外出，不求速效，缓慢图之，以防过散伤正，且应根据患者阴、阳、气、血的虚损情况，适当配伍补益药物。诸药相伍，共奏祛风散寒，胜湿通络止痛之效。

陈宝贵教授还善用麻黄治疗失音。如肺肾亏虚之失音，属内因致病的虚损型，可用养阴清肺汤加麻黄等药物治疗。"肺为五脏之华盖，声音之所从出""足少阴之脉循舌本"，二经与声音的关系密切。若患者临床症状中没有实证的征象，自当属于肺肾亏虚，遂以润肺法，予养阴清肺汤（生地黄、麦冬、玄参、白芍、贝母、丹皮、甘草、薄荷），加入温肾宣肺之麻黄、细辛、附子。陈宝贵教授言："喉为肺系、声音之门户，补肾基础方用麻辛以宣发肺气，通利咽喉，不无必要。"此外，陈宝贵教授强调："虚损失音，起势缓，病程长。故施治不应求速，只宜缓图。常服至 3 ～ 10 剂才能治愈。"

（五）茯苓

茯苓为多孔菌科真菌茯苓的干燥菌核，是常用的中药。茯苓的药用价值在我国古代早有应用和记载。《神农本草经》曰："味甘平，主胸胁逆气，忧恚，惊邪，恐悸，心下结痛，寒热烦满，咳逆，口焦，舌干，利小便。久服安魂，养神，不饥，延年。"《用药心法》："茯苓，淡能利窍，甘以助阳，除湿之圣药也，味甘平补阳，益脾逐水，生津导气。"茯苓味甘、淡，性平，归心、肺、脾、肾经，有利尿渗湿，健脾宁心之功效，有"平淡君子"之称。主要用于水肿尿少、痰饮眩晕、

医论篇

脾虚食少、便溏泄泻、心神不安、惊悸失眠等症。

东汉张仲景所著的《伤寒论》，书中使用茯苓的方剂总共有36首（因崔氏八味丸与肾气丸方名虽异，而药物组成和药量均相同，实为一方，故重复）。其中很多配伍至今仍在临床中广泛应用，如配伍桂枝以温阳化气利水的方剂多达15首；配伍白术以健脾祛湿化饮的亦有15首；配伍干姜以散寒利水化饮的有9首；另外还有与芍药配伍以益阴养血利水；配半夏以利水祛痰；配附子以温阳散寒，利水祛湿；配人参以健脾补虚，宁心安神等。药简效宏，其意深远。

茯苓是中药"四君、八珍"之一，其主要功效为健脾利水，宁心安神，是陈宝贵教授脾胃病组方中的常用药物。但世人却忽略了茯苓的沉降作用，这也是陈宝贵教授善用茯苓、深入挖掘其功用所在的独到之处。如张锡纯《医学衷中参西录》中载有的既济汤，方中即有一味茯苓，可促使上脱之元阳向下安潜，达到阴阳既济的效果。还有治疗阳虚证的敦复汤，山萸肉、茯苓并用，借其收敛下行之力，能大补肾中元气，其中，收敛之力指山萸肉的作用，下行之力指茯苓的作用，茯苓的下行之力基于其沉降之性。在此方中，茯苓可促使人参补气的作用发挥在下焦肾中，以此达到补益肾中元气的效果。

关于茯苓的沉降之性，现临床报道甚少，需深入挖掘。

（六）丹参

丹参，《雷公炮制药性解》曰："其味苦，性微寒，无毒，入心经养神定志，破结除瘕，清痈散肿，排脓止痛，生肌长肉，治风邪留热，眼赤狂闷，骨节疼痛，四肢不遂，破宿血，补新血，安生胎，落死胎，理妇人经脉不调，血崩带下，诸般血证。"焦树德《用药心得十讲》谓："活瘀血，生新血，凉血，安神。"还有"一味丹参饮，功同四物汤"之说。陈宝贵教授在临证中体会出丹参能增加胆汁的分泌量，配郁金后疏肝效果增强，与现代药理研究相吻合。

（七）虫类药

1. 蜈蚣 为蜈蚣科蜈蚣的全虫。辛温有毒，入肝经。性善走窜，辛能发散，温能疗结，故功善搜风解痉，攻毒散结，通络止痛，其性最猛，止痛作用强于其他虫类药。《中药大辞典》谓："蜈蚣，辛、温、有毒，有祛风、定惊、攻毒、散结之功，治中风，惊痫，破伤风，癥积瘤块，疮疡肿毒等。能治下肢慢性溃疡。"《儒门事亲》："蜈蚣散，以蜈蚣配全蝎、乌头、附子，攻毒拔毒，息风止痉。用治感染破伤风所致牙关紧闭，角弓反张，抽搐痉挛重症。"张锡纯认为，蜈蚣"走窜之力最速，内而脏腑，外而经络，凡一切疮疡诸毒皆能消之。其性尤善搜风，内治肝风萌动，癫痫眩晕，抽掣瘛疭，小儿脐风，外治经络中风，口眼歪斜，手足麻木"。如《医学衷中参西录》中的逐风汤，方药以蜈蚣、全蝎配伍黄芪、当归、羌活、独活，用治中风抽搐重症患者，蜈蚣、全蝎合用，息风止痉、通痹活络效果更著。陈宝贵教授用蜈蚣治疗脑梗死后遗症、颈椎腰椎病、风湿及类风湿关节炎等伴有肢体麻木、舌尖麻木、关节痛、偏头痛等有风痰瘀阻经络者，收效颇丰。取"结者散之，留者攻之"之意。常用剂量：1～3条，入煎剂。

2. 全蝎 又名全虫，为节肢动物门蛛形纲钳蝎科动物东亚全蝎的全体。《神农本草经》曰："味甘辛，有毒，然察其用，应是辛多甘少，气温，入足厥阴经。"《本草求真》云："全蝎专入肝祛风，凡小儿胎风发搐，大人半身不遂，口角斜，语言謇涩，手足搐掣……皆为外风内客，无不用之。"《玉楸药解》云："蝎，穿筋透节，逐湿除风。"《医学衷中参西录》言："蝎子……善入肝经……其性虽毒，专善解毒。"因其具有息风止痉、解毒散结、通络止痛之功效，故临床常用于治疗惊风抽搐，中风之半身不遂、口眼歪斜、偏头痛、风湿痹痛、风疹疮肿等疾病。现代药理研究发现全蝎具有抗肿瘤、抗癫痫、镇痛、抗凝、抗血栓、促纤溶等多种作用。目前，临床常用盐全蝎和淡全

医论篇

蝎两种。据不完全统计，含全蝎的中药成方超过300多个。中成药不少于70种，如"再造丸""大活络丸""七珍丹""牵正散""跌打丸""救心丸""止疼散""中风回春丸"等均以全蝎为主要成分。

以全蝎为君药的方剂中，其炮制方法变化较多，应用剂型以散剂为多用，还有汤剂、丸剂。用法、用量则因病、因人而异。陈教授将其归为风药、动药，多入汤剂使用，用量一般在10g左右，并常配伍僵蚕、水蛭等一同入药。除用于治疗肝风所致诸疾外，还扩展了全蝎的临床使用范围。如用全蝎止痛，陈宝贵教授曾用全蝎治疗数例患带状疱疹的患者，以其入汤剂或研成粉剂外敷患处，使用后患者疼痛均明显减轻，并能入睡，数日后皮疹红肿逐渐减退，水疱开始吸收。此外，对于偏头痛、坐骨神经痛、痛经、心痛亦有较好的疗效，临床可以借鉴。

《医学衷中参西录》云："蝎子……消除一切疮疡。"说明全蝎是治疗痈疽恶疮的要药。陈宝贵教授将其推而广之：全蝎对某些恶性肿瘤亦有一定的缓解和顿挫作用，可用于治疗食道癌、胃癌等，取其以毒攻毒、消坚散结之功。中医学善用取象比类的方法解释生理、病理的诸多问题。对于全蝎，亦可用此理论浅释：全蝎为虫类药物，有坚硬之外壳，其走窜之力最速，内而脏腑，外而经络，凡气血凝聚之痹皆能开之，故可疏通经络，调和气血，使瘀毒尽去，经气畅达，脉络通利，坚块逐消。

3. **僵蚕** 味辛、咸，性平。辛能发散，咸能软坚，故功善祛风化痰，散结通络。此药气味俱薄，能升能降。升则可入肺，降则可入肝，故能宣降肺气，平肝息风。《本草纲目》言："散风痰结核、瘰疬……痰疟癥结。""肺为贮痰之器。"故僵蚕还可用于肺系疾患之伴有痰涎壅肺、咳喘不宁的哮喘、慢性支气管炎等疾病，多配以半夏、枳壳、冬瓜仁、杏仁、全瓜蒌、陈皮等化痰药。肺主皮毛，对于一些久治不愈的顽固性皮肤病，可配伍白鲜皮、地肤子、车前子、赤芍、牡丹皮等祛风活血通络。常用剂量：15～30g，随证加减。

上三味药物比较：蜈蚣、全蝎和僵蚕同为平肝息风药，均用以祛风和凉血解毒，不同的是三者性能有异，各具专功，且蜈蚣、全蝎有毒，故多需辨证施治。僵蚕最善祛风镇风，亦可作表散风热的引药。僵蚕因风而僵，故与风同类，既可入于表散风热药为其向导，使外感风热及痘疹透表而出，又善引祛风药至其病所治疗中风和小儿急惊风。蜈蚣性平，最善搜风，对于频繁抽搐、角弓反张、手足震颤者疗效卓著。全蝎疏络止痛之效强于蜈蚣，故治疗痹证所致的关节变形、拘挛不利，方中配伍全蝎疗效更彰。

4. **水蛭** 为水蛭科蚂蟥的干燥全体。味咸苦，性平，有小毒，入肝经。生于阴湿之处，善食人血，咸能走血，苦能降泄，入肝经血分，功善破血逐瘀，通利水道，为化瘀通络，消癥祛积之要药。《神农本草经》："水蛭味咸平。主逐恶血、瘀血，破血瘕积聚……生池泽。"《本草拾遗》："人患赤白游疹及痈肿毒肿，取十余枚令唵病处，取皮皱肉白，无不差也。"张锡纯经验：水蛭生用有效，炙用无效，其善入血分因其味咸，善破血因其是噬血之物，破瘀血不伤新血乃其气腐与瘀血相感召，消瘀而无开破。《医林锥指》中载水蛭化癥瘕三则及水蛭治遗精的验案。陈教授以其最善吸血而逐瘀通络，用于治疗一切血结癥瘕积聚之症。常用剂量：水蛭粉吞服，用3g；干水蛭入煎剂，用6～10g。

5. **地龙** 味咸，性寒，归肝、肺、肾经。为化瘀通络之要药。《本草纲目》载其"性寒而下行，性寒故能解诸热疾，下行故能利小便、治足疾而通经络也。"陈教授言："地龙居湿洼之处，有钻土之能，性喜下行降泄，味咸而主下，处湿则以入湿为功，钻土而有化血之力，故善化瘀通络，利尿平喘，清热止痉。"临床常取其化瘀通络，利尿平喘之功，用于治疗半身不遂、肢体不仁、关节痹痛、喘嗽顿咳、热结尿闭、石淋等症。由于地龙性善走窜，故可祛风通络，

医论篇

通痹止痛，无论寒证热证，还是疼痛剧烈者，皆可使用。地龙入肺经，亦常应用于哮喘、咳喘等病症，常配伍浙贝母、胆南星、竹茹、枳壳、鱼腥草、丹参、郁金、全瓜蒌等宣肺平喘祛痰。动物试验证实地龙的提取物有抗癌作用，能舒张动物支气管及对抗组胺而有平喘作用，可增加免疫力，有兴奋肠道、子宫平滑肌的作用，还有一定的镇静、解热作用。常用量为15g，入煎剂，可长期应用。

虫类药具钻剔之性，性善走窜，由于它是"血肉有情""虫蚁飞走"之品，具有独特的生物活性，所以历代医家都较为重视。虫类药对于久病瘀甚、癥瘕积聚之疾尤为适宜。久病久瘀入络，或久瘀形成癥瘕，单凭草木之品活血化瘀难以奏效，必当假借虫性之走窜，虫以动其瘀，通以去其闭，搜剔络中之邪。在使用虫类药时，辨证要明确，又要注意患者体质、性别、病情轻重缓急、正气盛衰、脾胃功能正常与否来选择用药，还要注意配伍、剂量、疗程。对毒性较大的虫类药，使用应谨慎，掌握"邪去不伤正，效捷不猛悍"的原则，以防产生不良反应。此外，息风搜风之药，其性多燥，宜配伍养血滋阴之品，如与地黄或石斛同用；攻坚破积之药多为咸寒，应伍以辛温养血之品，如当归、桂枝等，这样才能制其偏而增强疗效。

（八）毒药

中药的毒性是中药药性理论的核心之一，历代医家十分重视对中药毒性的研究，陈宝贵教授认为中药有毒无毒以及毒性强弱都是相对的，有毒之品合理使用，当可疗疾；无毒之品用之不当，亦可偾事。故应严格掌握毒药的适应证及禁忌证，这是临床医生必须重视的问题。《医法圆通·用药弊端说》曰："病之当服，附子、砒霜皆是至宝；病之不当服，参、芪、鹿茸、枸杞子皆是砒霜。"王道之药、中庸之剂固然能够"补虚羸""轻身益气"，为临证所常用。但毒烈之药、峻烈之剂，亦为"破积聚""除寒邪气"所必需。如能掌握毒药的性能，与其他药物配伍得当，且不违背辨证论治的精神，在临床工作中，不但治一般常见疾病效若桴鼓，而且治疗大多数疑难重证及顽固沉疴，亦无不应手奏效。以下介绍陈教授临证中常用的几味有毒中药材。

1. **半夏** 为天南星科多年生草本植物，其性辛温。生半夏有毒，最早载于《神农本草经》，后世医家也一致认为，因其有毒，临床多炮制使用。半夏的毒性成分刺激皮肤，尤其是内服易致呼吸道麻痹，中毒表现为口舌、咽喉痒痛麻木，声音嘶哑，流涎，味觉消失，恶心，呕吐，胸闷，腹痛，腹泻，甚至喉头痉挛，呼吸困难，四肢麻痹，血压下降，肝肾功能损害等，最后可因呼吸中枢麻痹而死亡。根据炮制方法的不同，又可分为法半夏、姜半夏和清水半夏。陶弘景云："半夏，用之皆先汤洗十许过，令滑尽，不尔戟人咽喉。"此书尚录《雷公炮炙论》有关论述："修事半夏四两，捣白芥子末三两，头醋六两，二味搅令浊，将半夏投于中洗三遍。若洗涎不尽令人气逆、肝气怒满。"此种炮制方法为法半夏。又有用姜矾煮，或腌制，或蒸制，或姜炒，炮制出的半夏为姜半夏。白矾浸泡，或煮，或腌制的为清水半夏。现代药理研究认为：本品主要成分为 p-谷幽醇、胆碱、甘露醇、多种氨基酸、生物碱、多种脂肪酸等物质。半夏水煎醇沉液，肌肉注射给饥饿小鼠，能抑制胃液分泌和胃蛋白酶活性，降低胃液总酸度和游离酸度，对急性黏膜损伤有保护和促进修复的作用。

陈宝贵教授临证处方喜用半夏，半夏入肺、脾、胃三经，功效燥湿化痰，降逆止呕，消痞散结。所谓水湿去则脾健而痰涎自消，逆气降则胃和而痞满，呕吐自止，故半夏为燥湿化痰，降逆止呕，消痞散结之良药，常用于治疗脾胃病、肺病。陈教授认为，胃病之人亦患有咽炎者，十之有九，最宜用半夏，一药多效。古籍中的许多方剂，如温胆汤、二陈汤、半夏厚朴汤等皆含有该药。半夏的用量及配伍都十分讲究，例如，仲景在配伍半夏的43首药方中，剂量

医论篇

大者，如治反胃"朝食暮吐，暮食朝吐"的大半夏汤，用半夏二升，配伍茯苓，补中降逆，治伤寒膈间有寒痰；剂量小者，如治"微呕"的柴胡桂枝汤，半夏用二合半，配伍生姜健脾和胃，降逆止呕。汉代度量衡与张仲景方药剂量中半夏半升即为 60g。

陈宝贵教授认为，半夏的用量由半夏的治疗功效决定。半夏归脾经，可燥湿化痰，降逆止呕，用量一般在 10 ~ 15g，用时根据患者症状可与多种药物配合使用。如咳嗽痰多者，配伍陈皮、茯苓、浙贝母；寒痰呕逆者加生姜、干姜；热痰者加黄芩、黄连、瓜蒌。此外，半夏还可消痞散结，用量宜大，一般在 30g 左右，尤其对心下痞满、呕逆顽症，药达效专。重剂量的半夏还可治疗阴阳不交、脾胃不和之不寐，其思路源自《黄帝内经》的"半夏秫米汤"。陈宝贵教授言："大剂量用半夏需久煎，且中病即止。"半夏虽有毒，但炮制后一般可放心使用，且注意与他药配伍，可减其毒性。

2. **细辛** 为马兜铃科多年生草本植物。《神农本草经》记载："味辛温，主咳逆，头痛脑动，百节拘挛，风湿痹痛，死肌。久服明目，利九窍，轻身长年。"《辨证录·卷之二》论述其在头痛中的运用："盖川芎最止头痛，非用细辛则不能直上于颠顶。"因本品有小毒，一些本草古籍有"细辛不过钱"之说。如《本草别说》："细辛，若单用末，不可过钱匕，多则气闷塞，不通者死。"《本草新编》："细辛，止可少用，而不可多用，亦止可共用，而不能独用。多用则气耗而痛增，独用则气尽而命丧。"然《名医别录》曰："细辛无毒。"另有《本草蒙筌》《本草乘雅半偈》《本草崇原》皆记载细辛无毒。陈宝贵教授认为"细辛不过钱"之说，确有一定道理，但此"不过钱"是指细辛作粉末用时不可过钱，若入汤剂，用细辛全草，可过钱。细辛的毒性主要来源于根部，入汤剂煎煮有效时间后是可以放心服用的。现代药理研究认为，细辛含挥发油，主要成分是黄樟醚，此亦是毒性作用的主要来源。通过入汤剂煎煮，挥发油挥发，毒性可大大降低（通常的煎煮时间为 20 分钟）。

陈宝贵教授临床用细辛常在 3 ~ 10g 之间，最多可用到 15g，未见不良反应出现。用细辛过钱者自古有之。如汉代张仲景《伤寒论》中有多达 19 首方剂用细辛过钱，其中，入煎剂者有 14 首，最小剂量为一两，平均用量在三两。如小青龙汤用于太阳伤寒兼水饮的证治，方中用细辛三两，取其性温、散寒温肺、化痰涤饮之功。又如少阳病篇中，"少阳病，始得之，反发热，脉沉者"，用麻黄附子细辛汤，细辛用到二两，附子一枚，温经扶阳，通达内外，助麻黄解表，三药合用，表里双解。

细辛的毒性主要是抑制呼吸，严重者可以致死，临床运用时需谨慎。但成良医，需有驾驭毒药之医技。历来大医善用、敢用毒药，是因他们严格掌握用量，通晓药性，合理配伍，严格炮制，并且要叮嘱患者做到有效煎煮，从而确保了稳定的临床疗效。陈宝贵教授经验：细辛，小儿止咳用 0.5g 左右，成人止咳用 3g，止痛需用到 10g 才有确切疗效。咳嗽兼喘者，用细辛配麻黄，先煮麻黄。此外，细辛亦可外用，治疗口舌生疮，用水调细辛末敷于脐部，另以黄连汁涂患处。

3. 附子　为温里药的代表，此类药味辛，性温热，能辛散寒邪，通行气血，善走脏腑，温里祛寒，温经止痛，是治疗里寒证的主药。历代医家及本草著作皆言附子"有毒""有大毒"，主要是指其作用峻猛，用之不当，易出现严重的毒副作用。《名医别录》视附子为"百药之长"。张仲景著的《伤寒论》中载方 115 首，含有毒药者 54 方，共用毒药 14 味，其中附子使用的频率最多，达 19 方。临床大家李可称"附子为药中第一大将"，他善于用附子抢救危重心衰的病人。

附子能上助心阳以通脉，下补肾阳以益火，挽救散失的元阳，为"回阳救逆第一品药"。现代临床常用炮制后的附子，有盐附子、黑附片、白附片等。陈宝贵教授认为附子药力虽强悍，但若与其他药物配伍得当，确能起到振奋阳气、扶正祛邪、改善机体功能的作用。例如，附子与潜降药物同用，能温肾潜阳，使阴平阳秘；与解表药同用，可助阳解表，扶正达邪；与健脾温肾药同用，能温肾健脾，脾肾双补；与清热药同用，温阳清热，并行不悖；与泄浊通腑药或利尿通便药同用，则可扶正泄浊，通利二便；与化湿药同用，能温阳祛湿；与疏肝理气药同用，可扶正理气，调畅情志；与补血滋阴药同用，能育阴潜阳，阴阳双补；与固涩药同用，可温补肾阳，固涩二便。附子的用药剂量一直是中医临床和学术界聚焦的热点问题。尽管《中国药典》明确规定附子的用量为 3 ～ 15g（在汤剂中的成人一日剂量），但与临床实际运用相差较远。陈宝贵教授在临床中常用 10 ～ 15g，必要时可增至 20g 或 25g，甚至可用至 30g。使用时必须根据阳虚和阴邪的盛衰程度、病情的缓急酌情处理。一般阳虚不重，阴邪不盛，病情缓者，可从小剂量开始，再根据服药后的反应，逐渐加大用量。其用量还需根据患者体质、具体病情而定，不可一概而论。如云南、四川一带的居民，冬日常用大量附子炖肉，对附子有较大的耐受性。临证应用附子时，除要关注患者神色外，更要重视"脉神"。陈宝贵教授经验：气阳不足而脉数无力者，脉见虚数，为应用附子的指征。

陈宝贵教授认为，临证用药不应回避有毒或作用峻猛的药物，而应通过合理正确的运用来"化毒为药"。毒药因其性迅猛、其效专著而具斩将夺关之力，倘能用其利、避其弊，无异于兵家之快骑利剑，确能克敌制胜，骤起沉疴。只是大多数医生畏惧有毒之药，且未能摸索出恰当的配伍剂量，所以多采取回避的态度，临床很少或根本不使用，这样久而久之，很多本可以在临床中使用的毒药种类越来越少，这种恶性循环十分不利于中医、中药的发展。

初学者使用毒药有以下几项需要特别注意。首先，主张慎用，初学者临床经验尚浅，对毒药的认识不够，所以不到万不得已，不得投用。其次，主张严格炮制，以缓其毒，如甘遂醋制，巴豆去油制霜等。其三，要遵从古法，从小剂量开始投用，不效逐加，至效即止。绝不能首量即足，致使攻伐太过。其四，要间隔使用，穿插扶正。不可连续用药攻伐，致使故疾未去而新病又起，或致体虚至极，不堪用药。

六、对药的应用心得

陈宝贵教授临证五十年，在中药的临床应用方面经验丰富，尤其应用对药得心应手，信手拈来，每效如桴鼓。陈宝贵教授的一些运用对药的经验总结如下。

（一）苍术配白术

脾主运化水湿而恶湿邪，故湿邪最易困脾，脾虚亦最易生湿。脾气或脾阳虚弱，运化失司，水谷精微不能输布，反而滋生水湿之邪，导致湿邪内困，临床表现为腹胀便溏、纳呆食少、气短懒言、四肢倦怠、畏寒肢冷、身形浮肿等症状。脾虚不仅生内湿，又易感受外湿，湿邪困脾，又可导致脾虚。针对脾虚湿困证，陈教授喜用苍术、白术，其中，白术甘缓苦燥，功善补气健脾，扶植脾胃以消食除痞；苍术辛香燥烈，走而不守，健脾胃以燥湿，除秽浊以悦脾。《玉楸药解》云："白术守而不走，苍术走而不守。故白术善补，苍术善行，其消食纳谷、止呕住泄亦同白术，而泄水开郁，苍术独长。"所以，白术、苍术二药合用，有补有泻，健脾燥湿之力颇强。

（二）半夏配川黄连

半夏辛温有毒，归脾、胃、肺经。功效：燥湿化痰，降逆止呕，消痞散结。本品具有温燥之性，能燥湿化痰，并具有止咳作用，为治湿痰的要药，半夏既能燥湿以化痰，又能降逆以和胃，辛散消痞。川黄连，苦、寒。归心、肝、胃、大肠经。功效：清热燥湿，泻火解毒。用于肠胃湿热所致的腹泻、痢疾、呕吐等。黄连去中焦湿热，并具有解毒作用，脾胃病患病日久，多见寒热错杂，病机复杂，而半夏、黄连相伍，一寒一温，清热而不患寒，散寒而不忧热，二者相反相成，相激相制，从而平衡阴阳，使气机调畅。

（三）柴胡配白芍

柴胡，苦、辛，微寒，归肝、胆经。贾所学："柴胡，性轻清，主升散，味微苦，主疏泄。"张锡纯："柴胡，味微苦，性平。禀少阳生发之气，为足少阳主药，而兼治足厥阴。肝气不舒畅者，此能舒之；胆火甚炽者，此能散之；至外感在少阳者，又能助其转输以透膈升出之，故《神农本草经》谓其主寒热，寒热者少阳外感之邪也。又谓其主心腹肠胃中结气，饮食积聚，诚以五行之理，木能疏土，为柴胡善达少阳之木气，则少阳之气自能疏通胃土之郁，而其结气饮食积聚自消化也。"

白芍，苦、酸、甘，微寒，归肝、脾经。

缪希雍："芍药味酸寒，专入脾经血分，能泻肝家火邪，故其所主收而补，治肝补脾，健运脾经。脾主中焦，以其正补脾经，故能缓中。"

张隐庵："芍药，气苦味平。"风木之邪，伤其中土，致脾络不能从静脉而外行则腹痛；芍药疏通经脉，则邪气在腹而痛者可治也。心主血，肝藏血，芍药禀木气而治肝……肝主疏泄，故利小便。益气者，益血中之气也，益气则血行矣。仲圣以芍药治腹痛，一以益脾阴而摄纳至阴耗散之气，一以养肝阴而柔刚木桀鹜之威，与行气之药直折肝家悍气者，截然两途。此泻肝与柔肝之辨。故柴胡与白芍相伍，一散一敛，疏肝、行气、养肝、柔肝、敛肝，体阴用阳。

（四）枳实配厚朴

枳实苦辛微寒，气香味厚，性勇猛，善破气除痞，消积导滞，兼以行气化痰。《药品化义》云："枳实专泄胃实，开导坚结，故主中脘以治血分，疗脐腹间实满，消痰癖，祛停水，逐宿食，破结胸，通便闭，非此不能也。厚朴苦辛温，归脾、胃、肺、大肠经，有燥湿、行气、消积之功，但尤以行气滞、散实满、燥湿浊见长，其既能下有形之实满，又能下有形之湿满。"《名医别录》云："消痰下气，疗霍乱及腹痛胀满。"陈宝贵教授认为，枳实破气化痰消痞，性偏寒，厚朴祛湿消胀除满，性偏温，二药配伍，虽性相反但均能理气而功相似，一寒一温，相得不偏。临证对寒热互结中焦，气机不利，郁而痞塞不通所致之心下痞满而不痛，或呕吐，肠鸣下利，舌苔腻而微黄者效佳。推其理，郁而痞塞不通，非辛不开，非苦不降，寒非温不散，热非寒不清，而将二者相合则能宣能开，能泄能降，气机斡旋，寒热并调，运化中州而痞满除。

（五）沉香配郁金

沉香，辛苦温，归脾、胃、肾经。功效：行气止痛，降逆调中，温肾纳气。

李东垣："沉香，能养诸气，用为使，最相宜。"（《用药法象》）李中梓："沉香，温而不燥，行而不泄，扶脾而运行不倦，达肾而导火归元，有降气之功，无破气之害，洵为良品。"张石顽："沉水香专于化气，诸气郁结不伸者宜之。温而不燥，行而不泄，扶脾达肾，摄火归原。郁金辛、苦、寒。归心、肝、胆经。功效：活血止痛，行气解郁，凉血清心，利胆退黄。"《本草备要》："行气解郁，泻血破瘀，凉心热，散肝郁，治妇人经脉逆行。"两药合用，可疏肝行气解郁，临床上脾胃病多由于肝气郁结所致，且病程日久。陈宝贵教授将沉香、郁金合用治疗肝郁日久渐化热，胸腹胁肋胀痛者，其行气解郁之力较强，用治无不效，在临床上治疗脾胃病及肿瘤病属长期肝郁不舒者，能迅速缓解症状，临床疗效满意。

（六）香橼配佛手

佛手，辛、苦、温，归肝、脾、胃、肺经。香橼辛、微苦、酸、温，归肝、脾、肺经。二者合用，治疗肝郁气滞所致的胁痛、胸闷，及脾胃气滞所致的脘腹胀满、胃痛、纳呆、嗳气、呕恶等症。佛手气清香而不烈，性温和而不峻，功近香橼而作用较为缓和，既能疏理脾胃气滞，又可舒肝解郁，行气止痛。本品行气之功颇佳，但止痛作用较弱。《本草便读》谓佛手"理气快膈，唯肝脾气滞者宜之"。

（七）半夏配黄连

用于寒热错杂之胃肠疾病。

半夏辛、温，善化痰散结，降逆宽中。黄连苦、寒，善清热燥湿，和胃止呕。取黄连以苦降，并清痰湿所生之热；用半夏以辛开，兼理痰湿之壅结，除热中之湿。两药辛苦合用，辛开苦降，疏理气机，调和胃肠，寒温并用，且清热无碍祛湿，燥湿又无碍清热，有相使相辅之妙用。

（八）郁金配鸡内金

用于治疗胆囊炎、胆结石，亦适用于肝病胃纳不佳者。体现出治胆不忘和胃的用药特点。

郁金辛、苦、微寒，入心、肺、肝、胆经。体轻气窜，其气先上行而后下达，入于气分以行气解郁，达于血分以凉血破瘀，为疏肝解郁，行气消胀，祛瘀止痛的要药。鸡内金甘、平，入脾、胃、小肠、膀胱经，能健脾益胃，消食化积。二药相伍，舒肝和胃，利胆消石。

（九）干姜配良姜

用于中焦虚寒之胃脘胀满疼痛者，遇凉痛甚或呕吐，舌暗淡。

干姜辛、热，入心、肺、脾、胃经，温中散寒，回阳通脉，温肺化痰。良姜辛、热，入脾胃经，行气止痛，温胃散寒，温中止呕。二药均辛热温通，以热为主，治疗中焦虚寒，治寒以热，乃寒者热之。

（十）黄芪配浮萍

用于脾气虚弱，水不化气之身面水肿，小便不利等症。

黄芪甘、微温，入脾、肺经，具有升发之性，可补中气，壮脾阳，利水消肿。浮萍辛、寒，入肺经，升散之力较强，善开毛窍而发汗解表，利水消肿。二药合用，一温一寒，相互制约，均有发散之性，使水邪从小便、汗液而解。若水肿较重，还可加入茯苓、泽泻等健脾利水之品。

（十一）穿山甲配刘寄奴

用于治疗气滞血瘀之胸痛、肋软骨炎等。

穿山甲咸、微寒，归肝、胃经，性善走窜，功专行散，内通脏腑，外透经络，直达病所。刘寄奴苦、温，归心、脾经，温经破血，消胀止痛。二药相合，寒温并用，活血通经，消胀止痛。若经济条件不佳，可用没药代替穿山甲。

（十二）女贞子配旱莲草

用于治疗高血压、眩晕、耳鸣、失眠、疲劳症等，亦为抗衰老之良药。

女贞子甘、苦、凉。旱莲草甘、酸、寒。二药均入肝、肾经，

医论篇

同为滋补肝肾之良药。常用于治疗肝肾阴虚之头晕目眩，视物昏花，须发早白，腰膝酸软，耳鸣健忘等症。二药相须为用可增强疗效，还可治疗肝肾阴虚之失眠多梦，疲乏无力等。

如为肝肾阴阳两虚，可加仙茅、仙灵脾等温肾壮阳之品，从而达到阴阳双补之目的。

（十三）菖蒲配远志

用于心肾不交之失眠患者。

菖蒲辛、苦、温，归心、胃经，用于开窍宁神，化湿和胃。远志辛、苦、微温，归心、肾、肺经，具有安神益智，祛痰开窍之功。二药均入心经，均辛散苦燥，合用具有宁心安神，开窍化痰之功。临床多用于痰蒙神窍、神志昏迷、痰浊阻络、痰浊中阻、痰火扰心而致的烦躁、失眠、健忘等。二药同用可使心肾相交，故心悸、失眠、烦躁可除。

（十四）金钱草配海金沙

用于肾结石、输尿管结石，还可治疗胆石症。

金钱草甘、淡、微寒，入肝、胆、肾、膀胱经，功专清热利胆，通淋排石。海金沙甘、淡、寒，入小肠、膀胱经，功专清热解毒，利尿通淋。二药相伍，相须为用，清热利尿，通淋排石的力量增强。

（十五）麻黄配细辛

用于治疗风寒感冒，痰饮射肺，气逆喘咳等。

麻黄辛、微苦、温，归肺、膀胱经，既能发汗解表，宣肺平喘，又能利水消肿。治疗风寒感冒，咳嗽痰喘。细辛辛、温，归肺、肾、心经，具有祛风散寒，温肺化饮之功。二药配伍合用，咳嗽痰喘皆可选用。二药均辛温，在组方中常与生石膏、五味子、白芍等药配伍，以防二药过热、过燥、过于辛散。兼有风寒感冒者配用辛温解表药；兼风热感冒者配用辛凉解表药；外寒入里化热，痰热壅肺者配用清肺化痰药。

（十六）老鹳草配透骨草

为用于治疗风湿痹证之要药。

老鹳草苦、辛、微温，祛风疏经，活血通络，治疗风湿痹症，筋骨疼痛。透骨草辛、温，祛风除湿，活血止痛。二药均辛散温通，祛风活血。相须为用，可增强祛风除湿，活血通络止痛之效。治风湿亦可于方中加入威灵仙、仙灵脾以增强疗效。

（十七）仙灵脾配五味子

用于治疗腰酸乏力、心悸、失眠、健忘、多汗等疲劳症、更年期综合征。

五味子酸、甘、温，归肺、心、肾经，具有敛肺滋肾，生津敛汗，涩精止泻，宁心安神的功效。仙灵脾辛、甘、温，归肝、肾经，具有温肾壮阳，强筋骨，祛风湿的功效。二药相伍，一酸一辛，一收一散，一阴一阳，收散并用，阴阳共济，联合起来调整体内的阴阳平衡，使散中有收，补阳不致伤阴。临床多可改善体质，提高免疫功能，但应注意二者比例：仙灵脾：五味子为 3 ：1 时，疗效更佳。

（十八）威灵仙配仙灵脾

用于治疗腰膝冷痛、肢体麻木、风湿痹痛等症。

威灵仙辛、咸、温，归膀胱经，具有祛风除湿，通络止痛的功效，善治风湿痹痛、肢体麻木、筋脉拘挛、关节屈伸不利、游走性疼痛等症。仙灵脾辛、甘、温，归肝、肾经，既能祛风除湿，又能强筋骨，

医论篇

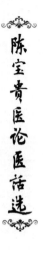

壮肾阳。两药同为辛温，相伍起协同作用，加强祛风湿的功效。

（十九）荷叶配莱菔子

专治舌苔剥脱。

荷叶苦、涩，性平，入肝、脾、心、胃经，气味清香，既能解暑清热，又能升发清阳。莱菔子辛、苦、温，入肺、脾、胃经，能行气消胀，和胃消食。二药均入脾、胃经，专治剥脱苔，此为胃气不足，中焦浊气阻滞，枢机不畅而致。用荷叶鼓舞胃气上达，莱菔子降气，一升一降，升清降浊，此谓"治中焦如衡"，使浊气下降，清气上升，气机调畅则剥苔可除，胃病可愈。

（二十）半夏配麦冬

用于治疗胃阴不足之呕吐、反胃，或阴虚肺热之咳嗽、痰少、气喘者。

半夏辛、温，入脾、胃、肺经，可燥湿化痰，降逆止呕，消痞散结。麦冬甘、苦、微寒，入心、肺、胃经，能生津养胃，养阴润肺。二药相伍，均入脾、肺经，温凉并用，润燥相兼，动静结合，麦冬可以牵制半夏之燥，半夏可以制约麦冬之凉。但应注意二者比例：麦冬是半夏的2倍时，疗效最佳。

（二十一）麻黄配沙参

用于治疗秋燥咳嗽或咳嗽初起之咽干口渴等症。

麻黄辛、微苦、温，入肺、膀胱经，可发汗解表，宣肺平喘，利水消肿。沙参甘、苦、凉，入肺、脾经，可养阴清肺，祛痰止咳。二药均入肺经，相伍为用，一温一凉，一燥一润，一动一静，发散与养阴并用。沙参养阴可牵制麻黄辛燥之性，麻黄宣散又可防止沙参之滋腻。

（二十二）仙茅配仙灵脾

用于治疗肾阳亏虚型的更年期综合征有奇效。

仙茅辛、热，归肝、肾、脾经，长于温肾壮阳，强筋骨，祛寒湿。仙灵脾辛、甘、温，归肝、肾经，具有温肾壮阳，强筋骨，祛风湿之功效。二药均入肝肾经，治疗因肾阳亏虚所致的腰膝酸软无力、阳痿、宫冷、不孕等。还可配合女贞子、旱莲草治机体阴阳不和，肾阴阳两虚之更年期综合征。

（二十三）龙骨配牡蛎

龙骨，性味甘，涩、平。《本草述》："龙骨可以疗阴阳乖离之病。""牡蛎，性味咸，微寒，可生用或煅用。"《神农本草经》载："主伤寒寒热，温疟洒洒，惊恚怒气，除拘缓鼠瘘，女子带下赤白。久服强骨节。"二药常配伍使用，有重镇安神，平肝息风之效。张锡纯认为"龙牡敛正气而不敛邪气"，应用很广，"凡心气耗散、肺气息贲、肝气浮越、肾气滑脱，用之皆有捷效，即证兼瘀、兼疼或兼外感，放胆用之，毫无妨碍"。陈宝贵教授常将此药对用于汤剂，治疗肝魂不安之惊悸狂躁、心烦不眠。常用剂量为 15 ～ 30g，大剂量可用至 60g。龙骨味涩而主收敛，"涩可以去脱，龙骨入肝敛魂，收敛浮越之气"，其性收阳中之阴，如阴不能守其阳，则为惊悸；如阳不能固其阴，则为中风危证，龙骨可治之。牡蛎咸寒入阴，其质重能镇，故有安神之功效，咸为软坚之剂，入肝经，有平肝潜阳，益阴之功。且牡蛎肉是非常好的滋阴、补血的食物，特别适用于体虚劳损的病患和阴虚、血亏、气血不足之人。其他配伍有：龙骨、牡蛎配党参、黄芪，消补兼施治疗虚劳；配茜草、海螵蛸，可化瘀收涩、止崩带，治遗精白浊；配蒺藜、牛膝，平肝潜阳息风；配山萸肉以固脱；配半夏以化痰饮。

医论篇

七、师承用药的特点

1. **山茱萸** 酸、涩、微温，归肝、肾经。《神农本草经》："主心下邪气,寒热温中,逐寒湿痹,去三虫。"《名医别录》谓其能"益精,安五脏"。山茱萸味酸,酸收能滋补肝肾,但张锡纯先生读《神农本草经》时得知此药可以治疗"寒热",于是悟出这是肝经虚极的寒热现象,遇到阳气欲脱的患者,往往用大剂量的山萸肉收敛阳气,效如桴鼓。山萸肉可以固脱救逆,这点古人少有论述,是张锡纯通过大量实践得来的经验。陈教授言："现代医家常用附子、人参等药物回阳。附子能振奋肾中阳气,人参能振奋心肺的阳气,而山茱萸的作用主要在肝肾二经,兼入心经,且它收敛的作用较上两味药更强。"另外,张锡纯还总结出山茱萸可以治疗肝虚引起的肢体疼痛,多因情志诱发,致肝受抑制,无力疏泄而痛。陈宝贵教授继承张氏衣钵,善用山茱萸,且用山茱萸时,剂量宜大,多在30g以上,可单独煎汤服用,亦可作为病后调理的食补原料。

2. **菟丝子** 属于旋花科,菟丝子属,性味甘温,有滋补肝肾,固精缩尿等功用,常用于治疗阳痿,遗精,遗尿、尿频,腰膝酸软,目昏,耳鸣,肾虚胎漏,胎动不安,脾肾虚泻等症。张氏所创的寿胎丸中,菟丝子为君药,用120g。《医学衷中参西录》载："流产为妇人恒有之病,而方书所载保胎之方,未有用之必效者。诚以保胎所用之药,当注重于胎,以变化胎之性情气质,使之善吸其母之气以自养,自无流产之虞。若但补助妊妇,使其气血壮旺固摄,以为母强自能荫子,此又非熟筹完全也。"张氏认为："菟丝子大能补肾,肾旺自能荫胎也。"陈宝贵教授擅以寿胎丸加减治疗习惯性流产,他认为菟丝子平补三阴经以益精髓,其性柔润,不燥,不峻,既益阴精,又助肾阳,使阳生阴长,肾旺自能荫胎,故为君药。临证时多喜加用杜仲、女贞子等药,补肝肾,强腰膝而固胎元。加减:若见胎漏下血，则改用杜仲炭以止血；若见阴虚小腹作痛，加枸杞子滋补肝肾，益精养血；若见恶心、呕吐、脘痞不饥、舌苔白腻等湿浊中阻所致妊娠恶阻、胎动不安，则佐砂仁化湿开胃，理气安胎。

陈宝贵教授认为，对于一般的胎动、胎漏、胎萎不长，乃至于肾虚不孕，皆可用寿胎加味丸为基础方，再根据病情，或佐以清热，或佐以养血，或佐以补气，加减治疗，多能取效。但习惯性流产的原因很多，对于营养不良胎儿的流产，适用于寿胎丸加减；对于其他原因引起的流产，应根据患者的基本体质，结合其孕产情况以及反映出的临床症状详细辨析，不能生搬硬套。

3．石膏　历代医者皆认为石膏性大寒，易损伤脾胃，主张以煅者为用。而张锡纯先生认为生石膏味微辛，性微寒而非大寒之物，"原硫、氧、氢、钙化合而成，煅之则硫、氧、氢皆飞去，所余之钙已变为石灰，黏涩异常"，若煅用"则辛散之力顿消，转能收敛外邪，凝聚痰火使之不散"。治炽盛之热，"非多用不能清大热"，治外感实热，虽"轻证亦必用至两许，若实热炽盛，又恒重用至四五两或七八两"。《医学衷中参西录》的药物诠释中，对石膏的药物分析、病例介绍都几近详细，并列为众药之首，"诚为凉药中极纯良之品"，虽"为寻常药饵，诸凡有实热之证，皆可用者也"。无论单用还是配伍使用，确有其独到之处，使石膏变寻常为奇效之品。

柳学洙先生的《医林锥指》中亦有关于石膏的使用记载，详见"生石膏治热痹"篇。陈教授认为石膏为清阳明胃腑实热之圣药，放胆应用，效果极佳，绝无中伤脾胃之弊，而且用量宜大，外感、内伤均可使用。

石膏最宜用于外感温病。外感实热证，见脉洪滑而实者，用石膏清热最佳，若遇体虚之人则伍党参、黄芪等益气养阴，能使深陷之热邪，徐徐上升外散，消解无余。此外，石膏还可清瘟疹之热，治痢疾发热及产后发热。

张锡纯先生对石膏的服法极为重视。陈教授强调，张派医学的传承需要从诸多方面仔细把握，不只是用哪些药、用药剂量有多少这么简单。一味药，从采摘到炮制加工，再到选择入方，最后煎煮服用，医者对每一道工序都应谙熟于心。例如石膏的煎服方法，《医学衷中参西录》中记载得十分详尽，其煎服法有常规之法：将石膏与诸药同煎，视病之轻重，1剂三服或两服，病愈不必尽剂。若病情急剧或病重药轻者，可顿服，即将一日的用药一次服尽，力求药专性峻，迅速控制病情。也可连续服用，即一昼夜分多次或不计次数地服用，旨在使药物始终保持一定的浓度，持久发挥作用，并使"药力常在上焦、中焦，寒凉不至于下侵致滑泻也"。亦有独特之法：将研末之生石膏用凉开水兑服，如服西药之法，用于治疗各种实热极盛证；用于中毒而见烦躁者：将生石膏研末，用清水煎取一大碗频频饮服；用于治疗中焦胃热呕吐不止、恶闻药气者：将鲜梨切极薄片，蘸生石膏末嚼咽，亦有单用生石膏细末与鸡子黄调服之法。

4. 益母草、白茅根 益母草，又名茺蔚，味辛，苦，性微温，功效活血祛瘀，调经消水。《神农本草经》："茺蔚子。味辛，微温。主明目益精，除水气……一名益母，一名益明……生池泽。"白茅根，性味甘寒，功效凉血止血，清热利尿。《名医别录》："下五淋，除客热在肠胃，止渴，坚筋，妇人崩中。"《本草纲目》："止吐衄诸血，伤寒哕逆，肺热喘急，水肿，黄疸，解酒毒。"《医学衷中参西录》："白茅根必用鲜者，其效方著。春前秋后剖用之，味甘，至生苗盛茂时，味即不甘，用之亦有效验，远胜干者。"

益母草合白茅根，乃陈宝贵教授治疗急性肾炎的常用对药。《医林锥指》载："益母草、白茅根治急性肾炎甚效。干品每味30～60g，鲜品90～120g。"陈宝贵教授曾随柳学洙先生治疗一急性肾炎患者，症见"头面周身俱肿"，嘱患者每日自采益母草、白茅根鲜品，每味100g，煮水饮。1周后肿大消，时有因心中发热或尿色发黄，即采鲜旱莲草、鲜生地黄各 30g 服用，至一个月痊愈。查尿完全正常，后未复发。以后又用此法治疗多人，皆效。陈教授效仿此法，用益母草、白茅根为主药，配合泽泻、车前子、浮萍、地肤子、仙灵脾等药物治疗肾脏疾患，疗效确切。

5. **老鹳草、透骨草** 老鹳草，又名老鹳嘴，为 1 年生草本植物。始载于《滇南本草》。药用全草，功能散风消肿，祛湿清热解毒。现代药理研究表明：老鹳草具有抗炎镇痛、抗菌、抗病毒、止泻、抗氧化、镇咳、抗紫外线及抗癌作用。透骨草甘温，祛风除湿，舒筋，活血止痛。《本草纲目》云："能治一切风湿疼痛挛缩。"其种类繁多，东北透骨草、珍珠透骨草、凤仙透骨草、羊角透骨草、铁线透骨草为主要应用种类。老鹳草和透骨草是柳学洙先生擅长使用的一组药对。《医林锥指》一书中对痹症的治疗用药有较详尽的记载，并列举风寒痹痛、风湿痹痛、气血亏虚痹痛、肝肾亏虚痹痛、表虚风寒外侵痹痛、气郁兼风湿痹痛、湿热痹痛、血瘀痹痛、历节风病案各一例，每一组方中都含有老鹳草和透骨草，可见无论哪一种类型的痹症，皆可用之。陈宝贵教授临证亦经常使用，以此药对入汤剂组成复方，尤其适用于痹症的治疗。配伍白术、茯苓，可健脾利水，治疗腹水等水饮疾患；配伍柴胡、郁金，可疏肝利胆，治疗湿热瘀滞之胁痛；配伍枳壳、厚朴、砂仁，可化湿理气，治疗胃痛。一般用量在 15 ～ 30g，最大剂量可用至 60g，意在引药穿皮透骨，直达病所，使疗效确切。

6. **仙灵脾、五味子** 仙灵脾辛、甘、温，归肝、肾经，具有温肾壮阳，强筋骨，祛风湿之功效。《神农本草经》："主阴痿绝伤，茎中痛，利小便，益气力，强志。"《名医别录》："坚筋骨，消瘰疬、赤痛，下部有疮，洗，出虫。"《医学入门》："补肾虚，助阳。治偏风手足不遂,四肢皮肤不仁。"五味子酸涩收敛,敛肺滋肾,生津敛汗,涩精止泻。《本草衍义》："五味子，《神农本草经》言'温,今食之

医论篇

多致虚热，小儿益甚。'《药性论》以谓'除热气'，《日华子本草》又谓'暖水脏，又曰除烦热'。后学至此多惑。今既用主治肺虚寒，则更不取除烦热之说，补下药亦用之，入药生曝不去子。"二药相伍，五味子之酸敛可制约仙灵脾的辛散，二药合参，一酸一辛，一收一散，一阴一阳，收散并用，阴阳共济，联合使用，起到调整体内阴阳平衡的作用，使散中有收，补阳不致伤阴。用于治疗腰酸、乏力、心悸、失眠、健忘、多汗等疲劳症、更年期综合征。临床应用可改善体质，提高免疫功能，但应注意二者比例，仙灵脾：五味子为3：1时，疗效更佳。

7. **菖蒲、远志**　菖蒲，辛、苦、温，归心、胃经，芳香入心开窍，涤痰醒脑，祛湿开胃。《神农本草经》："主风寒湿痹，咳逆上气，开心孔，补五脏，通九窍，明耳目，出音声，久服轻身，不忘，不迷惑，延年。"《本草纲目》："治中恶卒死，客忤癫痫，下血崩中，安胎漏，散痈肿。"远志辛、苦、微温，归心、肾、肺经，能开心气郁结，交通心肾而安神益智。《神农本草经》："主咳逆伤中，补不足，除邪气，利九窍，益智慧，耳目聪明，不忘，强志倍力。"《滇南本草》："养心血，镇惊，宁心，散痰涎。疗五痫角弓反张，惊搐，口吐痰涎，手足战摇，不省人事，缩小便，治赤白浊，膏淋，滑精不禁。"二药均入心经，辛散苦燥，合用既开窍醒神，又交通心肾，具有宁心安神，开窍化痰之功。临床多用于痰蒙神窍、神志昏迷、痰浊阻络、痰浊中阻、痰火扰心而致的烦躁、失眠、健忘等。二药同用可以使心肾相交，故心悸、失眠、烦躁可除。陈教授常用此药对，菖蒲用量大多在 15～30g 左右，远志用 5g 左右，注意远志的用量要小于菖蒲。对于心脾两虚、气血不足的不寐，常配伍党参、黄芪、白术、当归等益气健脾，养血补心。属心肾不足、阴虚血少者，可配伍熟地黄、天冬、柏子仁等药。对于痰浊蒙蔽清窍的神昏、癫狂诸症，常用菖蒲、远志加竹茹、檀香、栀子、远志、胆南星、僵蚕、全蝎、琥珀、龙齿等。治胸痹心痛因气虚而致者，用香砂六君子汤加菖蒲、郁金健脾益气，行气止痛。

中医讲究辨证施治，用药具有灵活性和针对性，运用统计学方法进行研究，对于具有丰富经验的老中医的知识宝库来说有"管见"之虞，数据挖掘的结果，则进一步证实了陈宝贵教授学术传承的脉络。在现代信息技术和数理统计方法的支持下，中医学术传承的规律得以展现，挖掘辨证处方中隐含的隐性知识成为可能，使得学术的传承和发展研究具有了新的途径。纵观陈教授的病案，即是依照"谨守病机，各司其属"的思维方式来遣方用药的。作为陈宝贵教授的学生，不仅仅要传承其临证用药的娴熟经验，更重要的是传承老师的思维方法和突破常规、敢于实践、善于总结的精神，并将此方法运用到自己的临床诊疗之中。

八、临证用药体会

（一）熟知药性

1. **产地**　现代中医师多不重视药物产地，其实中药的产地对药物疗效很有影响，同一种药材产地不同，疗效也不一样，我们应尽可能地选择"道地药材"。

"道地药材"是特定自然条件、生态环境的地域内所产的药材。历代医家都重视"道地药材"的应用。

如《本草经集注》云："诸药所生，皆有境界。多出近道，气力性理，不及本邦，所以疗病不及往人，亦当缘此故也。蜀药北药，虽有未来，亦复非精者。上党人参，殆不复售。华阴细辛，弃之如芥。"

《新修本草》云："窃以动植形生，因方舛性，春秋节变，感气殊功。离其本土，则质同而效异。"

徐大椿《药性变迁论》曰："当时初用之始，必有所产之地，此乃本生之土，故气厚而力全。以后移种他地，则地气移而薄矣。""当时所采，皆生于山谷之中，元气未泄，故得气独厚，今皆人工种植，既非山谷之真气，又加灌溉之功，则性平淡而薄劣矣。”

现在北京同仁堂、天津达仁堂、杭州胡庆余堂因多选用道地药材，故其中成药疗效要好于其他同类药。

2．炮制　讲究炮制方法也是提高疗效的重要途径之一。炮制不但可以提高疗效，还可减少不良反应。所以历代名医无不重视炮制。

关于炮制的作用有很多。酒制可引药上行，还可引药入血，增强活血通络之功效；醋制可使药入肝；盐制可使药入肾；蜜制可缓和药性；油炸可减轻毒性等。

历代经典论述颇多。如《本草纲目》云：“升者引之以咸寒，则沉而直达下焦；沉者引之以酒，则浮而上至颠顶。”《本草备要》云：“凡药火制四，煅、煨、炙、炒也；水制三，浸、泡、洗也；水火共制二，蒸、煮也。酒制升提，姜制温散；入盐走肾而软坚，用醋注肝而收敛；童便制，除劣性而降下；米泔制，去燥性而和中；乳制润枯生血，蜜制甘缓益元；陈壁土制，借土气以补中州；面裹曲制，抑酷性勿伤上膈；黑豆甘草汤渍，并解毒致令平和；羊酥、猪脂涂烧，咸渗骨容易脆断；去穰者免胀，去心者除烦，此制治各有所宜也。”

3．性味　“性”即药性，一般分为寒、凉、温、热四种药性，另有平性药物，但我们一般称为“四气”。“味”即五味，为酸、苦、甘、辛、咸五种。

熟练掌握中药的四气五味，对于临床来说非常重要。如果不明中药之性味，便会不知方药之性能，不知方药属温属寒，也会大大影响临证疗效。

4．禁忌　俗话说：“是药三分毒。”这说明凡药皆有其弊。怎样发挥其长，避开其短，这是我们应该熟知掌握的。

如《脾胃论·用药宜禁论》云："凡治病服药，必知时禁、经禁、病禁、药禁。夫时禁者，必本四时升降之理，汗、下、吐、利之宜……察其时，辨其经，审其病，而后用药，四者不失其宜，则善矣。"又如《本草汇言》曰："凡药治病，有所宜者，必有所忌者。取所宜而不知所忌，以致愈而复发，发而转剧，或别变他证者，往往有焉。"

5. 鉴别真伪 自古以来中药就有伪品，真品疗效尚不肯定，更何况伪品乎，所以鉴别中药真伪也非常重要。提高鉴别真伪的能力应做到：多接触，会品尝，勤向有经验的老中医或老药师学习。

如《本草备要·药性总义》云："药之为用，或地道不真，则美恶迥别，或市肆饰伪，则气味全乖；或收采非时，则良楛异质；或头尾误用，则呼应不灵；或制治不精，则功力大减。用者不察，顾归咎于药之罔功。譬之兵不精练，思以荡寇克敌，适以覆众舆尸也。治疗之家，其可忽诸！"

（二）依证配伍

1. 依据证候 依证候配伍用药就是依据患者的四诊信息将疾病归纳为中医的某一"证"，之后再根据这一"证"的特点进行配伍用药，而不是简单的依据症状用药。如某患者咳嗽，咽痛，微恶寒，发热，咽干，舌尖红，脉浮，诊为风热犯肺证，应用辛凉解表药加减。若依据症状，一见咳嗽就用麻黄、杏仁、紫菀则是不对的。

2. 配伍得当 《本草纲目》："药有七情，独行者，单方不用辅也；相须者，同类不可离也，如人参、甘草、黄芪、知母之类；相使者，我之佐使也；相恶者，夺我之能也；相畏者，受彼之制也；相反者，两不相合也；相杀者，制彼之毒也。"

3. 君臣佐使 清·吴仪洛在《成方切用》中有较为详细的阐述："主病者，对证之要药也，故谓之君，君者，味数少而分量重，赖之以为主也。佐君者谓之臣，味数稍多，而分量稍轻，所以匡君之不逮也。应臣者谓之使，数可出入，而分量更轻，所以备通行向导之使也。此则君臣佐使之义也。"

"君臣佐使"是中医的组方原则，这种组方原则最早见于《黄帝内经》。《素问·至真要大论》说："主药之谓君，佐君之谓臣，应臣之谓使。"元代李杲在《脾胃论》中再次申明："君药分量最多，臣药次之，使药又次之。不可令臣过于君，君臣有序，相与宣摄，则可以御邪除病矣。"

4.不可堆砌 中药使用最讲究辨证论治，要依据患者的病因病机、脏腑特性、生理特点、药物的性能（四气、五味、升降沉浮）等，如果堆砌用药，容易犯"虚虚实实"之戒，有时非但不能治病，反而有害。

（三）配比精到

1.药量大小 这对于药物之功效非常重要。中药的用量直接影响其疗效。如果应该用大剂量来治疗反而用小量药物，可能会因药量太小，效力不够，不能及早痊愈，以致贻误病情；或者应该用小剂量来治疗的，反而用大量药物，可能因用药过量，以致克伐人体的正气，都将对疾病的治疗带来不利的后果。此外，一张通过配伍组成的处方，如果将其中某些药物的用量变更，其功效和适应范围也会随之有所不同。如柴胡少量使用可以升举阳气，大量使用可以退热；薄荷少量使用可以疏肝，大量使用可以清热等。

2.比例精准 精准的药物比例可以使药物疗效达到最大。《金匮玉函经衍义》谈到厚朴大黄汤时说："凡仲景方，多一味，减一药，与分量之重轻，则异其名，异其治，有如转丸者。若此三味，加芒硝则谓之大承气，治内热腹实满之甚；无芒硝，则谓之小承气，治内热之微甚；厚朴多，则谓之厚朴三物汤，治热痛而闭。今三味以大黄多，名厚朴大黄汤，而治是证。上三药皆治实热而用。"

（四）毒药治病

1. 以毒攻毒 《毒药本草》云："夫毒药者，将也；非毒药者，兵也。""成良医者，必有驾驭毒药之能。"毒药一般力大效宏，具有常药所不能达到的效果，所以能够"驾驭毒药"也是衡量一名中医是否高明的标准之一。

2. 炮制到位 毒药炮制的目的在于祛除毒性或减轻毒性，部分中药还可增强疗效。所以炮制对毒药的使用非常关键。如马钱子宜沙烫或油炸，附子、川乌、草乌使用前宜久煎，斑蝥宜与米同炒等。

3. 用药时机 对于毒药来说非常关键。一般毒药使用的时机为正气不弱而邪气较盛。正气有利于促进机体恢复，毒药善于攻邪。

4. 中病即止 因为毒药易伤正，故毒药治病，应该中病即止。

《黄帝内经》云："大毒治病，十去其六；常毒治病，十去其七；小毒治病，十去其八；无毒治病，十去其九。"又言："毒药攻邪，五谷为养……"

（五）服法得宜

1. 依据病情 中药的服用要根据具体情况，药物的功用各有所长，也各有所偏，只有通过合理的配伍，调其偏性，制其毒性，增强或改变原来的功用，消除或缓解对人体的不利因素，发挥相辅相成或相反相成的综合作用，使各具特性的药物连接成一个新的有机整体，使之符合辨证论治的要求，充分发挥药物的作用，适应疾病的治疗。

2. 按需给药 古代医学家十分注意掌握中药的服用时间，认为在不同时间服药，疗效差异很大。因此，了解古人选择服药时间方面的知识，有助于我们根据病情合理选择服药时间，以发挥药物的

医论篇

最佳效能。

(1) 空腹法：空腹服药易使药力得到发挥，东晋时期著名的医药学家葛洪说："未食内虚，令毒势易行。"多用于实证疾病，特别是积滞、瘀血、水湿等病证。从部位上看，空腹法适于治疗人体下部的疾病（心胸以及四肢、血脉）。具体服药时间包括：鸡鸣时服（如鸡鸣散），平旦时服（如十枣汤），饭前服等。

(2) 饭后服法：适用于人体上部的疾病。中医传统认为：上部的疾病，如耳、目、口、鼻、五官等疾病都宜采取先食后服药的方法，能使药性流连于上。我国第一部药物学专著《神农本草经》即说："病在胸膈以上者宜先食后服药。"偏于滋补的药物，也宜饭后服。如葛洪说："服治病之药以食前服之，服养身之药以食后服之。"

(3) 顿服：病情较急者，煎好后立即服下，称为顿服，取急病急治之意。东汉医学家张仲景《金匮要略》载的治急症吐衄的泻心汤、治肠痈的大黄牡丹皮汤等属于此类。目前，一般的高热性疾病、传染性疾病、小儿急症等亦采用顿服法。

(4) 睡时服：这是服用安神药和治遗尿症的药物常采用的服法，睡前服药能使药效适时发挥作用。

(5) 昼夜服：一些急、慢性疾病，亦可昼夜服药，使药效持续发挥治疗作用。对慢性病来说，人们多嫌麻烦，不易做到，但急、重病则常须这样。清代著名温病学家吴鞠通常用银翘散治风热病，他在所著的《温病条辨·上焦篇》中规定："病重者约二时一服，日三服，夜一服。轻者三时一服，日二服，夜一服。病不解者，再作服。"现在，用银翘散治疗外感风热十分普遍，但极少按此法服药，违背服药方法，焉望有佳效。正如丹波元坚在《药治通义》中所说："世人服药，多只日间服之，往往夜间不服，致药力不相接续，药不胜病，而冬日夜永，尤非所宜。"

还有一种方法是根据人体自身固有的时间节律择时用药，以发挥更好的治疗效果。祖国医学认为：人体自身有各种时间节律，如年节律、月节律，日节律、时节律。以日节律为例：一日中，人体气血在经络中运行有一定的规律，清晨之时，气血流注于手太阴肺经，次为大肠、胃、脾、心、小肠等。实验室及临床研究资料均表明：某个脏腑的病变，在其经气旺盛之时施治，会大大提高疗效。目前中药服法普遍沿用一日1剂，上下午分服的方法，从时间治疗学看不尽合理。辨证属阴虚的疾病，可在傍晚服补阴药；阳虚病人使用补阳药可考虑在清晨服用，以简化给药次数，增强和提高疗效。肺部疾病可在平旦之时服药，肾脏疾病则可考虑下午五时左右用药。

3．日可三服　清·徐大椿《医学源流论·服法论》中说："病之愈不愈，不但方必中病，方虽中病，而服之不得其法，则非特无功，而反有害，此不可不知也……故《伤寒论》等书，服药之法，宜热宜温，宜凉宜冷，宜缓宜急，宜多宜少，宜早宜晚，宜饱宜饥，更有宜汤不宜散，宜散不宜丸，宜膏不宜圆。其轻重大小，上下表里，治法各有当。此皆一定之至理，深思其义，必有得于心也。"

医话篇

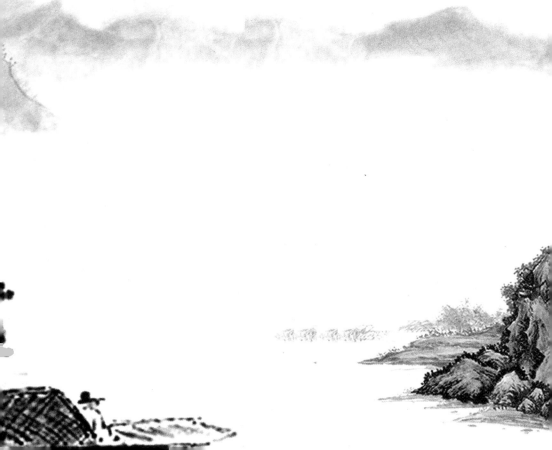

❧ 温热病的中医药治疗 ❧

SARS、甲型 H_1N_1 流感、禽流感等均属中医温毒疫病范畴，传变迅速，变化多端，变证迭出，根据中医药防治经验，中医药早期参与能有效地控制病情的进展变化，降低死亡率。陈宝贵教授在临床预防和治疗瘟疫疾病中有些体会和经验，尤其是在抗击非典期间，自拟处方，社会化生产，取得了显著的疗效，并产生了巨大的社会影响。

2003 年的非典，陈宝贵教授运用中医运气学说，推断当年的春天干燥，热风特别多。肝通于春气，主风，如果春天太热太燥，木气就旺，五行中肺属金，可以克肝木，但是木气过于亢盛，就会反侮肺金，造成木火刑金。木火刑金的症状包括身痛、低热、干咳、少痰、痰中带血、胁肋胀痛。2003 年非典，西方发现是冠状病毒在作怪，但是疫苗的研制迟迟没有成果，当时国内中医界开出了很多处方，大都是金银花、连翘、板蓝根等，从抗病毒的角度入手无可厚非。但是陈教授也研究出了一个处方，用以润肺养肝，白芍 10g，菊花 15g，玄参 10g，牛蒡子 10g，甘草 5g，煎煮汤剂，代茶饮。方中白芍、菊花为君，清肝平肝；玄参、牛蒡子为臣，养阴润肺，降肺祛痰；甘草调和诸药。方中没用诸如金银花、连翘、板蓝根等药材，因为这些药材成本高，抗病毒还应靠人体自身的免疫力。

天津市武清区中医医院当年 X 光室有 15 名医生直接接触过非典病人，被隔离后都有发热，但是以上述陈教授自拟的方子代茶饮，不但没有出现非典的典型症状，反而发热症状消退。武清地处京津之间，当时是重点疫区，全民恐慌，陈教授审时度势，当即将自拟

医话篇

的方子投入生产,全区人民几乎人人都喝,最终安然度过了非典时期。实践证明通过润肺清肝,对提高人体免疫力是很有效果的。

2009 年开始,甲型 H_1N_1 流感在全球范围内大规模流行。当年春寒,气温比较冷,致流感爆发,主要症状:身痛、发热、咳嗽、咽喉痛、喑哑。主要是肺系症状,属风寒束肺。陈教授分析春天应该疏泄调达发散,由于过冷,阳气郁闭在体内,不得生发,以致出现一系列肺气不得宣发肃降的症状,所以要宣泄肺之阳气。方用麻黄 5g,加厚朴,若身痛加羌活,有郁热用玄参清热解毒,用知母、生石膏、黄芩、牛蒡子、杏仁、浙贝母,未必用板蓝根,也可以用菊花平肝,随证加减,当然也可以用金银花、连翘,但是价格较高,陈宝贵教授选药一定要选价廉又有效的中药。也可用薄荷,取其辛凉,但必须配苏叶,用麻黄的同时要清热,如生石膏、黄芩,具体用哪个要看肺热的情况。尽量不用桂枝,用桂枝一定要去皮,因为皮是桂皮,就是肉桂,其性温燥,《伤寒论》用桂枝去皮,取其通阳,《金匮要略》用桂枝都不去皮,因为治疗杂症,需要助阳气。虽然麻黄也温燥,但其宣通作用大,为防其宣散太过,用 5g 足矣,根据患者的体质状况,通过宣、清就周全了。此病属于温热外感,热从内出,温从外来。温邪上受所说的温邪,可能就是病毒和细菌,也就是六淫。我们生活的环境中有很多病毒和细菌,为什么平时不会得病呢?是因为我们正常人有"正气",有抗病能力。

2012 年的 H_7N_9 流感,还是要从温病论治,叶天士在《温热论》中有云:"温邪上受,首先犯肺。"指外感温热病的感邪途径是由口鼻而入。肺居上焦而开窍于鼻,温邪的发病多从肺开始,出现发热、头痛、恶风寒、汗出、口渴,或咳嗽、脉浮数等症状。这个"肺"不单指肺脏,也指手太阴肺经,同样也指肺所主的皮毛。治肺病的常用药有白芍、玄参、牛蒡子、芦根、百合、菊花。表面上看,外感病用养阴药有恋邪之弊,但是治温病还是大多用养阴清热。在养阴清热的同时，还应分析受邪之脏腑。不要轻视重感冒、禽流感，其症状与其他流行性感冒相似，如发烧、头痛、咳嗽及喉咙痛等，但在某些情况下，会引起并发症，导致患者死亡。因此，若出现发热、头痛、鼻塞、咳嗽、全身不适等呼吸道症状，应戴上口罩，尽快到医院就诊，并务必告诉医生自己发病前是否到过禽流感疫区，是否与病禽类接触等情况，并在医生的指导下治疗和用药。

❦ 小青龙汤治咳喘 ❦

小青龙汤出自《伤寒论》，具有解表散寒、温肺化饮的功效。陈宝贵教授用其治疗老年性慢性支气管炎、肺心病等屡获奇效。

【病案 1】 王某，男，70 岁，2013 年 1 月 13 日就诊。

患者因慢性支气管炎反复咳喘 20 余年，每逢冬春季节受凉而发作，2 周前又因气候变化，感寒后咳喘加重。入院时恶寒发热，喘息，憋气，夜间加重，甚则不能平卧，咳嗽，咯痰，双下肢水肿。查：体温 38.2℃，呼吸 25 次／分，心率 117 次／分，血压 135／80mmHg，双肺满布干湿啰音，胸部 CT 示两肺炎症，主动脉及冠状动脉硬化并心脏增大。心脏彩超示主动脉硬化，左室舒张功能减低，右室内径 23mm，右室流出道 33mm。给予抗感染、化痰、平喘、利尿、吸氧等治疗 1 周后肺感染有所缓解，但仍喘息、憋气，活动后加重，咯大量白色泡沫痰，乏力，面色及口唇紫暗，纳呆，脘痞，双下肢水肿，舌淡，苔白滑，脉滑数。

西医诊断：肺心病，肺炎，慢性心功能不全，心功能 3 级。

中医诊断：喘证（证属内有寒饮，外感风寒）。

治法：温肺化饮。

处方：小青龙汤加减。

用药：麻黄10g，桂枝 10g，白芍 10g，甘草 10g，五味子10g，干姜 10g，细辛 6g，半夏 10g，冬瓜仁 30g，厚朴15g，苏子 10g，葶苈子 10g，茯苓 15g。

4剂后喘憋症状缓解，上方减五味子、干姜、细辛，加黄芪15g，丹参 15g，当归 10g。

水煎服，日 1 剂。服 5 剂后诸症皆除，生活自如。

【病案2】高某，女，63 岁，2012 年 2 月 18 日就诊。

患冠心病 4 月余，现时有喘促，活动后加重，有 2 型糖尿病病史 2 年，口服格列苯脲，二甲双胍，血糖控制良好。来诊时见气喘，静卧亦喘，胸闷，夜间时有憋醒，两胁肋胀满，心功能不全，平素服用硝酸甘油，无心前区疼痛及肩背放射痛，咳嗽少痰，纳食可，大便 2～3 次／日，成形，小便调，寐安。查心电图示：$V_3～V_6$的 ST 段压低，不除外心内膜下心肌梗死，在胸科医院查心脏彩超示：主动脉硬化，左室壁节段性运动异常，左心功能减低，二尖瓣轻度反流，肺动脉高压，腿不肿。舌暗，苔薄白，边有齿痕。

西医诊断：肺心病，冠心病，糖尿病。

中医诊断：喘证（证属肺肾两虚，饮停胸胁）。

治法：温肺化饮，散寒止咳。

处方：小青龙汤加减。

用药：麻黄10g，白芍10g，赤芍10g，干姜10g，桂枝10g，细辛3g，半夏10g，五味子5g，葛根20g，丹参15g，厚朴10g，甘草10g。

7剂，水煎服。日 1 剂，早晚分服。

西药：复方丹参滴丸，10 粒／次，3 次／日。

1 周后来诊，见胸闷，气喘，憋气，动则尤甚，夜间喘甚，不能寐，肢冷，自汗，受凉后咳嗽有痰，痰少，质稠，舌紫暗，脉滑数。上方加射干 15g，地龙 15g。西药：复方丹参滴丸，10 粒／次，3 次／日；喘定 1 片／次，3 次／日；泼尼松 3 片／次，2 次／日。中药服 5 剂后诸症好转，继服 1 周，气喘、咳嗽痊愈。

按语：肺心病属中医"喘证""痰饮""水肿"等范畴。肺心病多属本虚标实，素有痰饮，复感外邪，引动内饮，逆而犯肺，致饮邪束肺，肺气壅塞，故喘咳不得卧；肺失宣降，输布失司，故面浮肢肿。治用小青龙汤宣肺化饮，温阳利水，加厚朴、苏子宽胸降气；葶苈子、茯苓、冬瓜仁活血强心，利尿消肿；后期加黄芪、丹参、当归益气活血养血，终获良效。小青龙汤可外解表寒，温通三焦，有治上、中、下三焦寒饮之功。刘渡舟教授曾指出临床运用本方要抓住辨气色、辨咳喘、辨痰涎、辨舌象、辨脉象、辨兼证 6 个辨证环节，但 6 个环节不必悉具，符合其中 1～2 个主证者即可使用。所治两例患者虽症状不同，然病机基本相同，均为寒饮内伏，故均用小青龙汤治愈。

玉屏风散合桂枝汤治疗表虚自汗

【病案 1】刘某，男，6 岁，2012 年 7 月 1 日就诊。

患者 1 个月来睡眠中颈部出汗如水，白天正常，未见其他不适，在本地医院就诊，怀疑为自主神经功能紊乱，后经朋友介绍前来就诊，就诊时描述症状如上，反复询问，得知大便数日未解。切脉，左右寸口细弱，右尺沉细，舌质淡，舌根苔白厚。

中医诊断：汗证（证属表虚）。

治法：益气固表止汗。

处方：玉屏风散合桂枝汤加减。

用药：黄芪 20g，白术 12g，防风 15g，酸枣仁 15g，柏子仁 15g，浮小麦 20g，小茴香 10g，艾叶 8g，桂枝 5g，火麻仁 25g。

3 剂，水煎服。早晚分服。

3 日后其父带他人前来就诊，反应患儿服药 1 剂后，当天下午解大便一次，晚上汗出大为好转，服两剂后已不出汗。

按语：汗为心之液，凡汗证当从心入手，再综合其他脏器进行分析，方能找到病之根源。该患儿舌根苔白厚，右尺沉细，反映肠道寒邪偏重，大便数日未解，肠道气机不畅。人体阳气日行于外，夜行于内，患者体内寒邪阻滞，气机不畅，入夜阳气在体内循环受阻，心肺与大小肠互为表里，寒热互争，不能从下焦随大便而解，必然从上焦而发。如果上焦再分阴阳，则颈部正好属阴阳交接之处。故入夜颈部汗出如洗。腑气通，大便解，则入夜寒热交争亦可解。

【病案 2】马某，女，58 岁，2010 年 7 月 16 日就诊。

患者诉出汗、怕凉 2 月余。2 个月前因感冒受凉后大汗，汗出如雨，怕风，时值盛暑之际，仍不敢穿单衣，反复感冒，周身乏力，曾于当地医院输液治疗多次，仍反复发作，不见好转，家人诉其更年期期间曾发此病，经中医调治后痊愈。从朋友那里得知陈教授中医医术精湛，故辗转找陈教授诊治。来诊时见面色少华，纳差，二便可，睡眠欠佳。舌暗，苔白腻，脉弦细。

中医诊断：汗证（证属肺卫不固，气血不足）。

治法：益气固表。

处方：玉屏风散加减。

用药：黄芪 60g，防风 30g，白术 30g，当归 15g，生龙骨 30g，生牡蛎 30g，甘草 10g。

7 剂，水煎服，日 1 剂，早晚分服。另葡糖糖酸钙注射液

20mL，稀释后静脉推注，1 次／周。连续用药 3 周后汗出基本痊愈，全身日渐强壮，怕风症状全无，能穿短袖出门。

【病案 3】白某，女，59 岁，2011 年 6 月 13 日就诊。

患者诉感冒后 1 个月来，周身乏力，心慌气短，时时汗出，动则尤甚，怕凉恶风，食少倦怠，舌暗淡，边有齿痕，苔薄白，脉细弱。有胆囊炎手术史。

诊断：自汗（证属表虚不固，营卫不和）。

治法：益气固表，调和营卫。

处方：玉屏风散合桂枝汤加减。

用药：黄芪 30g，桂枝 10g，白芍 15g，灵芝 15g，防风 10g，白术 15g，荷叶 10g，连翘 15g，甘草 10g。

14 剂，水煎服。

二诊：诸症好转，仍多汗恶风，原方加生龙骨 30g，煅牡蛎 30g，14 剂，水煎服。服药后诸症愈。

按语：此患者感冒后出现肺气亏虚，表虚不固，故周身乏力，怕凉恶风，时时汗出，动则尤甚。《黄帝内经》曰："五脏化液，心为汗。"故汗为心之液，可泄于皮腠，汗多，心液外泄则心慌气短。患者有行胆囊息肉手术史，平素食少，此次发病后更加脾虚，故食少倦怠，舌淡，边有齿痕，脉细弱，均为肺气虚之表现，方以玉屏风散合桂枝汤治疗。阳虚之人多自汗，乃表虚而腠理不密也，黄芪可以实卫敛汗，在益气补肺方面，应为首选，黄芪配以白术、防风，取玉屏风散之意，桂枝汤调和营卫，荷叶鼓舞胃气，使脾升胃降，体现补虚兼顾脾胃之原则，连翘防补气之品生内热而清宣肺热，灵芝养心安神以敛汗，还可增强人体免疫力。全方益气固表，使表虚固，自汗止，心神养而病得愈。加生龙骨、生牡蛎可增强敛汗、补心安神之力以提高疗效。

❧ 谈半夏泻心汤的临证体会 ❧

（一）半夏泻心汤方解

半夏泻心汤是《伤寒论》中调理脾胃的经典方剂之一。脾胃同居中焦，为气机升降及水饮上达下输之枢机。脾主升，胃主降，脾胃功能正常，则清气得升，浊阴得降。脾胃功能失常，则清气不升，浊阴不降，在上则为呃逆、反酸、嗳气等，在中则为腹痛、腹胀、痞满等，在下则为肠鸣、下利等。故而治疗脾胃疾病，首要关键在于调理脾升胃降的功能。又"太阴湿土，得阳始运；阳明燥土，得阴自安""脾喜刚燥，胃喜柔润""脾为阴脏，脾虚易湿盛；胃为阳腑，胃病多热盛"，所以脾胃为病，多见湿热互结，寒热错杂之证。半夏泻心汤则正对以上病机而设，脾胃疾病中用之最广，如现代疾病中的胃食管反流病、慢性胃炎、胃溃疡、十二指肠溃疡、功能性消化不良、慢性结肠炎等。

半夏泻心汤主治心下痞证，症见脘腹痞满，心烦，呕吐，肠鸣，下利，口苦，舌苔黄白而腻者。其方药组成及服法：半夏半升（洗）、黄芩三两、干姜三两、人参三两、甘草三两（炙）、黄连一两、大枣十二枚（擘）。煎服法：上七味，以水一斗，煮取六升，去滓，再煎取三升，温服一升，日三剂。

功效：辛开苦降，散结消痞，泄热补虚。

方解：方中半夏、干姜二药具辛温之性，能散结消痞；黄芩、黄连苦能降泄，燥湿清热；人参、甘草、大枣药性甘平，补脾益胃。方中半夏、干姜为辛开药组，黄连、黄芩为苦降药组，人参、甘草、大枣为补虚药组，全方配伍特点为寒热并用，补泻兼施。

方中半夏配黄连为调胃肠、理气机、和阴阳的最基本配伍。半夏辛温，善化痰散结，和胃降逆。黄连苦寒，善清热燥湿，调胃厚肠。两药配伍，用半夏之辛温，开壅结之痰湿，以黄连之苦降，清痰湿之热结。两药合用，辛开苦降，疏理气机，调和胃肠，寒温并施，清热无碍祛湿，燥湿又无碍清热，具相辅相使之妙，有散寒清热、和胃降逆、开郁散结之功。一阳一阴，一温一寒，是调和胃肠、协理阴阳、疏理气机最经典的药对。

半夏药解：半夏一药，《伤寒论》皆用生者，再经热水洗后而用之，取其减毒之意。半夏在《伤寒论》中主要有以下几种功用：①呕者用半夏。《伤寒论》方后多注有"呕者加半夏"，可见半夏为降逆止呕之良药。②涤痰化饮。《伤寒论》中对于痰饮之证，多用半夏以涤痰化饮，如心下支饮、心下痞、溢饮、头眩，眩悸等证，多用半夏以涤痰化饮，取"病痰饮者，当以温药和之"之意。③心下痞证用半夏。张仲景对于心下痞证，多用半夏泻心汤及类方加减治疗，可知半夏为治疗心下痞证之主药。④散结消痞用半夏。对于胸中、心下之热结，张仲景多用半夏加减而消痞散结，如小陷胸汤、瓜蒌薤白类方等。

半夏在临床中的配伍也有很多，简要归纳如下：①半夏配生姜，常用于和胃止呕（寒证），如小半夏汤。②半夏配干姜，常用于温肺化饮，如小青龙汤。③半夏配黄连，常用于辛开苦降，散结除痞，如半夏泻心汤。④半夏配麦冬，常用于火逆上气，咽喉不利，如麦门冬汤。⑤半夏配茯苓，常用于健脾化痰，和胃降逆，如二陈汤。⑥半夏配厚朴，常用于行气散结，降逆化痰，如半夏厚朴汤。

半夏之用，有化痰降逆之能，善化各种痰证。陈宝贵教授在临证中治疗脾胃疾病，凡遇胃胀不舒、呃逆、嗳气、反酸等胃气不降或胃气上逆证，多喜用半夏，一般热证加黄连，寒证加干姜。此外，痰湿为患者，也多用半夏，寒痰者以二陈汤加减为主，热痰者以黄连温胆汤加减为主。

黄连药解：黄连一药，经方用之较广，大致功用如下：①心中烦用黄连，如心中烦，不得卧的黄连阿胶汤，方中用黄连清心火。②清热止痢用黄连，如葛根芩连汤中用黄连清肠中之热邪。③心下热痞，如治疗痰热互结的小陷胸汤即用黄连清心下之热，又如泻心汤类方中用黄连清心下之热（胃）。

《本草思辨录》云："黄连之用，见于仲圣方者，黄连阿胶汤、泻心汤，治心也；五泻心汤、黄连汤、干姜黄连黄芩人参汤，治胃也；黄连汤，治脾也；乌梅丸，治肝也；白头翁汤、葛根芩连汤，治肠也。其制剂之道，或配以大黄、芍药之泄，或配以半夏、栝蒌实之宣，或配以干姜、附子之温，或配以阿胶、鸡子黄之濡，或配以人参、甘草之补，因证制宜，所以能收苦燥之益而无苦燥之弊也。"这段文字对仲景黄连之用进行了很好的解释，值得借鉴。可见，黄连之用，在于如何临证巧妙配伍。

历代医家也对黄连的配伍做了很好的补充，简要总结如下：①黄连配半夏，常用于和胃降逆，散结消痞，如半夏泻心汤。②黄连配阿胶，常用于养阴清热，如黄连阿胶汤。③黄连配干姜，寒温并用，阴阳并调，如干姜黄连黄芩人参汤。④黄连配白头翁，常用于清热解毒，凉血止痢，如白头翁汤。⑤黄连配葛根，常用于解肌清热，解毒止痢，如葛根芩连汤。⑥黄连配乌梅，为酸苦并用，常用于泄热除烦，如乌梅丸。⑦黄连配肉桂，常用于交通心肾，如交泰丸。⑧黄连配吴茱萸，常用于辛开苦降，泻肝和胃，如左金丸。⑨黄连配细辛，以寒治热，常用于反佐，如兼金散。⑩黄连配地榆，常用于燥湿止痢，收敛止血，如地榆丸。

黄连临证中运用很多，使用得当可治愈很多疑难疾病。黄连性苦寒，善清心、肝、胃、大肠之火，具清热燥湿，泻火解毒之功。我在临证中遇上焦热盛，心肝火热，胃中实火，大肠湿热，热毒下痢，阴虚火旺，湿热诸疾，热毒疮疡等，皆用黄连以清热，一般实火者用量大，虚热者用量小。

（二）泻心汤类方简析

1. 生姜泻心汤

主治胃中不和，心下痞满，干噫食臭，胁下有水气，腹中雷鸣，下痢。方药组成：生姜四两（切），甘草三两（炙），人参三两，干姜一两，黄芩三两，半夏半升（洗），黄连一两，大枣十二枚（擘）。本方为半夏泻心汤减干姜之量，加生姜而成。病机特点是在半夏泻心汤证的基础上夹有食滞，胁下有水气。

2. 甘草泻心汤

主治胃虚气逆，下痢，谷不化，腹中雷鸣，心下痞硬而满，干呕，心烦。方药组成：甘草四两（炙），黄芩三两，半夏半升（洗），大枣十二枚（擘），黄连一两，干姜三两。本方为半夏泻心汤加甘草一两而成。病机特点和半夏泻心汤基本相同，但脾虚较甚。

3. 干姜黄芩黄连人参汤

主治心下痞满，疼痛，食入即吐者。方药组成：干姜、黄芩、黄连、人参各三两。本方为半夏泻心汤去半夏、甘草、大枣，增黄连二两而成。病机特点为热重于半夏泻心汤。

4. 附子泻心汤

主治脘腹痞满，恶寒，汗出。方药组成：大黄二两，黄连一两，黄芩一两，附子一枚（炮，去皮，破，别煮取汁）。病机特点为心下热痞兼表阳虚。

5. 黄连汤

主治胃脘痞满，或胀而痛，呕吐，口苦，舌苔黄白腻。方药组成：黄连三两，甘草三两（炙），干姜三两，桂枝三两（去皮），人参二两，

医话篇

半夏半升（洗），大枣十二枚（擘）。本方为半夏泻心汤去黄芩增黄连，加桂枝而成。病机特点为上热下寒。

5. 旋覆代赭汤

主治胃脘痞满，呃逆气滞，噫气不除。方药组成：旋覆花三两，人参二两，生姜五两，代赭石一两，甘草三两（炙），半夏半升（洗），大枣十二枚（擘）。本方即半夏泻心汤去黄芩、黄连、干姜，加旋覆花、代赭石、生姜而成。病机特点为胃虚痰阻，气逆不降。

6. 大黄黄连泻心汤

主治胃脘痞满或腹胀满痛，心烦，口苦，舌苔黄。方药组成：大黄二两，黄连一两。病机特点为无形邪热结于心下（胃脘部），气机阻滞。

（三）典型医案

【病案 1】 石某，男，37 岁，2009 年 11 月 15 日初诊。

患者主因"胃脘部痞满不舒伴咽喉不利 1 年"来诊。1 年来患者时感胃脘痞满，伴咽干、咽痒不舒，渐而纳食减少。现症：胃脘痞满，咽干，咽痒，纳食不多，食多则胃满明显，偶有呃逆。舌淡红，苔少津，脉细数。曾于某医院诊为慢性胃炎、慢性咽炎。

辨证：胃热阴虚，胃气上逆，咽喉不利。

治法：清热养阴，和胃降逆，清喉利咽。

用药：半夏 10g，麦冬 30g，黄连 5g，党参 10g，玉竹 15g，炒神曲 10g，甘草 10g。

7 剂，水煎 600mL，分早、中、晚 3 次温服，日 1 剂。

二诊（2009 年 11 月 22 日）：诸症减轻，上方又取 7 剂。药后病愈。

按语：《金匮要略》云："火逆上气，咽喉不利，止逆下气者，麦门冬汤主之。"麦门冬汤方中主药为半夏、麦冬，其中半夏止逆，麦冬养阴清热。又，半夏泻心汤为调和脾胃升降、阴阳之基本方。

方中半夏降逆，黄连清热，党参、甘草补虚。此案患者依据舌、脉、症辨证为胃热阴虚，胃气上逆，咽喉不利证，今合两方之意，取半夏以降逆，麦冬重用以养阴清热，辅以黄连清热，党参、甘草补虚，加玉竹以增养阴之力，加炒神曲以助消食。患者服14剂而病告愈。

【病案2】张某，男，51岁，2012年7月14日初诊。

患者主因"胸骨后不舒伴反酸半年"来诊。患者半年来时感胸骨后不舒，伴反酸，晨起明显。自服奥美拉唑等药，症状时好时坏。现症：胸骨后不舒，反酸，胃脘疼痛不舒，口苦，怕冷食，食则易泄。舌淡暗，苔黄白而腻，脉弦细滑。西医诊为胃食管反流病。

辨证：寒热错杂，胃气上逆，脾气虚弱。

治法：寒热平调，和胃降逆，益气健脾。

用药：半夏10g，黄连6g，黄芩10g，干姜10g，党参15g，枳实10g，甘草10g，瓜蒌15g，生姜3片。

7剂，水煎600mL，分早、中、晚3次温服，日1剂。

二诊（2012年7月21日）：症状好转，仍有反酸，上方加吴茱萸3g，海螵蛸10g。又取7剂。药后病愈。

按语："胃食管反流病"是指胃、十二指肠内容物反流入食管引起的烧心等症状，可引起反流性食管炎以及咽喉、气道等食管邻近组织的损害。"胃食管反流病"属于中医的"胸痹""胸痛""反胃""吐酸"等范畴，其病因多与饮食不节、情志因素及生活习惯有关，病机为胃失和降，胃气上逆。治疗以和胃降逆为主，随证加减。

此案依据舌、脉、症辨证为寒热错杂、胃气上逆、脾气虚弱，治疗当以寒热平调、和胃降逆为主。胸骨后不舒，加之苔黄白而腻为痰热阻于胸中所致，小陷胸汤为半夏、瓜蒌、黄连组成，善清胸中痰热。半夏泻心汤善清心下（胃脘）痰热，今合两方之意，加枳实以调降胃气。二诊方加吴茱萸，合黄连名"左金丸"，善治吐酸，加海螵蛸增强制酸之力。

医话篇

【病案3】崔某，男，38岁，2006年5月16日初诊。

患者主因"胃脘胀满不舒6年余"来诊。现症：胃脘痞塞，胀痛不舒，呃逆，口苦，食少纳呆，大便溏，食冷后即肠鸣。舌暗，苔黄腻，脉弦滑。中医诊为胃脘痛。

辨证：土虚木乘，上热下寒。

治法：疏肝健脾，清热祛寒。

用药：半夏15g，黄连10g，干姜10g，黄芩10g，党参10g，茯苓15g，佛手10g，香橼10g，枳壳10g，甘草10g。

5剂，水煎600mL，分早、中、晚3次温服，日1剂。

2剂后病大减，5剂病即痊愈。

按语：依据舌、脉、症分析，辨证为土虚木乘、上热下寒证，病机与半夏泻心汤证相同，故可用半夏泻心汤加减治疗。患者呃逆为胃气上逆；口苦、苔黄腻为胃中有热；食少纳呆、肠鸣、大便溏为脾虚寒；口苦、胃胀痛、脉弦为肝郁犯胃化热所致。上方即在半夏泻心汤的基础上加入佛手、香橼以疏肝理气，和胃止痛；加入茯苓以健脾利湿；加入枳壳以降胃气。患者服5剂病即痊愈。

【病案4】李某，女，45岁，2005年4月15日初诊。

患者主因"食后胃脘胀满不舒半年"来诊。患者半年来常感食后胃脘胀满不舒，近1周尤甚，脘腹怕凉，受凉后则肠鸣易泄，泄后方舒，纳少，伴呃逆、嗳气，口中有臭味。舌尖红，苔黄腻，脉细滑。西医诊断为功能性消化不良。中医诊断为痞满。

辨证：寒热不调，胃气上逆，脾虚湿盛。

治法：辛开苦降，和胃降逆，健脾化湿。

用药：半夏10g，黄连10g，黄芩10g，厚朴10g，干姜10g，党参10g，炒白术15g，枳壳10g，木香10g，荷叶10g，甘草10g，焦三仙各10g。

3剂，水煎600mL，分早、中、晚3次温服，日1剂。

二诊（2005 年 4 月 18 日）：3 剂后食后胃胀减轻，纳增。上方又取 7 剂，药后而愈。

按语："功能性消化不良"是指胃和十二指肠功能紊乱引起的症状，经检查应排除引起这些症状的器质性疾病，主要症状包括上腹痛、上腹烧灼感、餐后饱胀和早饱症状之一种或多种，可同时存在上腹胀、嗳气、食欲不振、恶心、呕吐等。

"功能性消化不良"属于中医的"痞满""胃脘痛""嘈杂"等范畴，与饮食不节、情志因素及环境因素密切相关，以上各种因素皆可使脾胃的升降、纳化失常，进而出现心下痞满、胀痛、呃逆、嗳气等症。

此案依舌、脉、症，辨证为寒热不调、胃气上逆，治疗当以辛开苦降、和胃降逆为主，方用半夏泻心汤加减。上方中半夏、干姜辛开祛寒散结；黄连、黄芩苦以降泄而清热；党参、炒白术、厚朴、枳壳、木香、荷叶健脾理气化湿；焦三仙促进消食；甘草调和诸药。全方共奏辛开苦降，和胃降逆，健脾化湿之功。患者共服 10 剂而病愈。

【病案 5】周某，女，56 岁，2010 年 11 月 20 日初诊。

患者主因"间断胃脘部疼痛不舒 2 月"来诊。现症：胃脘部疼痛不舒，食后尤甚，伴呃逆，畏寒怕冷，大便溏。舌淡，苔白，脉弦细。查胃镜示：浅表性胃炎，十二指肠溃疡。中医诊为胃脘痛。

辨证：脾胃虚寒。

治法：健脾和胃。

用药：半夏 10g，黄连 6g，干姜 10g，党参 15g，炒白术 15g，甘草 10g，厚朴 10g，白及 15g，茯苓 10g，甘草 10g。

3 剂，水煎 400mL，分早、晚 2 次温服，日 1 剂。

二诊（2010 年 11 月 23 日）：症状减轻，胃脘仍怕凉。上方加桂枝 10g，黄芪 15g，白芍 10g。取 7 剂。药后诸症大减，先后又服上方 14 剂而病愈。

按语：半夏泻心汤虽是为寒热错杂之痞证而设，但是如增加辛温药之量，减少苦降药之量，进而做适当加减，又可治疗脾胃虚寒之证。此案即是半夏泻心汤去黄芩，加炒白术、厚朴、白及、茯苓而成。二诊时患者仍有胃脘怕凉，故加黄芪、桂枝、白芍，取"黄芪建中汤"之意。本案处方也可看成是半夏泻心汤合黄芪建中汤的加减方。另，白及一药有收敛止血，消肿生肌之功，现在药理研究表明其有抗溃疡作用，可促进消化道溃疡的愈合。

【病案6】韩某，女，59 岁，2009 年 5 月 19 日初诊。

患者主因"间断性胃脘部疼痛 5 年，加重 1 周"来诊。患者 5 年来间断出现胃脘部疼痛，呈隐痛，进食后疼痛消失，间断服药，尚能控制。近 1 周来胃脘部疼痛呈加重趋势，遇冷痛重，食后疼痛能缓解，伴有呃逆，反酸，乏力，大便溏，呈浅黑色。舌质暗淡，舌尖红，苔薄白，脉弦细。胃镜示：胃溃疡伴活动性出血。

辨证：脾胃虚寒，胃气上逆，气不摄血。

治法：温阳散寒，和胃降逆，收敛止血。

用药：姜半夏 10g，厚朴 10g，黄连 5g，党参 30g，干姜 10g，炙甘草 10g，白及 15g，炒白术 15g，茯苓 15g，三七粉 5g（冲服），海螵蛸 15g。

7 剂，水煎 600mL，分早、中、晚 3 次温服，日 1 剂。

二诊（2009 年 5 月 28 日）：服上药后胃脘部已不痛，大便变黄，无呃逆，偶有反酸，纳食欠佳。上方加煅瓦楞子 15g，鸡内金 10g。取 14 剂。

三诊（2009 年 6 月 15 日）：诸症消失。前方又取 14 剂。

之后患者又以上方取药 14 剂，后复查胃镜，胃溃疡愈合。

按语：消化性溃疡主要指发生于胃和十二指肠的慢性溃疡，是一多发病、常见病。临床表现以上腹部疼痛为主，可伴有反酸、嗳气、上腹胀等症状。消化性溃疡属于中医的"胃脘痛""腹痛"范畴。病因多与脾胃虚弱、饮食不节、服用刺激药物、饮酒、情志因素等有关。病机特点为本虚标实，本虚为脾胃虚弱，标实为寒、热、瘀血、气滞等。

此案患者依据舌、脉、症，辨证为脾胃虚寒、胃气上逆证，治疗当以温阳散寒、和胃降逆为主。上方即用半夏泻心汤去黄芩，减黄连之量，加护膜止血之三七、白及，健脾之白术、茯苓，制酸之海螵蛸而成，全方具温阳散寒、和胃降逆、收敛止血之功。二诊时加瓦楞子增强制酸之力，加鸡内金以助消食。患者共服 50 余剂而病愈。

【病案 7】 赵某，女，49 岁，2013 年 7 月 14 日初诊。

患者主因"胃脘部胀满不舒 2 年"来诊。半年来胃脘时有不舒，食后尤甚，纳食较前减少，伴有呃逆，口苦，口臭，大便偶有黏滞不畅。舌质暗，尖红，苔黄腻，脉沉滑。胃镜示：慢性浅表萎缩性胃炎。病理示：部分腺体轻、中度非典型增生。

辨证： 寒热不调，胃气上逆。

治法： 清热养阴，和胃降逆。

用药： 半夏 10g，黄连 6g，黄芩 10g，干姜 10g，厚朴 10g，党参 10g，炙甘草 10g，当归 15g，莪术 10g，赤芍 10g，川芎 10g，桃仁 10g，红花 10g，薏苡仁 15g，荷叶 10g，生姜 3 片，大枣 3 枚。

7 剂，水煎 600mL，分早、中、晚 3 次温服，日 1 剂。

二诊（2013 年 7 月 21 日）：胃脘胀满，呃逆及口苦、口臭均减轻，纳食仍不多。上方加焦三仙 10g，香附 10g。取 14 剂。

三诊（2013 年 8 月 10 日）：诸症皆失，前方又取 14 剂。

之后上方稍作加减，前后治疗 4 个月，复查胃镜转为慢性浅表性胃炎。

按语： 萎缩性胃炎指胃黏膜上皮和固有腺体萎缩，数目减少，胃黏膜变薄，黏膜基层常见增厚的病理改变。胃黏膜常伴有炎症反应、肠上皮化生及不典型性增生，是消化系常见的疾病之一。临床表

医话篇

现主要有上腹部胀满，疼痛不舒，嗳气，食欲不振等，重者可见消瘦、贫血等。对于胃黏膜肠上皮化生及不典型增生者，癌变率增高。

萎缩性胃炎属于中医的"痞满""胃脘痛""嘈杂"等范畴。病因多为饮食偏嗜、恣食肥甘、暴饮暴食、生活习惯、环境因素等。病机为脾胃不和，升降失调而致寒、热、湿、痰浊、食滞，瘀血阻滞中焦，致使胃气失和，胃络瘀阻、胃失濡润。其中胃虚为本，痰、湿、寒、热、食滞、瘀血为标。西医对本病无特效的治疗办法，中医学依据以上病因、病机，针对个体进行辨证论治，多数可以取得满意的疗效。

此案患者依据舌、脉、症，诊为寒热不调，胃气上逆证，治以半夏泻心汤。又，《临证指南医案·胃脘痛》曰："初病在经，久痛入络⋯⋯凡气既久阻，血亦应病，循行之脉络自痹，而辛香理气、辛柔和血之法，实为对待必然之理。"可见，胃脘久病，胃络必瘀，辛香理气、辛柔和血实为对证之法。故上方中以半夏泻心汤合桃红四物汤加减治疗，历时4个月而渐愈。

一般而言，病情轻浅、瘀血不重者，用一般的活血和血之药对证治疗即可，但对于病情既久，瘀血较重者，应酌加乳香、没药、地龙、水蛭等药，否则，病重而药轻，不能取效。

【病案8】斯某，女，46岁，2012年2月27日初诊。

患者主因"间断胃脘部疼痛20余年"来诊。平素喜暖恶寒，手脚凉，时便溏，偶有心悸，气短。3个月前因受凉胃痛较前加重，胀满，时有烧灼感，纳食欠佳。舌淡，苔白，脉沉。查体：胃脘部喜按，压之不舒。胃镜示：慢性浅表性胃炎，幽门口炎。

辨证：脾阳虚弱，心气不足。

治法：健脾和胃，养心安神。

用药：半夏10g，川黄连6g，干姜10g，枳实10g，延胡索10g，郁金10g，党参15g，茯苓15g，香橼10g，佛手10g，砂仁

10g，甘草 10g。

7 剂，水煎 600mL，分早、中、晚 3 次温服，日 1 剂。

二诊（2012 年 3 月 5 日）：胃脘已不作痛，偶有脘满，纳呆，上方加焦三仙各 10g。又进 7 剂。

三诊（2012 年 3 月 16 日）：诸症减轻明显，胃脘部无不适，纳寐尚可，喉中感觉有痰，舌稍红，苔白。上方加浙贝母 15g。又取 7 剂。药后而愈。

按语：患者平素喜暖恶寒、便溏、纳食不佳，为脾阳虚；心悸、气短、手脚凉可诊断为心阳不足；胀满，烧灼感为脾胃不能消谷运化；舌淡，苔白，脉沉为心脾两虚之征象。故治以健脾和胃，养心安神为主。上方中党参、茯苓、甘草补益心脾；干姜、半夏温中降逆；延胡索、郁金、砂仁、枳实理气消胀；香橼、佛手理气化湿；黄连反佐；甘草调和诸药。二诊中患者偶有脘满，纳呆，加焦三仙以消食助运。三诊中患者喉中有痰，舌质稍红，为有痰热之象，故加浙贝母以清热化痰。患者共服 20 余剂而痊愈。此方也可看成是"半夏泻心汤"的加减方。

（四）小结

综上分析和医案可知，半夏泻心汤及其类方在临床中确实应用广泛，尤其在治疗脾胃病上，更是应用广泛。我们在临证时需要把握半夏泻心汤及其类方（生姜泻心汤、甘草泻心汤、干姜黄芩黄连人参汤）的病机关键，即寒热错杂、湿热互结、胃逆脾虚，简而言之，就是本虚标实之证，本虚为脾虚，标实为寒热错杂或湿热互结。我们在临证时应遵仲景之意，巧妙使用泻心汤类方加减治疗，如脾虚重者，可以加炙甘草及党参之量；里热重者，可以加重黄连之量；夹有食滞或胁下有水气者，加生姜；脾虚气逆者，去黄连、黄芩，加旋覆花、代赭石等。依法而治，多能取得满意的疗效。

医话篇

大柴胡汤加减治胆囊炎

胆囊炎属中医学胁痛、胆胀的范畴，《灵枢·胀论》谓："胆胀者，胁下痛胀，口中苦，善太息。"对胆囊炎的病位、证候特点做了扼要释义，其病位主要在肝胆，其病因、病机为肝气郁结，气滞血瘀，湿热蕴结肝胆，胆气不和，上逆为患。临床以气滞、血瘀、湿热错杂实证多见。

陈宝贵教授临证用大柴胡汤加减治疗，疗效显著，现介绍如下：

用药：柴胡、黄芩各 12g，半夏 9g，大黄 3g（后下），白芍、厚朴各 10g，金钱草 15g，甘草 3g，生姜 5 片为引。

水煎服，日 1 剂。

功效：疏肝利胆，通腑泄热。

方解：本方系小柴胡汤去人参、甘草，加大黄、枳实、芍药而成，亦是小柴胡汤与小承气汤两方加减而成，是和解与泻下并用的方剂，主治少阳阳明合病，仍以少阳为主。症见寒热往来、胸胁苦满，表明病变部位仍未离少阳；呕不止与郁郁微烦，则较小柴胡汤证之心烦喜呕为重，再与心下痞硬或满痛、便秘或下利、舌苔黄、脉弦数有力等合参，说明病邪已进入阳明，有化热成实的热结之象。在治法上，病在少阳，本当禁用下法，但与阳明腑实证并见的情况下，就必须表里兼顾。《医方集解》说："少阳固不可下，然兼阳明腑实则当下。"方中重用柴胡为君药，配臣药黄芩和解清热，以除少阳之邪；轻用大黄配枳实以内泻阳明热结，行气消痞，亦为臣药。芍药柔肝缓急止痛，与大黄相配可治腹中实痛，与枳实相伍理气和血，以除心下满痛；半夏和胃降逆，配伍大量生姜，以治呕逆不止，共为佐药。大枣与生姜相配，能和营卫而行津液，并调和脾胃，用为佐使。总之，本方既不悖于少阳禁下的原则，又可和解少阳，内泻热结，使少阳阳明病得以双解，可谓一举两得。

【病案】王某，男，45岁，干部，2010年7月2日就诊。

主诉：突发上腹部疼痛2小时。

现病史：患者突发上腹部饱胀疼痛，痛不可触，伴恶寒，发热，时时欲呕，大便干结，小便短黄，左上腹有8cm×6cm大小之肿物，按之较硬，有结节感，舌红，苔薄黄而腻，脉弦滑。B超报告：急性胰腺炎，胆囊炎，胆囊内沙粒样结石。

西医诊断：急性胰腺炎，胆囊炎，胆结石。

中医诊断：腹痛。

辨证：肝胆郁热。

治法：疏肝利胆，通腑泄热。

用药：柴胡、黄芩各12g，半夏9g，大黄3g(后下)，白芍、厚朴各10g，木香10g，金钱草15g，甘草3g，生姜5片为引。

水煎服，日1剂。

服1剂后，疼痛缓解，大便得通，诸症均有所减轻。继以原方出入，服至7剂，恢复如常人。B超复查:肿块消失，胰腺大小正常，胆囊内沙石明显减少。随访年余，疗效稳定。

按语：《金匮要略》指出："诸黄腹痛而呕者，宜柴胡汤。"胆为六腑之一，以通为顺，故宜用大柴胡汤。大柴胡汤原治邪郁少阳，兼阳明里实证。现代药理研究证实，大柴胡汤有保肝、利胆、抗炎、解热等作用。药理研究证实白芍配木香有增加胆囊收缩、蠕动的功能，金钱草清肝胆湿热，可增加胆汁流量，促进胆汁分泌，诸药配伍，使郁热清透宣泄，肝胆得以疏泄条达，共奏疏肝利胆，理气活血，通络止痛之功。

陈宝贵教授指出：大柴胡汤除用于治疗传统医学中的少阳阳明病外，通过适当加减还用以治疗急性胰腺炎、胆汁反流性胃炎等脾

医话篇

胃疾病。急性黄疸型肝炎加茵陈、栀子、板蓝根。慢性肝炎加茯苓、白术、丹参、广木香、延胡索。慢性胆囊炎去大枣，加鸡内金、郁金、海金沙、延胡索、金钱草。此外，胆囊炎患者的合理饮食是控制慢性胆囊炎复发的关键，高脂饮食可加重胆囊的负荷而诱发疾病，故应做到饮食有节，以清淡、易消化的饮食为主。患者应保持愉悦平静的心态，即所谓"调情志"，这对预防胆囊炎的复发有着至关重要的意义。

❧ 茵佩郁兰汤治疗黄疸 ❧

茵佩郁兰汤是张锡纯关门弟子柳学洙老师的经验方，柳学洙老师深得张氏治方之妙，并自拟有效方多首，此方便是其中之一。茵佩郁兰汤由茵陈 20g，佩兰 10g，郁金 10g，板蓝根 30g 组成，用于治疗黄疸，效果显著，陈宝贵教授作为柳学洙老师的得意门生，深得此方的应用之妙。方中茵陈据《神农本草经》载："味苦，平。主治风寒湿热邪气，热结黄疸。"《名医别录》："微寒，无毒。主治通身发黄，小便不利。"《医学衷中参西录》："善清肝胆之热，兼理肝胆之郁，热清郁开，胆汁入小肠之路毫无阻隔也。"故此方以茵陈为清热利湿退黄之主药，板蓝根清热解毒为辅药。佩兰芳香化浊，健脾醒胃，除脘闷、呕恶，《神农本草经》载："味辛，平，主利水道，杀蛊毒，辟不祥。"《本草衍义补遗》："盖其叶能散久积陈郁之气，甚有力，入药煎煮用之。"郁金入肝、胆二经，行气解郁，利胆退黄，《本草备要》载："凉心热，散肝郁，下气破血，行滞气，亦不损正气；破瘀血，亦能生新血。"《得配本草》："辛、苦，寒。入手少阴、厥阴经。凉心，散郁，破血下气。治血气心腹诸痛。"四味共用，具有显著的清热利湿退黄作用。胸满腹胀者加槟榔 10g，焦山楂 10g，厚朴 10g；腹满便秘者加大黄 8g，栀子 6g；胁痛者重用郁金，再加丹参、生麦芽；湿盛者加薏苡仁 20g，滑石 10g；呕吐者加半夏 10g，竹茹 10g；阴黄者见肤色晦暗，肢体逆冷，加附子 6g，干姜 6g；小便不利者加猪苓 10g，泽泻 10g，桂枝 10g；伴胆石症者加金钱草、海金沙、鸡内金。

【病案】张某，女，31 岁，2010 年 6 月 18 日就诊。

患者面目鲜黄，尿如浓茶，身痒，发热，腹胀，纳呆，厌油腻，时有恶心，周身乏力，右胁胀痛，舌红，苔黄腻，脉滑。查肝功能：谷丙转氨酶 607U/L，直接胆红素：62μmol/L，总胆红素：132μmol/L 。

西医诊断：乙型病毒性肝炎。

中医诊断：黄疸（证属湿热中阻）。

治法：清热利湿退黄。

处方：茵佩郁兰汤加味。

用药：茵陈 20g，佩兰 10g，郁金 10g，板蓝根 30g，滑石 10g，薏苡仁 20g，连翘 15g，金钱草 30g，槟榔 10g，甘草 10g。

7 剂，水煎服。日 1 剂。

二诊（2010 年 6 月 25 日）：药后黄稍退，每日下午腹胀较重，原方加藿香 10g，陈皮 10g，7 剂，水煎服，日 1 剂。

三诊（2010 年 7 月 1 日）：诸症已消。查肝功能：谷丙转氨酶：126U/L，直接胆红素：31μmol/L，总胆红素：51μmol/L。原方再进 7 剂。

四诊（2010 年 7 月 8 日）：患者已无症状，原方再进 7 剂以巩固疗效。

医话篇

痛泻要方加减治疗慢性泄泻

【病案】周某，男，50岁，2010年4月9日就诊。

患者诉便溏伴肠鸣9年余。患者于2001年胆囊摘除术后，大便经常溏泄，小腹隐痛，屡经中西医治疗，症状时有反复。现自诉大便溏而不实，日行三四次，无黏液、脓血，时有肠鸣，便前小腹隐痛，便后则缓。患者平素精神紧张，工作繁忙，压力较大。舌质淡红，舌苔薄白，脉弦。

西医诊断：胆囊切除术后。

中医诊断：泄泻（证属肝脾不和）。

治法：抑肝健脾。

处方：痛泻要方加减。

用药：白芍10g，白术10g，陈皮10g，防风10g，山药15g，茯苓 15g，甘草3g，藿香10g，鸡内金10g，薏苡仁30g，焦三仙各15g，黄连3g。

14剂，水煎服，每日1剂，分2次服。

二诊(2010年4月23日)：服药14剂，药后大便成形，日行1～2次，腹痛、肠鸣消失，胃气尚和，眠食尚可。观其舌淡红，舌苔薄白，微腻，诊脉小弦。治疗有效，效不更方。继服20剂，患者大便日行1次，无特殊不适。

按语：痛泻要方有抑肝扶脾之功，适用于肝旺脾虚所致之肠鸣腹痛、大便泄泻等症，如《医方考》所云："泻责之脾，痛责之肝，肝责之实，脾责之虚，脾虚肝实，故令痛泻。"本方用白芍抑肝柔肝，白术健脾化湿助运，陈皮行气化湿醒脾，防风散肝醒脾。四药合用，扶脾土而泻肝木，气机畅则痛泻止。本案患者平素工作紧张，肝失疏泄，加之胆囊切除术时情绪不宁，有种种顾虑及恐惧心理，以致肝郁加重。工作繁忙，脾气受伐，加之久泄，脾气益亏，终致肝郁脾虚，症见便溏不实，肠鸣腹痛。山药、茯苓、薏苡仁等健脾止泻；而黄连、藿香则是陈宝贵教授治疗慢性泄泻的常用之品，谓："黄连可清肠中潜在之湿热""藿香气味芳香，化湿止泻"。此方对本案胆囊切除术后肝郁脾虚、夹有湿邪之久泻效果显著。

❀ 脾胃病从肝论治 ❀

肝属木，主藏血与疏泄条达，脾胃属土，主受纳运化，肝与脾胃木土相克，肝若疏泄条达正常，既可助脾运化，使清阳之气生发，又可助胃受纳腐熟，使浊阴之气下降。正如《素问·宝命全形论》所谓"土得木而达"。七情郁结最易伤肝，一旦肝有病变，则易影响脾胃。反之，中焦受病也会导致土壅木郁或土虚木贼而出现病情加重、肝气失调之征。

肝病多由情志变化、恼怒忧郁引起，尤其女性，因生理、心理特点，更易致肝之疏泄太过或不及而导致肝脾（胃）病变。疏肝和胃法是治疗脾胃病的一个重要方法，是消除胃痛的基本方法。叶天士云："肝为起病之源，胃为传病之所。"肝气犯胃所致的脾胃病主要表现为胃脘胀痛，以胀为主，或攻窜两胁，或痛处不定，或胃脘痞满，恼怒生气则发作或加重，胸闷，善太息，嗳气则舒，纳呆，腹胀，排便不畅，舌苔薄白或薄黄，脉弦。若肝气郁结，日久化热，气火上逆，邪热犯胃则致胃脘灼痛，心烦易怒，头痛，头胀，目赤，口苦，胁肋灼痛，泛酸嘈杂，舌苔薄黄，脉弦数。

治疗此类病症以通为用，以和为贵，常用药物有柴胡、枳壳、芍药、陈皮、青皮、川芎、香附、甘草、丹皮、栀子等。柴胡主散能升，长于舒展气机，疏解郁结，能引诸药入肝。枳壳行气导滞，与柴胡相配，一升一降，舒肝胃，导壅滞。芍药柔肝缓急，配甘草，能缓急止痛和中；与柴胡相配，调肝护阴，刚柔相济，相辅相成，既除芍药之腻，又解柴胡之燥，体用兼顾，互为制约。川芎为血中之气药，善于行散，开郁止痛。香附、陈皮、青皮行气疏肝理脾，合用丹皮、栀子以增苦降泄热、凉血安胃之功。若腹胀痛甚加延胡索、沉香、郁金；嗳气频作加旋覆代赭汤；腹中胀满加厚朴、槟榔；胸中痞闷加佛手、香橼、瓜蒌等；呕恶加半夏、竹茹；吞酸加海螵蛸、煅瓦楞子。

现代药理学研究证实，枳实、木香、槟榔等药可加强胃肠道收缩，治疗纳呆、呕恶、便秘等消化功能低下和胃肠运动减弱的见症。陈皮、香附、吴茱萸等药能抑制胃肠道运动，治疗呃逆、溏泄、胃肠绞痛等症。陈皮、枳实、佛手、沉香等药能够促进胃液分泌，治疗消化不良等症。枳实、厚朴、木香等有兴奋和抑制胃肠道运动的双向作用。

【病案 1】陈某，女，56 岁，2013 年 7 月 5 日就诊。

患者就诊时胃脘胀满疼痛，胸闷气短，善太息，无心悸汗出，无反酸烧心，无恶心呕吐，舌暗淡，苔薄白，脉弦细。

中医诊断：胃脘痛（证属心脾两虚，肝气郁结）。

治法：疏肝解郁，补益心脾。

用药：柴胡 10g，郁金 10g，半夏 10g，砂仁 6g，槟榔 10g，厚朴 10g，沉香 6g，菖蒲 30g，甘草 10g。

14 剂，水煎服，日 1 剂，早晚分服。

方中柴胡为君，疏肝解郁；半夏为臣，取其辛开疏散之意，合郁金、沉香行气止痛；槟榔、厚朴行气散结，消胀满；砂仁、菖蒲开窍醒胃，激发胃肠功能，共为佐药；甘草调和诸药。14 剂而愈。

【病案 2】徐氏，女，42 岁，2012 年 9 月 13 日就诊。

患者诉平素易怒，此前因与人争吵生气后不思饮食，嗳气吞酸，食后尤甚，口苦，两胁胀痛，大便不畅，舌红，苔黄厚腻，脉弦数。

中医诊断：胃痞（证属肝郁化火，中焦失运）。

治法：疏肝清热，健脾理气。

用药：郁金10g，半夏10g，枳壳10g，厚朴10g，焦三仙各10g，莱菔子10g，沉香6g，佛手10g，香橼10g，鸡内金10g，荷叶10g，甘草10g，竹茹10g，栀子10g。

7剂，水煎服，日1剂。

此方应用疏肝郁、清肝热、和脾胃、消积滞等药，尤其以大量疏肝药物为主，起到调畅气机、恢复脾胃升降功能的作用，而方中用到荷叶，是以提振胃气。诸药共奏疏肝清热，健脾理气之用。5剂而愈。

【病案3】袁氏，男，45岁，2011年6月26日就诊。

患者诉胃脘部胀满不适，食后为甚，纳呆，呕恶，口干，口苦，恶风，便溏，每日三四次，舌苔黄厚腻，脉沉弦滑。

中医诊断：胃脘痛（证属脾虚肝郁，胃气上逆）。

治法：疏肝健脾，和胃降逆。

用药：防风10g，柴胡10g，半夏10g，黄连10g，厚朴10g，槟榔10g，沉香6g，木香10g，陈皮10g，佛手10g，香橼10g，砂仁6g。

水煎服，日1剂。

此方君药防风、柴胡合用，共奏疏肝理脾之功；臣药半夏、黄连寒热并用，辛开苦降，消痞散结；余药为佐，共奏行散开郁、健脾和胃之效。7剂而愈。

按语：以上三案重在治肝，调畅气机，达到疏理脾胃的目的，即所谓治肝可以安胃是也。我们临证中遇到与肝胃有关的疾病很多，疏肝和胃为常用之法。但是应注意此类疾病也不可一味只是疏肝和胃，治疗时应根据病情审慎辨证，随证立法，这才是治病必求于本的真谛。

医话篇

中药治疗水肿验案

水肿的病机，主要与肺、脾、肾三脏及三焦对水液代谢功能的失调有关。由于外邪侵袭，肺之治节、肃降失司，可以出现面部水肿，或加重原来脾、肾两虚所引起的水肿；脾虚不能运化，则水湿潴留，也可以水肿；肾虚不能化气，亦可水湿潴留而肿，故《景岳全书·肿胀》说："凡水肿等证，乃肺、脾、肾相干之病，盖水为至阴，故其本在肾；水化气，故其标在肺；水唯畏土，故其制在脾。"三焦为水液运行之道路，三焦气化的正常与否，直接与肺、脾、肾三脏的功能有关。肝主疏泄，肝气失于条达，亦可使三焦气机壅塞，决渎无权，而致水湿内停，间接地也与肝的功能有关。在水肿发生的过程中，临床上还要注意水、气、血三者的关系，气行则水行，气滞则水停。《金匮要略》言"血不利则为水"，《脉经·卷九》言"经水前断，后病水，名曰血分""先病水，后经水断，名曰水分"，说明血能病水，水能病血。实际上水与气血的关系，反映了肝与水液代谢的关系，肝气条达，则无气滞，亦不会产生瘀血；肝失疏泄，气机不畅，气滞血瘀，则可产生水肿。

【病案】张某，男，22岁，2012年1月7日就诊。

患者因双下肢水肿2月余，2011年10月就诊于武清人民医院，住院1周，症减，即转天津总医院做肾穿等检查，化验结果显示：24小时蛋白尿：6247.2mg/24h；尿常规示：蛋白（++），潜血（+）。诊断：肾病综合征，原发性肾病综合征，不典型膜性肾病，亚临床甲状腺功能减退。予以泼尼松及抗凝、利尿、保肾等治疗2周，双下肢水肿明显减轻。为求中西医结合治疗，特来我院我科就诊。刻诊见：双下肢略水肿，舌暗，苔白，脉沉。

中医诊断：风水水肿。

治法：祛风利水益肾。

用药：麻黄10g，连翘15g，桑白皮15g，益母草20g，白茅根30g，防风10g，车前子15g（包），浮萍15g，丹参15g，女贞子15g，旱莲草15g，土茯苓40g，山萸肉15g，甘草10g，赤小豆30g。

14剂，水煎服。日1剂，早晚分服。

二诊（2012年1月28日）：复查尿常规：蛋白（++），潜血（++），舌红，苔白腻，脉沉迟。前方加牛蒡子10g，金银花15g，继服14剂。

三诊（2012年2月11日）：复查尿常规：潜血（+），蛋白（++），腿已不肿，患者诉服用激素量已从原来的5片减至2片。

按语：本病患者由于体虚感受风邪，邪客肌表，内舍于肺，肺失宣降，水道不通，风水相搏，风遏水阻，泛滥肌肤而发为水肿。方中麻黄连翘赤小豆汤治风水水肿；桑白皮宣降肺气，复其肃降；益母草、白茅根利水消肿；防风祛表邪；浮萍祛表皮水肿；土茯苓治疗肾病疗效确切；女贞子、旱莲草、山萸肉补肾。诸药配伍，共奏祛风利水益肾之效。

❀ 中药治疗睾丸炎验案 ❀

【病案】 林某，男，44岁，2013年2月4日就诊。

患者自诉常常出现睾丸疼痛近1个月，并向腹股沟放射，有明显的下坠感觉，睾丸肿大、压痛非常明显，阴囊皮肤红肿，舌暗，苔薄黄，脉沉。

中医诊断：睾丸炎（证属湿热下注）。

治法：清热燥湿，消肿止痛。

用药：川楝子 10g，黄柏 10g，草薢 15g，苍术 15g，薏苡仁 30g，蒲公英 15g，乌药 10g，小茴香 10g，橘核 10g，荔枝核 10g，元胡 10g，王不留行 15g，刘寄奴 15g。

7 剂，水煎服，日 1 剂，早晚分服。嘱患者每晚睡前用药渣煎水熏洗患处。

1 周后复诊诉疼痛明显减轻，仍感坠胀不适，继服上方 14 天。复诊诉诸症明显好转，继续服用上方，嘱其平时注意个人卫生，适当多喝白开水，忌辛辣、刺激、油腻食物。应该多吃新鲜的蔬菜与瓜果，增加维生素 C 等成分的摄入，以提高身体的抗炎能力。少吃猪蹄、鱼汤、羊肉等所谓的"发物"，以免因此引起发炎部位分泌物增加，导致炎症进一步浸润、扩散和加重症状，随访患者自诉已痊愈。

按语：上方中川楝子、黄柏、草薢、苍术燥湿行气；蒲公英清热；乌药、小茴香、橘核、荔枝核理气止痛；王不留行、刘寄奴活血消肿。诸药合用，共奏清热燥湿、消肿止痛之效。

补肾通利治疗肾结石

肾结石是临床常见病之一，临床以腰部绞痛，掣引腹痛，排尿不畅为特征，有时可伴血尿。肾结石是指钙、草酸、尿酸等晶体物质与基质 A、酸性黏多糖等有机物质因各种原因沉淀、潴留于肾，持续积累形成的结石。中医属"腰痛""淋证"等范畴。古代医家大多数认为该病因膀胱有热所致，如《医宗金鉴·诸淋证治》指出："石淋者，有如沙石，膀胱蓄热而成，正如汤瓶久在水中，底结白碱也。"故清热利湿排石是治疗肾结石的一种常法。陈宝贵教授认为肾虚、气化不利是导致结石积聚不能排出的主要原因,因此从补肾入手,激发肾气,兼清热利水通淋,活血止痛。既加强排石作用,又可以减少结石的发生。

【病案】刘某,男,40岁,2012年3月15日就诊。

患者诉腰痛1月,突然加重2天。患者于1月前腰部酸痛,未予重视,于2天前突然出现右侧腰痛剧烈,疼痛难忍,放射至下腹部及会阴部。于我院行双肾彩色超声,多普勒示:右肾见强回声光团伴声影,大小约0.8cm×0.6cm,轻度积水。予以东莨菪碱10mg肌肉注射以解痉止痛,疼痛稍有缓解,3小时后疼痛复发。现患者右侧腰痛,小便通畅,舌胖,质暗,苔稍腻,脉弦滑。

西医诊断:右肾结石。

中医诊断:腰痛(证属肾虚血瘀水停)。

治法:补肾健脾,利水排石止痛。

用药:川续断15g,狗脊15g,金钱草30g,鸡内金15g,海金沙20g,冬葵子15g,车前子15g(包煎),泽泻15g,瞿麦15g,萹蓄15g,延胡索10g,薏苡仁30g,甘草10g。

7剂,水煎服,日1剂。嘱多饮水,多运动。

二诊(2012年3月22日):患者诉服药第三天疼痛缓解,仍时有疼痛,呈阵发性,10～20分钟可缓解,疼痛较前明显减轻;效不更方,嘱继服中药14剂。

2周后再次复诊:患者诉腰痛已完全消失。复查双肾彩超:双肾形态及输尿管未见明显异常,未发现结石。

按语:此病例根据临床表现、彩超可明确诊断为肾结石。依据舌胖,质暗,苔腻,予以补肾健脾,兼以活血止痛,利尿通淋法治疗,取得了明显的效果。方中川续断、狗脊性温,入肝肾经,补肝肾,强筋骨,治腰痛为主药。"三金"即金钱草、海金沙、鸡内金为临床治疗结石的有效之药,金钱草可利尿通淋,尤善消结石;海金

医话篇

沙利尿通淋止痛，《本草纲目》指出："治湿热肿满，小便热淋、膏淋、血淋、石淋、茎痛，解热毒气。"鸡内金不仅为消食健脾助运之品，且可消食化坚，《医学衷中参西录》言："鸡内金，鸡之脾胃也，其中含有稀盐酸，故其味酸而微温，中有瓷、石、铜、铁皆能消化，其善化瘀积可知。"加入冬葵子、车前子、泽泻、萹蓄、瞿麦以加强利水通淋之功，现代药理研究证明：车前子不仅有较强的抑制肾脏草酸钙结晶、沉积的作用，还可促进输尿管蠕动，善治输尿管结石；延胡索活血止痛；薏苡仁健脾利水，合甘草加强健脾之功，脾健则运化水湿之力加强，协助肾之气化作用，加强排石。全方以补肾健脾治其本，利水通淋、活血止痛治其标，从而达到治愈之目的。

❀ 红藤汤加味治疗阑尾炎验案 ❀

陈宝贵教授自拟红藤汤（药物组成：红藤 15g，蒲公英 15g，黄连 10g，木香 10g，甘草 10g）加味，治疗阑尾炎、克罗恩病，收到良好的效果，现介绍如下：

【病案】张某，女，21 岁，未婚 ，2010 年 7 月 14 日就诊。

患者诉腹痛、恶心 3 天，伴发热。3 天前不明原因上腹疼痛、恶心，在他处按急性胃炎治疗，疼痛不减且下移，遂来就诊。患者痛苦面容，走路时腰不敢挺起，小步缓慢而行，体温 38.4℃，右下腹有压痛、反跳痛，舌红，苔黄，脉数。无过敏史，既往健康。

西医诊断：急性阑尾炎。

中医诊断：肠痈（证属热毒蕴阻，气滞血瘀）。

治法：清热解毒，行气活血。

用药：红藤 15g，蒲公英 15g，炮姜 10g，延胡索 10g，木香

10g，枳壳 10g，川楝子 10g，当归 10g，佛手 10g，槟榔 10g，乌药 15g，陈皮 10g，砂仁 10g，甘草 10g。3 剂，水煎服，日 1 剂，早晚分服。

3 日后复诊，腹痛减轻，走路时腰能挺起，体温 36.5℃。后继服上方 4 剂配合消炎药治疗，患者体温恢复正常，腹痛消失，基本痊愈。

按语：红藤汤中红藤为君药，味苦，平，无毒，归肝、大肠经，有败毒清痈，活血通络之效。配伍蒲公英清热解毒，黄连苦寒燥湿，木香行气止痛，加槟榔、枳壳、川楝子、乌药行气止痛，陈皮、佛手、砂仁理气宽中。诸药合用，共奏清热解毒，行气活血之效。

❋ 红藤汤加味治疗克罗恩病验案 ❋

克罗恩病（CD），是一种慢性肉芽肿性炎症，病变可累及胃肠道各个部位，以末段回肠及其邻近结肠为主，呈穿壁性炎症，多呈节段性、非对称性分布。临床主要表现为腹痛、腹泻、腹部肿块、梗阻、肠瘘、肛门病变以及发热、贫血、体质下降、发育迟缓等全身症状。CD 的发病率及患病率以北美洲为最高，亚洲国家发病率低于欧美国家，近年来日本、韩国有迅速上升的趋势，我国尚无 CD 发病率与患病率的确切群体调查资料。CD 多见于青、中年，其病因及发病机制至今尚未明确，目前认为可能与遗传、免疫、感染、饮食、环境及心理因素有关。

中医古典医籍中无 CD 病名的记载，根据其证候表现可分属于"腹痛""泄泻""积聚""肠痈""肠结""肛痈""肛瘘""血证""虚劳"等范畴。

由于克罗恩病在我国比较少见，目前中医界公认的克罗恩病的病因为感受外邪、饮食不节、情志失调和脏腑亏虚。辨证分型有湿热内蕴型、寒湿困脾型、脾肾阳虚型、肝郁脾虚型和气滞血瘀型。

由于此病的病因不明、病位不固定、病理表现也很复杂，因此临床上不容易掌握其发展规律，但是根据此病的基本症状，运用中医辨证方法，分清气血寒热虚实还是有据可循的。

1. **辨寒热** 腹痛得热痛减，大便清稀，完谷不化为寒证；腹痛得寒痛减，大便黄褐而臭，泻下急迫，肛周脓液稠厚，肛门胀痛灼热为热证。

2. **辨虚实** 腹痛泻下，痛势急迫拒按，泻后痛减属实证；病程较长，腹痛隐隐，时作时止，痛时喜温喜按，神疲肢冷，肛周脓液稀薄，肛门隐隐作痛属虚证。

3. **辨气血** 腹部积块软而不坚，胀满疼痛为气滞；腹部积块明显，硬痛不移为血瘀。

【病案】何某，男，28岁，2011年9月1日初诊。

患者主因反复腹泻、腹痛3年，加重1周就诊。2年前因腹痛、腹泻入院，医院诊断为克罗恩病，住院治疗1个月后好转出院。每年八九月间发作，两年来反复发作3次。现患者神疲乏力，腹痛，腹泻，每天行七八次脓血样便。恶凉食，怕冷，纳差。舌淡暗，苔白，脉沉弱。

辅助检查：2010年9月1日肠镜示：全结肠多发性溃疡。2011年8月2日肠镜示：克罗恩病（活动期）。

西医诊断：克罗恩病（活动期）。

中医诊断：腹痛（证属热毒血瘀，气阴两虚）。

治法：清热解毒，益气养阴。

用药：蒲公英 30g，川黄连 10g，白头翁 15g，红藤 15g，荷叶 15g，木香 10g，太子参 20g，玉竹 20g，干姜 10g，砂仁 10g，甘草 10g。

14 剂，水煎服，日 1 剂。

二诊（2011 年 9 月 15 日）：每日大便次数减少至三四次，仍觉疲乏无力，加黄芪 20g，白术 15g，茯苓 15g，继服 14 剂。

三诊（2011 年 10 月 2 日）：每日大便次数减少至 2 次，已无脓血，但不成形，纳呆，舌苔白腻，加藿香 15g，焦三仙各 10g。继服 14 剂。

四诊（2011 年 10 月 18 日）：每日大便次数一两次，偶尔腹痛，怕冷，加补骨脂 15g，肉豆蔻 10g。继服 14 剂，经随访未再复发。

本方看似以大队苦寒清热解毒药为主，但实际上是以补气养阴为根本目的。患者腹泻七八次，标症较重，因此以蒲公英清热解毒，消痈散结；红藤清热解毒，活血，祛肠之内风；川黄连清热燥湿，厚肠止痢；白头翁为治热毒血痢之要药。此四味治标，目的在于控制住腹泻次数。荷叶利湿升阳止血；木香辛苦温燥，为治里急后重之要药；太子参、玉竹清补气阴；砂仁、干姜既佐制蒲公英、川黄连、白头翁、红藤之寒性，又可温脾止泻。全方标本兼治，初诊重在治标，因其神疲乏力、舌淡、脉沉弱知其非热证，乃泻下日久，气津两伤，则在大队清热止泻药中佐以温热的砂仁、干姜，乃去性取用之意，清补气津使阴液得充，津能载气，津液充则气有所依。陈教授认为久泻之人多虚，不可用过猛之药，恐其肠胃受损，应缓图之，首先当以补气津为要，以复其元气。标重可先治标，但必佐补气津之药，待标证得控，再视其寒热变化随证治之，方能收效。因此二诊加大补气之药量以巩固其正气，正所谓"正气存内，邪不可干"，偏于治本。标本兼治，重在激发人体正气，使人体发挥自愈功能。

医话篇

❧ 益胃汤治心病 ❧

临床上亦见心病与胃病同时出现，陈宝贵教授曾治一例如下。

【病案】王某，男，45岁，2009年6月12日就诊。

患者诉间断胸前区憋闷疼痛，按冠心病诊治，予以活血化瘀，扩张冠脉治疗，症状未见好转，后请陈宝贵教授会诊，陈教授查看患者舌红少津，无苔，脉细弱，咽干，口渴明显。

中医诊断：胃心痛（证属胃阴虚）。

治法：养阴益胃。

处方：益胃汤加减。

用药：沙参9g，麦冬15g，冰糖3g，细生地15g，玉竹4.5g。（用水500mL，煮取300mL，分两次服。所余药滓，再煮取200mL服。每日代茶饮。）

服用上方1周，其口渴、咽干症状基本消失，舌润苔显，胸痛症状明显改善。

❧ 麻黄附子细辛汤合瓜蒌薤白半夏汤治疗冠心病 ❧

麻黄附子细辛汤出自《伤寒论》。本方是为少阴阳虚兼表证（亦称太阳少阴两感证）而设。殊不知本方亦有治疗冠心病之功效。

【病案】王某，男，50岁，2012年11月10日就诊。

患者自诉平素时而自觉胸前悸动不安，间有心跳停止之感，伴见困倦嗜卧，精神不振，心前区闷痛。每于感受风寒后上述症状加重。经心电图检查，ST段轻度下降，频发室性早搏，提示心肌缺血、心律失常，诊为冠心病。因服西药胃脘嘈杂不适而延余诊治。见舌淡，有薄润白苔，脉结代。

中医诊断：胸痹（证属心肾阳虚，气血不和）。

治法：温经通阳。

处方：麻黄附子细辛汤合瓜蒌薤白半夏汤加味。

用药：麻黄 10g，炙附子 6g，细辛 3g，瓜蒌 30g，薤白 15g，半夏 10g，丹参 15g。

服 3 剂后，诸症有减，20 余剂后脉结代、心悸动消失，余症大有好转。继续治疗半个月，复查心电图正常。

麻黄附子细辛汤的作用主要是温通阳气，以使气血调达。凡属阳虚不达、阴寒阻滞、气血不和的病证，不论有无表证均可使用。

❧ 话痛风的中医辨证 ❧

痛风是嘌呤代谢障碍和（或）尿酸排泄障碍所致的血尿酸增高而引起的代谢性疾病。临床特点除高尿酸血症外，还表现为急慢性痛风关节炎、急慢性尿酸性尿路结石、痛风石和痛风结节，若未经适当的治疗，最终可发展为痛风性肾病和尿酸性肾石病，严重危害患者健康，降低患者的生活质量。痛风当属于中医学"痹证""白虎历节"的范畴。其基本病机是脾肾功能失调，脾虚或脾胃湿热，湿浊排泄减少，痰湿流注经脉关节内及脏腑。主要病理因素为湿浊、毒邪、痰瘀。病机以脾肾不足为本，湿浊热毒瘀血痰浊为标。病因不外乎内外两端，外因主要是风、寒、湿、热之邪结聚，乘虚侵入经脉，导致经脉痹阻、血行不畅、筋骨失养，故筋骨关节疼痛如掣。内因主要责之于先天禀赋不足、年高正气亏虚，或与过量饮酒、过

医话篇

食肥甘厚味及醇浆之品有关，使脾胃受损、湿浊内生、蕴久化热、湿热互结而致气血瘀滞，蕴结于关节，发为痛风；湿热煎熬津液，则致尿路结石、肾结石，属中医淋证、石淋、腰痛的范畴；久则损及脾肾，出现脾肾两虚、浊毒内蕴、瘀血湿热内结，可见腰痛、虚劳、水肿、关格之类。

【病案】安某，男，32岁。2010年9月11日初诊。

患者诉有高尿酸血症、痛风病史6年，现长期服用富硒茶排酸。纳可，寐欠安，小便量少，大便尚调，唇红，舌红，苔白，脉细。既往有肾结石病史。

西医诊断：高尿酸血症，痛风。

中医诊断：痹证（证属风湿阻络）。

治法：祛风除湿通络。

用药：老鹳草30g，透骨草30g，仙灵脾15g，威灵仙10g，羌活10g，川续断15g，狗脊15g，防风10g，泽泻15g，细辛3g，甘草10g。

水煎服，14剂，停服富硒茶。

二诊（2010年9月25日）：诸症同前，查舌尖红，苔薄白，加生地黄15g，清热凉血。

三诊（2010年10月9日）：诸症同前，诉近日时有腹泻，加茯苓20g，白术15g，健脾止泻，续服14剂。此后随症加减，理法同前，服药半年后停服中药，改中药外洗。药后随访，诸症痊愈。

🌼 乌头细辛汤治疗足跟痛 🌼

足跟痛临床并非少见。口服药效果不显，中药外洗能达到活血、祛邪、止痛之效。患者大多活动受限，痛苦异常。足跟一侧或两侧疼痛，不红不肿，行走不便，又称脚跟痛。该症是由于足跟的骨质、关节、滑囊、筋膜等处有病变而致。常见的为跖筋膜炎，往往发生在平素久立或行走者，由长期、慢性轻伤引起，表现为跖筋膜纤维断裂及修复过程中，在跟骨下方偏内侧的筋膜附着处有骨质增生及压痛，侧位 X 线片显示跟骨骨刺。但是有骨刺不一定有足跟痛，有跖筋膜炎不一定有骨刺。中医学认为，足跟痛多属肝肾阴虚、痰湿、血热等。肝主筋，肾主骨，肝肾亏虚，筋骨失养，复感风寒湿邪或慢性劳损可导致经络瘀滞，气血运行受阻，使筋骨肌肉失养而发病。治疗上多用滋补肝肾、益气养血、祛风除湿、蠲痹通络等法，运用得当，均可获效。陈宝贵教授经临床实践，将祛寒、活血、止痛之乌头细辛汤用于治疗本病，取得了较好的疗效。

【病案】杨某，女，38 岁，2013 年 2 月 13 日就诊。

患者诉足跟痛月余，走路时疼痛尤甚，伴腰膝酸软，疲乏无力，舌苔薄白，脉沉细。经 X 线检查两足跟骨未见异常。

中医诊断：足跟痛（证属风寒湿入络）。

治法：祛风散寒除湿。

处方：乌头细辛汤加减。

用药：川乌 15g，细辛 10g，威灵仙 30g，冰片 3g（冲兑），草乌 15g，川芎 30g，透骨草 30g。

水煎外洗，每日 1～2 次，每次 30 分钟。

按语：本方川乌、草乌、威灵仙祛寒；川芎、透骨草活血；细辛、冰片止痛。以药外洗，直达病所，如鼓应桴，效果甚佳。

风邪重者可酌加防风、羌活等；寒邪重者可酌加附子、肉桂、小茴香等；湿邪重者可酌加苍术、薏苡仁等；瘀血重者可酌加丹参、桃仁、红花、乳香、没药等。

医话篇

健脾升清法治验

【病案】李某，男，48岁，2010年7月21日就诊。

患者诉中脘痞胀，形寒便溏，面色㿠白少华，肢软乏力，舌淡，苔薄腻，脉细。素有肝炎及胃窦炎病史多年。

中医诊断：胃痞（证属湿滞脾胃）。

治法：燥湿健脾，行气和胃。

处方：平胃散加味。

用药：升麻6g，苍术10g，白术10g，半夏10g，陈皮10g，沉香5g，香橼10g，枳壳10g，大腹皮10g，佛手10g，甘草10g。

7剂，水煎服，早晚分服。

二诊（2010年7月28日）：药后腹胀已消，诸症遂减，再以升清泄浊法鼓舞中州，升麻加至10g，继服7剂，诸症消除。

按语：脾为太阴，职司运化，喜燥恶湿，故风寒湿外受，或阳衰寒湿内生，每致太阴之阳受伤，不能运布中阳，阴寒盘踞，中焦滞钝而成湿邪壅塞，阳失布散之虚寒证。常表现为腹胀，纳减，便溏，形寒肢冷，面色㿠白，舌淡，脉细，甚则脾不统血而成黑便。治脾之药宜动宜刚，忌阴腻静药。陈宝贵教授平素喜用附子理中汤、小建中汤等方。且脾胃同居中州，是升降运动之枢纽，脾虚则清气不得宣散生发，浊气凝结而致气机停滞沉降。即《黄帝内经》所谓"清气在下，则生飧泻，浊气在上，则生䐜胀"是也，治疗当崇李东垣的"升降"之说，强调脾阳之生发，临床尤喜以"升麻、苍术"同用，以升麻之轻而气味俱薄者，引脾胃之气上腾，复其本位，便能升浮以行生长之令矣。常配半夏、白术、茯苓、陈皮之品，胀甚则加檀香、砂仁、枳壳。该例湿浊本重，壅阻中焦，脾阳被困，清气当升不升，浊阴当降不降，可知病机非独在胃，当究之于脾。故方用升麻为君，以行升阳之令，配苍术、白术以健脾燥湿，如此则"调中之剂得升清之品而中自安，健脾之方得燥湿之品而效益倍。此用药相须之妙也"。

❧ 舌辣奇症治验 ❧

【病案】 霍某，女，64 岁。2010 年 2 月 21 日就诊。

患者诉舌辣半年，半年前无明显诱因出现口中灼热，舌辣难忍，时有麻木感，口中干燥，纳差，寐安，大便五六日一行，舌淡暗，苔薄白，脉滑数。以往曾查胃镜示：慢性浅表性胃炎。

中医诊断：舌辣（证属胃火上炎）。

治法：清热安中。

用药：半夏 10g，黄连 10g，甘草 10g，大黄 10g，竹茹 15g，赤芍 10g，白芍 10g，郁金 10g，栀子 10g，干姜 10g。

14 剂，水煎服。补肾安神胶囊，2 粒／次，3 次／日；麦滋林，1 袋／次，3 次／日；胃仙优，1 片／次，3 次／日。

二诊（2010 年 3 月 5 日）：诸症同前，查舌暗，加丹参 15g 以活血祛瘀。

三诊（2010 年 4 月 2 日）：口中灼热减轻，服药后舌辣减轻，近 1 周有受凉病史，觉胃中胀满不适，上方减竹茹，加香橼、佛手各 10g，疏肝理气，和胃宽中。

四诊（2010 年 4 月 16 日）：舌辣症消失，现大便稀溏，舌暗，苔白腻。上方加枳壳 10g，陈皮 10g，党参 15g，服 14 剂。

按语：舌边奇辣一症，临床比较少见。辨证依据中医理论中五行分类的方法，五味归属于五脏，肺味辛。再按舌体部位划分脏腑，其舌边属肝胆，结合病因属情志不畅，故初诊采用常规之法，然而效果不佳。舌辣之症多因脏腑实热，尤以肺热痰火、肝胆实火、心

医话篇

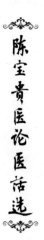

火上炎多见。细思本案，病机则为胃热上炎，予以清胃热，和胃安中，药证相符，效果明显。

❀ 男性不育症治验 ❀

男性不育症临床多见。生育一事是男女双方决定的。封建世俗将不育症专责于女子是不科学的。男子亦有不育症。男性不育常见的原因有精子少、活动力差、畸形，或无精子，多属中医的气血亏虚和肾虚。

【病案】丁某，男，25岁，2013年3月25日就诊。

患者诉婚后夫妻同居2年一直未育，查精子少、活动力差。患者平素吸烟，唇红，脉沉迟，舌苔薄，舌质淡。

中医诊断：不育（证属肾阳亏虚，精血不足）。

治法：温肾壮阳，补益精血。

用药：菟丝子30g，车前子15g，覆盆子15g，益智仁15g，仙灵脾15g，巴戟天15g，五味子10g，甘草10g，枸杞子20g，沙苑子15g。

水煎服，日1剂，早晚分服。益肾丸，1丸／次，3次／日。

2周后症状好转，继服14剂，复查精子数和形态，均在正常范围。1年后，其妻生一女孩。

❀ 复发性口腔溃疡治验 ❀

复发性口腔溃疡是口腔黏膜疾病中常见的溃疡性损害性疾病，

发作时疼痛剧烈，灼痛难忍。中医学认为本病是由于情志不遂，素体虚弱，外感六淫之邪，致使肝失条达、脾失健运、肝郁气滞、郁热化火、虚火上炎熏蒸于口而患病。长期反复发作将直接影响患者整个机体的免疫功能，引起代谢紊乱，出现口臭、慢性咽炎、便秘、头痛、头晕、恶心、乏力、精力不集中、失眠、烦躁、发热、淋巴结肿大等全身症状，严重影响患者的工作、生活，甚至造成恶变或癌变。陈宝贵教授临床多年，自制口腔溃疡散：五倍子（炒黄脆）3000g，青黛1000g，冰片500g，血竭500g，共为细粉。涂敷患处，效果明显。

【病案】郑某，男，52岁，2009年9月16日就诊。

患者诉口腔内膜破溃、疼痛十余年。患者十余年前无明显诱因出现口腔溃疡，当时面积3mm×3mm左右，单发，未引起重视。采用口腔溃疡贴外用，病情好转后，未继续治疗；再次加重后，口服华素片、西瓜霜、北豆根片等未能解决问题，后发展到10mm×11mm大小，因担心癌变，在医学院附属医院住院，接受系统治疗1个月，溃疡面积稍减小，未能彻底治愈。就诊时溃疡面积10 mm×12mm，单发，疼痛难忍时用凉水漱口，感觉稍舒，伴口臭，大便干结，牙龈红肿，舌尖红，舌根白腻，齿痕舌，脉象左右寸口浮弦，右尺沉紧。

中医诊断：口疮（证属虚火上炎）。

治法：滋肾潜阳，养阴清热。

用药：黄柏20g，砂仁15g，炙甘草30g，龟板20g，附子20g，麦冬30g，天冬20g，地骨皮25g，苦杏仁25g，肉桂10g，锁阳30g，玄参30g，生地黄20g，浮萍15g，生甘草15g。5剂。

另：蒲公英30g，忍冬藤30g，野菊花30g，黄柏20g，加水煎成300mL，每天含漱十余次；再用上述自制口腔溃疡散涂敷患处。

二诊（2009年9月21日）：服药5天后，疼痛明显缓解，大便从第三天开始每日1次，溃疡面积有缩小之势。效不更方，守方7剂。

医话篇

漱口药继续使用。

三诊（2009年9月28日）：溃疡愈合，未诉不适，内服药再进3剂，每剂服2天，巩固疗效。嘱患者忌食辛、辣、咸的食物。半年后，带女儿（患唇茧）前来就诊，问及溃疡病情，称未再复发。

🌿 三叉神经痛验案 🌿

【病案】王某，女，75岁，2012年7月4日初诊。

患者诉患三叉神经痛多年，常服止痛类西药，并用针灸治疗控制疼痛，近因头痛加重而专程前来诊治。诊见：左面部太阳穴灼热疼痛，牵扯至口唇，疼痛走窜不定，伴牙灼痛，劳累、急躁后疼痛加重，心烦，夜痛不能寐，纳可，二便可。舌苔剥脱，脉沉。

中医诊断：头痛（证属风热上扰，经络阻滞）。

治法：疏风散热，通络化滞。

用药：羌活10g，蔓荆子10g，合欢皮10g，菖蒲10g，远志10g，蜈蚣2条，全蝎5g，天麻10g，钩藤20g，甘草10g。

7剂，每日1剂，水煎服。早、中、晚分3次温服。补肾安神胶囊，每次服2粒，每日3次。

二诊（2012年7月11日）：三叉神经痛减轻，寐安，心烦解除，舌暗淡，苔薄白，原方基础上加葛根20g，14剂。

三诊（2012年7月25日）：间断左侧面部疼痛，时有心慌，加生地黄10g。

四诊：面部已不疼，仍齿痛，牙龈肿痛，舌红，苔薄白，脉弦滑。加连翘10g。

之后头痛偶有发作，但疼痛程度明显减轻，其余病症均已消除，复予前方 30 余剂善后。

　　按语：本例三叉神经痛发作表现为面部灼热疼痛，太阳穴疼痛明显，属实热证，疼痛牵扯口唇，走窜不定，故用疏通之剂。陈宝贵教授善用风药及虫类药治疗此类疾病，药用羌活疏风止痛，羌活入膀胱经，引药上行，直达病所；蔓荆子疏散风热，清利头目；蜈蚣、全蝎祛风止痉，通络止痛；天麻、钩藤清热平肝，祛风通络；合欢皮、菖蒲、远志安神解郁；甘草益气和中。诸药合用，表解热宣，热清气调，故而取效。

疏肝解郁清热散结法治疗甲亢经验

　　【病案】韩某，女，59 岁，退休职工。

　　主诉：心慌、汗出三四年。

　　现病史：偶有心慌、汗出，烦躁易怒，情绪不稳定，颈前结块肿大，多食易饥，乏力，头晕，脑鸣，双眼微突伴干涩，二便睡眠尚可，舌暗，苔微黄腻，脉滑。甲状腺彩超示：甲状腺右叶实质内低回声实性团块，双侧甲状腺内多发小的低回声结节。甲功全项示：甲状腺素 14.7μg/dL（稍偏高），余正常。

　　辨证：阴虚肝旺，瘀热互结。

　　治法：滋阴清热，解郁散结。

　　用药：女贞子 15g，旱莲草 15g，夏枯草 10g，土茯苓 15g，沉香 10g，郁金 10g，葛根 20g，鳖甲 30g（先煎），莪术 10g，生牡蛎 30g，黄药子 15g，连翘 15g，桃仁 10g，甘草 10g。

　　14 剂，水煎服。

　　二诊：患者诉服药后心慌、汗出症状较前好转，眼干明显减轻，头晕,脑鸣症状痊愈,舌暗,苔微黄,脉弦。效不更方,原方继服14剂。

三诊:患者诉诸症均好转,情绪稳定,心情大有好转,复查甲功正常。大便干,加大黄10g(后下),鳖甲减至15g。继服1月后基本痊愈,嘱其调情志,饮食清淡。

按语:陈宝贵教授认为,甲亢多因先天肾阴不足,后天情志刺激而发病,主要表现为甲状腺肿大、乏力、怕热、多汗、心悸、易怒、多食、消瘦、手颤、失眠等,病变脏腑主要涉及肝、肾、心、脾。甲亢的病机,不外乎本虚标实,本虚以肾阴亏虚为主,标实主要为肝气郁滞,郁而化热或阴虚阳亢,阳亢化火,继而导致脏腑功能紊乱,变生血瘀、痰浊等病理产物。随着病势的发展,若郁火亢盛,耗气伤阴,也可出现乏力、气短、纳呆等气虚或气阴双亏的表现。治疗以滋阴解郁、清火散结为主。本病以颈部肿大、心慌汗出、眼球突出为特征。根据病人体质及病情,辨证属阴虚肝旺,瘀热互结。治疗以疏肝解郁、清热散结之品为主。方中女贞子、旱莲草可滋阴补肾敛肝;夏枯草、连翘、生牡蛎以清热化痰散结为主;土茯苓、黄药子清热解毒;沉香、郁金理气解郁;鳖甲、莪术滋阴软坚散结;桃仁活血;甘草调和诸药。诸药配伍,共奏滋阴清热、解郁散结之效。甲亢患者普遍存在着情绪障碍等特点,这不仅降低了患者的生活质量,也与躯体症状相互作用,影响患者的疗效。陈宝贵教授还耐心对患者进行健康教育和心理疏导,鼓励患者放松精神,改善心境,坚持治疗。

补肾安神法治疗失眠经验

失眠,中医称"不寐",是以不易入睡,睡后易醒,甚则彻夜不眠为主症的一类疾病,并常伴有多梦,晨起疲乏无力,头晕,头胀,记忆力减退等。引起失眠的病机很多，如心肾不交，心脾两虚，心肾两虚，脾肾两虚，肝郁化火，心胆气虚等。

阴阳的相互交感决定或寐或寤。《灵枢·口问》篇曰："阳气尽，阴气盛，则目瞑；阴气尽而阳气盛，则寤矣。"《温病条辨》所言"阳入于阴则寐，阳出于阴则寤"，说明各种原因致阳气不能入于阴，阴阳不交实乃失眠之病机。正如《景岳全书·卷十八·不寐》所云："盖寐本乎阴，神其主也，神安则寐，神不安则不寐……无邪者皆虚证……则凡思虑劳倦惊恐犹疑，及别无所累而常多不寐者，总属真阴精血之不足，阴阳不交而神有不安其室也耳……无邪而不寐者，必营气之不足也。营主血，血虚则无以养心，心虚则神不守舍……以致终夜不寐。"

陈宝贵教授门诊时经常遇到一些失眠伴焦虑的患者就诊，为了让更多的失眠患者从痛苦中解脱出来，陈教授专门就此问题进行了讲解，他说："大多数失眠不是由于人体脏腑有病变，而是由于功能失调所造成。"失眠的主要病机为脏腑功能阴阳失调，气血失和，致心神不安或心神失养。按照补肾安神以调理脏腑的思路，用药时讲究动静结合，从整体出发，疗效显著。

具体病案参照第四章脏腑用药中肾病的病例。

另外陈宝贵教授常嘱失眠患者应做到心情舒畅，精神放松；睡前不宜饮浓茶、咖啡等兴奋之品，并尽量设法避免或消除噪音；锻炼身体，每日坚持适量的体力劳动，以增强体质，促进身心健康；注意生活规律，按时作息，睡前应少语、少思、少饮、少食、禁烟、禁酒、禁浓茶。再结合药物治疗，定会收到满意的疗效。

❀ 开窍醒神治多寐 ❀

临床多寐一证由多种原因引起。常见患者思睡、头晕、头重、思维不清晰、迟钝、记忆力减退，常伴有乏力、纳呆等症。经临床观察发现多寐多因脾虚湿盛或脾肾阳虚、瘀血阻络以及肝郁气滞所引起。其病位在脑，与肝、脾、肾密切相关，结果均致清窍受蒙而引起本病。陈宝贵教授治疗多寐一证谨守病机、辨证论治，取得了良好的效果，现总结如下：

1. 健脾益气，化湿开窍

多寐因脾虚湿盛，痰浊上犯，蒙蔽清窍，导致神机不用而嗜睡，多伴身重乏力，痰多，脘闷，纳呆，舌淡胖，苔白腻，脉濡滑。治疗以化湿开窍为主，兼以健脾益气。方用四君子汤合二陈汤。"饮为阴邪，非温不化""痰饮同源"，可加用桂枝以温阳化湿，湿除则清阳能升，浊阴得降，脑窍得通，神运复常。

2. 温肾助阳，醒脑开窍

多寐的病机为脾肾阳虚，寒湿内生，上蒙清窍，以阳虚为关键，表现为畏寒肢冷，脉沉细。用药加入温壮肾阳之附子、桂枝、菟丝子、鹿角胶，使肾阳得补，寒湿得除，则脑窍得清。

3. 活血化瘀，通络开窍

多寐常见于脑外伤、脑梗死、脑出血后遗症的患者。由于血管阻塞或离经之瘀血未除，致瘀血阻塞脑窍。症见嗜睡，伴有头痛如刺，面色黧黑，舌质紫暗，或有瘀斑、瘀点，脉结涩等。治疗以活血开窍为主，瘀血除而脑窍通、神机运。多用血府逐瘀汤加减。

4. 疏肝理气，解郁开窍

多寐常因情志因素导致肝气郁结，气血不畅，神明失养。症见嗜睡多卧，精神不振，郁闷，善太息，舌质淡红或稍暗，苔白，脉弦。治疗宜解郁开窍。本类病人以郁为主，故治以疏肝解郁，开窍醒脑。

综上所述，多寐有虚证、实证，但多以虚实夹杂为主，无论任何证型，组方均以石菖蒲开窍醒神回神。脾气虚而致湿盛痰浊的予以健脾化湿；脾肾阳虚的予以温补脾肾；血瘀阻络的予以活血通络；肝郁气滞的予以疏肝理气。陈教授特别强调石菖蒲在全方中的重要作用，开窍醒神回神必须用大量石菖蒲，剂量可达 30 ～ 100g 不等。若石菖蒲的用量小，再辅以其他治疗，效果并不理想。

❋ 从瘀论治糖尿病 ❋

糖尿病瘀血证是近年来糖尿病研究中发现的一个新课题，陈宝贵教授临床用活血化瘀法治疗糖尿病及血管神经并发症取得了显著的效果。

中医认为，消渴之初，阴虚为本，燥热为标，阴虚内热，煎灼津液阴血，血液黏滞，血脉瘀塞而为血瘀。正如《医林改错》中所说："血受热，则煎熬成块。"《素问·奇病论》又云："此人必数食甘美而多肥也，肥者令人内热，甘者令人中满，故其气上溢，转为消渴。"肥人多痰，而痰瘀同源，二者互为因果；肥人多气虚，或消渴日久，阴津耗伤，无以载气，二者均可致气虚，气虚无力鼓动，血行不畅，阻于脉络，络脉失养，变证百出。可见瘀血是糖尿病日久的必然产物，又是血管神经并发症的致病因素。

临床各型糖尿病病人，通过血液流变学检查均有高黏滞血症和高脂血症，主要指标全血黏度、血浆黏度、胆固醇、甘油三酯、β－脂蛋白均有不同程度的升高。糖尿病病人的血液处于高凝状态，血液浓缩，血中有形成分相对增加，使血液的流动缓慢，形成瘀血，所以对糖尿病的高脂血症要用活血化瘀法，以降低血液黏稠度，改善血管微循环，这是防治糖尿病的重要环节。

通过对临床大量病例的观察，陈宝贵教授总结了糖尿病瘀血证的辨证依据，凡具备以下三项者均可辨证为瘀血，即面有瘀斑，肢体疼痛，痛处固定不移，心前区疼痛，肢体麻木，半身不遂，女子月经有血块，舌有瘀斑、瘀点，舌质紫暗，舌下静脉青紫或怒张。其中以舌暗、舌有瘀斑、舌下静脉异常为早期辨证的关键指标，而疼痛、麻木等症出现在糖尿病中、晚期，特别是合并血管神经病变时尤为明显，对长期注射胰岛素者，其瘀血症状更加明显。

陈宝贵教授治疗糖尿病常选用当归、益母草、赤芍、川芎、葛根、三七粉、丹参、苍术、玄参、生地黄、生黄芪、山药、人参、党参、茯苓等药物。现代药理研究表明，活血化瘀药丹参、赤芍、川芎、益母草等具有扩张血管、降血脂、改善血液循环及改善血管营养状态的作用，还能促进修复损伤的周围神经，提高运动神经的传导速度。补气药黄芪等具有降血糖作用，故补气与活血并用有降血糖、改善微循环、防治血管神经并发症的作用。经活血化瘀法、益气养阴法治疗，除能降糖降脂外，还能明显改善血液的高黏状态，且能明显减轻血管神经并发症，此外，还能减少胰岛素的用量。

糖尿病的病机传统认为是气阴两虚，进而导致气虚血瘀、气滞血瘀。面有瘀斑、心前区刺痛、肢体疼痛、麻木、半身不遂等可体现出瘀血的存在，血液流变学、血小板功能及微循环的观察可使诊断更具客观性。

由于瘀血证存在于糖尿病的病程各期，故活血祛瘀应贯彻于治疗的始终。在活血祛瘀的同时，切勿忘记对疾病本质的治疗，即益气养阴与活血化瘀同时应用，根据辨证决定孰轻孰重。在发病初期以益气养阴为主，活血化瘀为辅，而在发生血管神经并发症之后，活血化瘀应成为主要治则。

从肝论治糖尿病

糖尿病属中医"消渴"的范畴，临床上多根据本病"三多一少"症状的轻重分为上、中、下三消诊治。陈宝贵教授认为，现在糖尿病患者数量剧增，除与肺、胃、肾三脏有关外，亦与肝有关，故应注意从肝论治。

《临证指南医案·三消》曰："心境愁郁，内火自燃，乃消症大病。"说明肝气不舒，气结瘀滞，情志失调，易引起糖尿病。从肺、胃（脾）、肾与肝之间的相互关系来看，肝与肺的关系，主要表现在气机的调节方面，肺主降，而肝主升，肝升太过而肺降不及，则多致气火上逆，肝火犯肺，肺热灼津，津液耗竭，表现为渴而多饮的上消。胃气以降为顺，而胃气之调顺，必赖肝气之疏泄，若肝气郁结横逆，木不能达，即可导致胃失和降，脾失健运，升降失常，气机不利，郁而化火，肆虐中宫，胃阴被灼，腐熟力强，食入即化，表现为消谷善饥的中消。肝肾之间的关系更为密切，肝藏血，肾藏精，肝肾同源，血的化生有赖于肾中精气的气化和充盈，亦有赖于血液的滋养，精能生血，血能生津，故又称"精血同源"。肝火盛，必损其肾阴，肾阴被耗，下焦虚损，肾气摄纳不固，约束无权，表现为尿多而甘的下消。肝开窍于目，肾开窍于耳，肝肾精血不足，不能营养耳目，可出现视网膜病变、白内障、雀盲、耳聋等。肝气郁结，血行不畅，积久成癥，瘀血凝滞不通，不通则痛，故出现心绞痛、心肌梗死等；肝气不舒，气机不畅，日久化火，火热炽盛，凝滞成毒，故出现疖、痈、脓肿；肝失疏泄，影响脾胃运化，日久肌肉不仁，可表现为与末梢神经炎相似的症状。

基于上述原因，临证时不论有无肝郁之象，加入疏肝理气解郁之品，都能获明显的疗效。

【病案】王某，男，58岁，干部，2009年10月16日。

患者诉近半年来间断头晕，视物昏花，有饥饿感，多食，体重下降近5kg，四肢乏力，小便次数增多。查：舌红，苔薄，微黄，脉滑数。空腹血糖10.76mmol/L。餐后2小时血糖14mmol/L，尿常规血糖（++）。

西医诊断：糖尿病。

中医诊断：中消（证属胃热型）。

治法：清胃泻热，兼以补肾。

处方：玉女煎加减。

用药：石膏15g，熟地黄30g，麦冬10g，知母10g，牛膝10g，黄连、五味子各10g，栀子15g，山药30g，远志5g。

日1剂，水煎服。

治疗15天后，患者似觉头晕、眠差，复查空腹血糖12.4 mmol/L，餐后2小时血糖16.2 mmol/L，尿糖（+++）。遂改用玉女煎加柴胡20g，郁金、枳壳、栀子、黄芩、丹参各15g。服20剂后上述症状缓解，复查空腹血糖5.7mmol/L，餐后2小时血糖7.0mmol/L，尿糖（+）。

❋ 吴茱萸汤加减治疗头痛、头晕 ❋

吴茱萸汤出自《伤寒论》，陈宝贵教授在临证中不仅应用吴茱萸汤治疗头痛、呕吐、胃痛等，还治疗眩晕、寒疝诸疾。具体用药需随证灵活加减。如恶寒甚者加制附子，呕吐甚者加丁香、半夏，腹胀者加白豆蔻，吞酸者加海螵蛸，气虚甚者改党参为人参，血虚者加当归。

【病案】 汪某，女，46 岁，2009 年 11 月初诊。

患者反复头晕约十余年，每遇劳累或失眠则头晕发作，伴耳鸣、恶心、呕吐，呕吐物为胃内容物或痰涎，每次发作需治疗半月，甚至缠绵两月不愈，患者颇以为苦。此次患者于半月前劳累后出现头晕，经中西医治疗收效不佳，查头颅 CT 未见异常，经西医诊断为梅尼埃病。刻诊：患者神清，精神弱，表情淡漠，面色苍黄，闭目静卧，头晕目眩，睁眼则头晕加重，动则呕吐，呕吐物为胃内容物及痰涎，舌淡暗，苔薄白水滑，脉沉细弱。

中医诊断： 头晕（证属痰饮上犯）。

处方： 吴茱萸汤加减。

用药： 吴茱萸 10g，半夏 12g，陈皮 10g，党参 20g，生姜 30g，茯苓 30g，炒白术 10g。

5 剂，水煎服，日 1 剂。药后呕吐、眩晕均明显减轻，再进 7 剂，眩晕、呕吐、耳鸣均消失，后以健脾温中的方药调理而愈。

按语：《伤寒论》第 378 条："干呕，吐涎沫，头痛者，吴茱萸汤主之。"临证时吴茱萸汤以呕吐涎沫，舌质不红，苔白滑，脉迟为辨证要点。方中吴茱萸，味辛，性热，归肝、肾、脾、胃经，可中温脾胃，下暖肝肾，且具下气降逆的作用；生姜，入肺、脾、胃经，能升能降，能散能温，可开脾胃凝滞之寒邪，能安阳明上逆之浊阴，又为呕家之圣药，助吴茱萸散寒降逆止呕；党参补中益气。患者中焦阳气不足，聚湿生痰成饮，浊阴上犯则呕吐痰涎，上蒙清窍则头晕耳鸣，上凌于心则心悸不安。陈宝贵教授以吴茱萸暖肝降逆下气，大剂量生姜温散水饮，降逆止呕，茯苓淡渗利湿，半夏燥湿止呕，陈皮理气燥湿，炒白术、党参健脾以绝生痰之源。诸药共奏温中散饮，健脾止呕止晕之效。

吴茱萸汤方、药、证及病机分析

从本方的药物组成来看，党（人）参甘温或甘苦温，为扶助正气之主药，具有兴奋机体生理功能的作用；吴茱萸辛温，有降逆气、温寒邪、化浊饮的作用，古人认为本药入肝经，陈宝贵教授认为该药不独降逆，还有升清的作用，有调理机体机能紊乱的作用，使升太过者降，降太过者升；干（生）姜辛温，生姜化饮止呕，而干姜、生姜均可温中化饮，古人认为干姜偏守少动，生姜偏走多动而散，且止呕作用较强，此种认识是在二者之间同中求异，异中求同，系比较而言，实践中二者可互相代替；大枣则主要是甘补脾胃。总之，本方具有辛温暖中焦、健脾胃、化浊饮之作用。本方证之临床表现主要为呕吐，呕吐之机理为中焦虚寒以致浊饮停于消化系统诸脏器，形成组织细胞的炎症水肿，导致消化系统，尤其是胃及口腔等具有分泌功能的细胞分泌增加，刺激胃壁而呕吐；下利因小肠以下的消化道吸收机能降低；手足冷是由于阳气不足以致机体内脏热量不足，四肢失于温煦；烦躁欲死是头痛的一个具体表现，头痛则是烦躁之因，这是机体整体热量不足、代谢率降低以及脑组织代谢紊乱的结果；吐涎沫则表明寒邪充斥的两种病理情况，其一是胃内分泌加强以致吐出水及黏液等内容物，其二是口腔分泌物增加；胸满则是由于中、上焦虚寒所致的代谢紊乱。

话麦门冬汤的临床运用

麦门冬汤出自张仲景的《伤寒论》，原治"火逆上气，咽喉不利，止逆下气"，清代陈修园认为："此方专入阳明，阳明之脉以下行为顺，上行为逆。"由于冲任之脉皆隶属于阳明，故以此方作为妇女倒经的正治之法。张锡纯师祖将陈修园的理论加以发展，定加减麦门冬汤治妇女倒经，并提出："妇女倒经之证，陈修园《女科要旨》借用《金匮要略》麦门冬汤，可谓特识，然其方原治火逆上气，咽喉不利，今用之治倒经，必略为加减，而后乃与病证吻合也。"陈教授认为麦门冬汤为清滋肺胃阴虚，降逆下气之剂，不仅可以治疗倒经、呕吐、肺痿、痿痹，还可以治疗梅核气、心悸等诸多疾病，今择典型医案数则分述如下。

【病案1】刘某，女，21岁，学生，2006年3月初诊。

患者1年来月经延期，行经之前常伴有头胀面赤，口干舌燥，鼻孔干燥如热风吹过等症，本月过经期十余日未行，鼻中干燥并衄血，病已三天，纳可，睡眠可，二便调，舌边尖红，苔黄而干，脉弦细而数。查体：除鼻衄外未见阳性体征。曾于西医处诊断为代偿性月经，未予治疗。

中医诊断：倒经（证属阴虚，火气上逆）。

治法：滋阴降火。

处方：麦门冬汤加减。

用药：麦冬30g，半夏6g，炒栀子10g，丹皮10g，桃仁10g，丹参15g，香附10g，白芍10g，山药10g，甘草6g。

7剂，水煎400mL，分2次温服，日1剂。

追访知患者服药两剂后衄血立止，月经来潮，为巩固疗效，患者将7剂药服完，此后未再出现倒经。

按语：此患者头胀面赤，口舌干燥，鼻孔干燥如热风吹过，舌边尖红，苔黄而干，脉弦细而数均为火气上逆之征，用麦冬大滋肺胃之阴，半夏降逆气，炒栀子、丹皮、丹参、白芍清血分之热，并可开其下行之路，香附疏肝理气。此方妙在山药一味，可补肾固摄，半夏一味可降胃安冲，于是冲气安于故宅，冲中之血自不上逆。诸

医话篇

药共奏滋阴降火逆之功，药与证合，故见效神速。

【病案2】张某，女，36岁，教师，于2006年8月初诊。

患者主因咽喉有异物感5个月来诊，现咽喉不利，咳之不出，咽之不下，胸闷如有物堵塞，口干渴，纳差，睡眠可，二便调。患者自述半年前感冒，发热，经医院治疗，发热愈，仍胸满闷如有物堵塞，善太息，纳差，口干咽燥，喉间如有异物贴敷，咳之不出，咽之不下，舌红，苔黄，脉细。检阅前方均为半夏厚朴汤加减，患者自述服药后症状时好时坏，无明显的缓解。查体：除咽红外无明显的阳性体征。

西医诊断：慢性咽炎。

中医诊断：梅核气（证属肺胃阴虚，火气上逆）。

处方：麦门冬汤加减。

用药：麦冬20g，半夏6g，青果10g，黄芩10g，胖大海10g，生甘草10g。

7剂，水煎400mL，分2次温服，日1剂。追访患者服药7剂后咽喉部不适消失，纳可，无口干咽燥等。

按语：《金匮要略》中有："妇人咽中如有炙脔，半夏厚朴汤主之。"可见造成梅核气的原因多为七情郁结，痰凝气滞，结于咽喉，但用半夏厚朴汤或有效，或不效，这就说明本病另有病因。患者口干咽燥，咽喉不利，舌红，苔黄，脉细，有一派火热上逆之象。患者半年前起病于高热之后，说明非郁怒气滞痰结之疾，乃因热病灼津液为痰，痰浊阻于咽喉，故用麦冬大滋阴液，黄芩清上焦之热，胖大海、青果利咽化痰，半夏化痰降气。诸药共奏滋阴养液，降逆化痰之功。

【病案3】王某，男，18岁，于2008年10月2日就诊。

患者10个月前高热，经医院静滴抗病毒等药物治疗后，发热退，纳呆，双下肢乏力，身体日渐消瘦。近四个月来双下肢几近不能步履，行走需人搀扶，面色㿠白，语言低微，自汗，尿少，口渴引饮，并自觉胸中闷热，纳差，时有呕逆，舌淡，少津，无苔，脉弦细无力。查体：神清，精神弱，心肺听诊无异常，腹软，无压痛，肝脾未触及肿大，双下肢不肿，肌肉萎缩，肌力3级，巴氏征阳性。

西医诊断：格林巴列综合征。

中医诊断：痿证（证属火逆上冲）。

处方：麦门冬汤加减。

用药：麦冬30g，生石膏30g，半夏10g，竹茹15g，生地黄15g，玄参15g，牛膝10g，甘草6g。

7剂，水煎400mL，分2次温服，日1剂。

二诊（2008年10月9日）：患者服药后胸中闷热感消失，自汗减轻，呕逆好转，遂仍予原方7剂。

三诊：患者已经无呕逆及自汗，纳食较前馨香，舌淡，少苔，脉细弱，双下肢乏力，行走需人搀扶，面色㿠白，患者一派肝肾阴阳并亏之象，予以阴阳并补。方选地黄饮子加减。又治疗3月余，患者双下肢肌肉渐丰，气力充，行走不需人搀扶，遂停药。

按语：患者口渴引饮、胸中闷热、时有呕逆、纳差等症均为火气上逆之征，故以麦门冬汤滋阴液，降火逆，加入生石膏以清肺胃之火热，正如《素问·痿论》云："肺热叶焦，则皮毛虚弱急薄，著则生痿躄也。"此时患者下焦肝肾阴阳并虚之候显，急需补肝肾之阴阳，方选地黄饮子加减。药证相符，见效较速。

【病案4】 魏某，男，42岁，2009年1月31日初诊。

患者因工作紧张，长期劳累，饮食饥饱无节，于1975年突然心悸，经诊断为窦性心动过速，给予普萘洛尔、安定等药物治疗，症状虽有缓解，但心率仍在120次／分以上。住院治疗1个月后效果不明显，又请中医治疗，服用养心补肾中药若干剂后心率降至100次／分，至来诊时病史已有7年。患者现症：心悸，每日晨起

5～9时为重，脉搏120～150次／分，午后逐渐好转，但不少于100次／分，患者疲乏无力，口干思饮，饮后渴不解，胸脘闷热，纳差，眠可，大便干。舌红，少苔，脉细数。

中医诊断：心悸（证属心胃阴虚）。

治法：补心胃之阴。

处方：麦门冬汤加减。

用药：麦冬15g，半夏10g，太子参30g，北沙参15g，玉竹20g，生地黄15g，荷叶10g，甘草6g。

2剂，水煎400mL，分2次温服，日1剂。

二诊（2009年2月2日）：患者食欲大增，渴减，心烦亦大减，脉搏100次／分左右，效不更方，予原方10剂。

三诊（2009年2月12日）：患者已不口渴，胸脘闷热消失，心悸未再发作，心率上午80～90次／分，下午80次／分，为巩固疗效，将原方配成蜜丸，每丸重10g，早晚各服1丸，服2周，随访2年未再发作，工作如常。

按语：患者长期劳倦，饥饱无节，损伤脾胃，故胃阴亏虚；久思过度，心阴暗耗，则心阴亏虚，出现心悸。心属火，胃属土，母子同病，故心悸顽固难愈。治疗当以清滋胃阴、心阴为法。方中麦冬、沙参、玉竹、生地黄滋心胃之阴，太子参补心胃之气，荷叶升清，故心胃之阴得补，心悸始愈。

话半夏厚朴汤的临床应用

半夏厚朴汤出自《金匮要略·妇人杂病脉证篇》，是主治咽喉有异物感的专方。原文中说："妇人咽中如有炙脔，半夏厚朴汤主之。"

所谓"炙脔"，是中医所讲的堵塞在咽喉中的痰涎，吐之不出，咽之不下，古人称之为"梅核气"，此病女性多见。陈宝贵教授扩大了此方的应用范围，将其随证加减用于治疗胃痛、梅核气、胸痹等，疗效卓著，现介绍如下。

【病案1】沈某，男，37岁，2012年5月21就诊。

患者诉间断胃脘部胀满疼痛半年余。半年来胃脘部胀满疼痛，饭后加重，吐绿水，自服兰索拉唑、六味安消等药物，症状稍好转，为求进一步治疗来我院门诊。现胃脘胀满，饭后加重，恶心，嗳气，口淡无味，平素寐安，便溏，次数正常，舌苔白厚，脉沉。查胃镜示：反流性食管炎、慢性浅表性胃炎、十二指肠球部炎症，HP（－）。

西医诊断： 反流性食管炎，慢性浅表性胃炎，十二指肠球部炎。

中医诊断： 胃脘痛（证属中焦虚寒，痰浊阻胃）。

治法： 健脾化痰，理气和胃。

用药： 半夏10g，枳壳10g，厚朴10g，干姜10g，佛手10g，香橼10g，陈皮10g，川黄连10g，延胡索10g，甘草10g，茯苓15g，白术15g。

每日1剂，水煎服，7剂。

二诊（2012年6月11日）：胃脘部胀满疼痛、嗳气、口淡无味、早饱等症状明显好转，偶有胃脘部不适。原方不变，14剂善后。

按语： 此病病机为中焦虚寒，气机不利，治当健脾化痰，理气和胃。以半夏厚朴汤加味。方中半夏、茯苓、干姜温中散寒，降逆化痰；厚朴、枳壳、佛手、香橼理气宽中，消除胀满；陈皮、川黄连理气开胃，清热燥湿；白术、甘草益气补虚；延胡索行气止痛。诸药合用，共奏温中散寒、理气止痛、益气补虚之功，故收效颇好。

【病案2】张某，女，57岁，2013年1月14日就诊。

患者诉间断咽部梗死感1月余。患者于1个月前出现间断咽部梗死感，偶有咽干、咽痛，情志不舒时症状明显，伴见胸胁胀满，纳差，乏力，二便调，寐可。舌红，少苔，脉弦数。

中医诊断：梅核气（证属痰气郁结）。

治法：化痰散结。

处方：半夏厚朴汤加减。

用药：沉香5g，郁金10g，半夏10g，瓜蒌15g，厚朴10g，连翘15g，菊花15g，茯苓15g，苏梗10g，甘草10g。

水煎服，7剂。服药后诸症消失。

按语：此案为痰气郁结证，表现为咽部有异物感，胸闷，善太息等，故选用半夏厚朴汤化痰散结，理气降逆，宽胸解郁，并随症加减，终获良效。半夏、瓜蒌化痰散结，降逆和胃；厚朴苦辛，性温，下气除满，助半夏散结降逆；茯苓甘淡，渗湿健脾，助半夏化痰；连翘、菊花清热解毒，散结消肿；苏梗芳香行气，理肺舒肝，助厚朴行气宽胸，宣通郁结之气。全方辛苦并用，辛以行气散结，苦以燥湿降逆，使郁气得疏，痰涎得化，则痰气郁结之"梅核气"自除。

【病案3】王某，男，40岁，2010年9月20日初诊。

患者素体痰盛，10日前出差去外地，因气候突然转冷出现恶寒、骨节酸痛，3日后胸闷胀痛，舌苔白滑，脉浮弦滑。

中医诊断：胸痹（证属外感寒邪，痰浊痹胸）。

治法：解表散寒，化痰宽胸。

用药：半夏10g，厚朴10g，茯苓15g，苏叶10g，枳壳10g，生姜4片（自备）。

水煎服，日1剂。服7剂后胸痛止，余症随之消失。

按语：本案为胸中素有痰浊，外受寒邪，卫阳被遏，痰凝气滞，遂发胸痛。半夏厚朴汤方中苏叶、生姜辛温芳香，外散寒邪；枳壳理气宽胸；半夏、厚朴行气化痰宽胸。此病以半夏厚朴汤加减，古方新用，切中病机，以行气解郁化痰法治疗胸痹，收到良好的疗效。

❀ 痛经论治 ❀

　　痛经与肝、脾、肾各脏功能失调有密切的关系，尤其与脾的关系最为密切。女子以肝为先天，以血为用，血是女子各项生理活动的物质基础。肝藏血，调节女子月经的来潮及周期性，所以肝脏与人体的生理周期密切相关，与女子的生理周期关系更为密切。肝脏功能失调常表现为肝血虚，治疗上也常采用益气养血的方法。肾为先天之本，藏精，主生殖。经水出诸肾，故肾与女子的月经有着极为密切的关系。肾的功能发生异常，则会引起女子月经紊乱，且"女子七岁，肾气盛，齿更发长……七七任脉虚，太冲脉衰少，地道不通，故形坏而无子也"。说明肾主导着女子的生、长、壮、老，如肾的功能发生异常，会危害女子身体各阶段的健康。治疗上常常采用补肾温阳的方法。脾为后天之本，气血生化之源，后天不足，则精血匮乏，妇女生理活动就会受影响，产生各种疾病。"内伤脾胃，百病由生"，故健脾益气对维持妇女的身体健康有着重要的作用。

　　陈宝贵教授根据多年临床经验发现青少年女性多肾气未充，先天不足，应从肾论治，治以补肾通经，常用枸杞子、仙灵脾、巴戟天、鹿角胶、菟丝子、桑寄生等中药配伍加减；中年妇女痛经多由于情绪急躁、肝气郁结导致，故从肝论治，采用逍遥散加减；绝经期妇女多由于气血亏虚，不荣则痛，多从脾论治，用四君子汤合四物汤加减治疗。常用药物有党参、黄芪、白术、当归、赤芍、白芍、生地黄、熟地黄等。兼肾虚者常加菟丝子、山茱萸、牛膝等；兼气滞者常加柴胡、郁金等；夹痰者常加瓜蒌、浙贝母等；夹湿者常加薏苡仁、扁豆等；兼热毒者常加半枝莲、白花蛇舌草等；兼风热者常加金银花、连翘、桑叶、菊花等。四君子汤益气健脾，主治脾胃气虚，运化无力。方中人参益气，健脾养胃；白术健脾燥湿；茯苓健脾渗湿；甘草益气补中，调和诸药。

医话篇

四物汤补血和血，主治一切血虚证，血虚血瘀所致的月经不调，量少，或经闭不行，痛经。方中熟地黄补血滋阴，兼养胞宫；当归补血养肝，和血调经；白芍养血柔肝和阴；川芎行气活血，止痛，使补而不滞。方中熟地黄、白芍为阴柔之品，与辛温的当归、川芎相配，补血而不滞血，和血而不伤正。据现代药理研究发现，四物汤中当归的水溶性、非挥发性、结晶性成分能使子宫松弛，并有镇静、镇痛的作用，故当归为治疗痛经的要药；白芍具有较好的解痉、镇痛、镇静、降压、解热及消炎的作用；熟地黄含地黄素、维生素 A 类物质，有强心、利尿、抗过敏等作用；川芎对延脑的血管运动中枢有兴奋作用，能直接扩张周围血管，使周围血管的血流量增加。四物汤可纠正贫血，抑制子宫的自发运动。

【病案】刘某，女，43 岁，2008 年 3 月 30 日就诊

患者诉经行腹痛 4 年。末次月经于 2008 年 3 月 8 日。平素月经规律，量多，色暗红，有血块，下腹剧痛，常伴呕吐，面色发白，汗出，血块下后疼痛减轻，伴有腰痛，白带量多，色白，无异味，二便调，舌质淡红，苔白，脉细弦。既往有霉菌性阴道炎病史。妇科检查：外阴发育正常，已婚已产式；阴道畅，内有少许白带；宫颈光滑，大小正常，可见环尾丝；子宫后位，常规大小，活动可，无压痛，表面光滑，未扪及肿块，与周围组织无粘连；双附件未扪及明显异常。白带常规示霉菌性阴道炎。

中医诊断：痛经（证属气虚血瘀）。

治法：益气养血，化瘀止痛。

处方：四君子汤合四物汤加减。

用药：党参 20g，白术 10g，炙黄芪 20g，当归 10g，丹皮 10g，丹参 15g，生地黄 15g，熟地黄 15g，白芍 15g，山茱萸 10g，山药 20g，菟丝子 15g。

7 剂，水煎，日 3 服，每次 100mL。

二诊（2008 年 4 月 7 日）：患者来诊诉正值月经来潮，腹痛较前减轻。嘱其在原方的基础上加益母草 30g，继服 1 周。随访诸症痊愈。

🌿 傅青主完带汤之运用经验 🌿

完带汤出自《傅青主女科》，由白术、山药、人参、车前子等中药组成，主治脾虚肝郁、湿浊带下。陈宝贵教授临证中运用此方治疗带下病，效果明显，现介绍如下。

带下量明显增多，色、质、气味发生异常，或伴全身、局部症状者，称为"带下病"，又称"下白物""流秽物"。相当于西医学的阴道炎、子宫颈炎、盆腔炎、妇科肿瘤等疾病引起的带下增多。

"带下"之名，首见于《黄帝内经》，如《素问·骨空论》说："任脉为病……女子带下瘕聚。"带下一词，有广义、狭义之分，广义带下泛指妇产科疾病，由于这些疾病都发生在带脉之下，故称为"带下"。如《金匮要略心典》说："带下者，带脉之下，古人列经脉为病，凡三十六种，皆谓之带下病，非今人所谓赤白带下也。"又如《史记·扁鹊仓公列传》记载："扁鹊名闻天下，过邯郸，闻（赵）贵妇人，即为带下医。"所谓带下医，即女科医生。狭义带下又有生理、病理之别。正常女子自青春期开始，肾气充盛，脾气健运，任脉通调，带脉健固，阴道内即有少量白色或无色透明无臭的黏性液体，特别是在经期前后、月经中期及妊娠期量增多，以润泽阴户，防御外邪，此为生理性带下。如《沈氏女科辑要》引王孟英言："带下，女子生而即有，津津常润，本非病也。"若带下量明显增多，或色、质、气味异常，即为带下病。《女科证治约旨》说："若外感六淫，内伤七情，酝酿成病，致带脉纵弛，不能约束诸脉经，于是阴中有物，淋漓下降，绵绵不断，即所谓带下也。"在《诸病源候论》中还有五色带下的记载，有青、赤、黄、白、黑五色名候，指出五脏俱虚损者，为五色带俱下。临床上以白带、黄带、赤白带为常见。但也有带下过少者，带下与月经都有周期性，带下过少常与月经量少、闭经等疾病一致，故这里不予赘述。

带下病以带下增多为主要症状，临床必须辨证与辨病相结合进行诊治。西医妇科疾病如阴道炎、宫颈炎、盆腔炎及肿瘤等均可见带下量多，应明确诊断后按带下病辨证施治，必要时应进行妇科检查及排癌检查，避免贻误病情。

带下病以湿邪为患，故其病缠绵，反复发作，不易速愈，而且常并发月经不调、闭经、不孕、癥瘕等疾病，是妇科领域中仅次于月经病的常见病，应予以重视。

【病案】杨某，女，26 岁，2012 年 6 月 9 日就诊。

患者诉带下色黄 3 年余。3 年前带下色黄并外阴瘙痒，妇科检查诊为"霉菌性阴道炎"，未系统治疗，先带下色黄，如豆腐渣样，时有小便涩痛，尿浊如膏，腰酸痛，经行加重，痛经，月经量少，有血块，暗红，失眠多梦，大便干，1 ~ 3 日一行。舌红，苔黄，脉滑。

中医诊断：带下病（证属湿浊下注，肾虚）。

治法：清热燥湿，补肾。

用药：蒲公英 30g，白果 10g（打碎），车前子 15g（包煎），黄柏 10g，山药 15g，苍术 15g，大黄 10g（后下），泽泻 15g，萹蓄 15g，甘草 10g，滑石 15g。

7 剂，水煎服，日 1 剂，早晚分服。另煎煮药渣加水熏洗外阴，每晚清洗干净后，将制霉菌素片 1 粒纳入阴道。

1 周后复诊：无豆腐渣样分泌物，带下色白，呈胶冻样，为巩固疗效继续服上方，1周后痊愈。

按语：上方中蒲公英清热解毒，白果、黄柏、苍术燥湿，车前子、泽泻、萹蓄利水渗湿，使湿浊从小便而出。诸药合用，共奏清热燥湿之功。陈宝贵教授嘱咐，已婚妇女患阴道炎易反复，平时应注意个人卫生，尤其是经期前后，如感不适，可自备制霉菌素片，纳入阴道。

张锡纯先生之固冲汤运用经验

固冲汤出自张锡纯先生的《医学衷中参西录》，由白术、生黄芪、煅龙骨、煅牡蛎、山萸肉、生杭芍、海螵蛸、茜草、棕榈炭、五倍子组成。主治脾气虚弱，冲任不固之证。陈宝贵教授运用此方治疗崩漏，效果明显，现介绍如下。

崩漏是妇女非行经期间阴道出血的总称。临床以阴道出血为主要表现。来势急，出血量多称崩，出血量少或淋漓不断称漏。西医的功能性子宫出血、女性生殖器炎症、肿瘤等出现的阴道出血，皆属崩漏范畴。崩漏是妇女月经病中较为严重复杂的一个症状。本病以青春期妇女、更年期妇女多见。多因血热、气虚、肝肾阴虚、血瘀、气郁等原因损及冲任，致冲任气虚不摄。治崩要以止血为先，以防晕厥虚脱，待血少或血止后，可审因论治，即急则治其标，缓则治其本。

【病案】吴某，女，47岁，2012年4月2日就诊。

患者诉月经淋漓不断20天，患者20天来月经淋漓不断，心悸气短，双下肢乏力，纳食减少，寐安，舌淡，苔白，脉细数。查血常规示：血红蛋白60g/L。

中医诊断：崩漏（证属气血两虚）。

治法：调补气血，温养冲任。

用药：黄芪 30g，生龙骨、生牡蛎各 30g，白术 15g，山萸肉 10g，五倍子 5g，海螵蛸 15g，茜草 5g，仙鹤草 30g，阿胶 10g（烊化），熟地黄 15g，砂仁 10g，甘草 10g。

7 剂，水煎服，早晚分服。叶酸，2 片／次，3 次／日。配合针灸治疗，以足太阴，足阳明经穴为主。

主穴：三阴交、足三里、气海。

配穴：气血亏虚者，加脾俞、胃俞；肝肾不足者，加太溪、肝俞、肾俞；头晕耳鸣者，加悬钟。

操作：毫针刺补法，可加用灸法。

方义：三阴交为肝、脾、肾三经之交会穴，可以健脾益气，调补肝肾，肝脾肾精血充盈，胞脉得养，冲任自调；足三里补益气血；气海为任脉穴，可暖下焦，温养冲任。

❀ 少腹逐瘀汤治不孕 ❀

凡育龄妇女，婚后同居两年以上，配偶生殖功能正常，未避孕而不受孕者，或曾有孕育而又连续两年以上不再受孕者，称为"不孕症"。

少腹逐瘀汤是《医林改错》之方，书云："此方种子如神，每经初见之日起，一连吃五剂，不过四月必成胎。"陈教授运用此方治疗血瘀宫寒所致的不孕，疗效甚佳。他早年到芬兰进行学术交流期间，很多育龄期妇女因不孕症慕名而来，时值冬季，气候寒冷，但当地夫妇多不注重下肢保暖，陈宝贵教授根据三因制宜原则，考虑多数不孕都是由于下焦虚寒所致，故运用少腹逐瘀汤加减治疗，收效明显。

【病案】患者，女，38 岁，2006 年 5 月 24 日就诊。

患者结婚已 18 年，从未怀孕，丈夫体健。患者 15 岁月经初潮，现 2 个月来经 1 次，每次 3 ～ 5 天不等，量少，有血块，色紫暗，经期少腹冷痛，腰酸腿软，小便清长，舌苔白，边紫暗，脉沉细。患者青年时期曾得过输卵管炎。

中医诊断：不孕症（证属下焦虚寒）。

治法：温脾肾之阳，散寒，活血化瘀。

处方：少腹逐瘀汤。

用药：小茴香 12g，炮姜 12g，延胡索 10g，没药 6g，生蒲黄 10g，肉桂 3g，赤芍 10g，杜仲 20g，艾叶 10g，益母草 30g，生甘草 3g，川芎 12g，当归 10g，淫羊藿 15g，附子 6g，肉桂 6g。

其月经来潮第 3 日始服，连服 6 剂，月月如此。

效果：服药后诸症俱除，月经准期，已无不适。继服 3 个月，查已受孕，第 2 年足月产一女婴。

按语：肾阳不足，命门火衰，不能化气行水，寒湿停于胞宫，致气血瘀滞，则月经量少而后期，色紫而有块，舌紫暗。经期少腹冷痛，是血瘀；命门火衰，失于温煦，不能滋养机体，是故腰酸腿软；脾胃阳虚，四肢厥逆，小便少或清长，苔白，脉沉细。总之，肾气不足，命门火衰，胞宫失于温煦，故不能受精成孕，精子失养、失温不能致孕。

寒邪与瘀血客于胞宫，胞宫失养，胞脉阻滞，气血不通，冲任不利，不能输送精卵，两精不能结合而致不孕。少腹逐瘀汤中小茴香、炮姜、肉桂温经散寒，延胡索、没药、蒲黄、五灵脂能行气化瘀止痛，当归、川芎乃阴中之阳药，血中之气药，配赤芍活血化瘀、行气止痛，调补冲任。全方活血化瘀，行气止痛，暖宫散寒，通利胞脉，使两精相通，乃成胎孕。少腹逐瘀汤属活血化瘀剂之一，活血化瘀药可增加盆腔充血，使血流加快，子宫和胞脉得到温养而受孕，为受孕创造了有利的内在环境。

干燥综合征的中医治疗

干燥综合征归属于祖国医学"燥症"的范畴，西医属于一种慢性全身免疫性疾病，目前尚无理想的治疗方法，多以激素、免疫抑制剂、免疫增强剂为主要治疗手段，但患者往往因其副反应而中断治疗，继而引起复发或加重。

【病案】张某，女，60岁，2012年1月24日就诊。

患者诉间断发热半年，伴口、眼干燥。患者于半年前出现间断发热，表现为低热，纳呆，乏力，口、眼、皮肤干燥，曾于市内某医院治疗，效果不显，慕名来陈宝贵教授门诊处就诊。患者刻诊见面色萎黄，精神不振，舌干红，无苔，脉沉细。既往有干燥综合征病史。尿常规示：潜血（+），蛋白（+）。

中医诊断：干燥综合征（证属阴虚内热）。

治法：滋阴清热，兼以益气。

用药：灵芝30g，生地黄15g，玄参15g，玉竹15g，金钱草30g，冬葵子15g，羌活10g，金银花15g，连翘15g，太子参30g，升麻10g，甘草10g。

14剂，水煎服，早晚分服。

二诊（2012年2月7日）：诉发热减轻，37.4℃，患者面色萎黄，眼干不适，舌红，少苔。于上方加青蒿15g，菊花15g。

7剂，水煎服，早晚分服。

三诊（2012年2月14日）：诉仍眼干，于上方加木贼10g，泽泻15g；1周后复诊，精神可，纳食较前增加，体温为36.7℃～37℃，舌干红，少苔，继服原方治疗。

按语：此病例以阴虚内燥为证候特点。患者年老久病，伤津耗气，致肺、胃、肝、肾阴虚及气虚，阴虚日久则发热，胃气阴虚，郁热内生，热甚则伤阴，阴虚则热难清，胃中失于濡润，气机不畅，故纳呆；肝肾阴虚，津液不能上承于目窍，故眼干；脾气虚，不能为胃行其津液，故乏力、口干；肾气虚，失于固摄，故尿中出现蛋白等。治疗以益气养阴清热为主。方中重用太子参、生地黄，益气养阴为重，生地黄取其滋阴清热，养阴润燥之功，太子参健脾益气养阴，脾气旺则津液得以输布，上承有力；佐以升麻更增其升气之力；以生地黄配玉竹、玄参养阴生津之药以润内燥；同时以金银花、连翘、羌活解表退热；重用灵芝30g，味甘苦，性平，归心、肺、肝、脾经，可养心安神，补肺益气，理气化瘀，滋肝健脾，以增强患者的免疫力。患者经20天的治疗，阴虚得以缓解，内热也有减轻。复诊时加菊花、青蒿以退虚热，木贼疏散肝经风热以明目。经治疗，患者体温正常，纳食增加，口干、眼干症状明显减轻，证明辨证准确，确为气阴两虚之证，发热、口干为外在表现。故养阴益气以治本，清虚热、明目以治标，属标本兼治。

❀ 皮肤瘙痒症从血虚论治 ❀

皮肤瘙痒症中医称之为风瘙痒，临床将只有皮肤瘙痒而无原发性皮肤损害者称为瘙痒症，属中医"痒风"的范畴。

陈宝贵教授认为，皮肤瘙痒症多因湿热蕴于肌肤，不得宣泄所致；或血虚肝旺，以致生风生燥，肌肤失养而成。湿热型用二妙散（苍术、黄柏）加萆薢、生石膏、麻黄、百部、茯苓、地肤子加减配伍；血虚型用四物汤加何首乌、蝉蜕、白鲜皮、牡丹皮、防风、刺蒺藜加减。如此配伍能有效地促进局部和周身的循环，改善局部组织和全身的机能，疏通经络，打通汗道，促使皮肤功能恢复。同时方药有解毒

医话篇

杀菌，消肿止痒的功效，还能促进新陈代谢，将有毒物质排出体外，并通过皮肤的渗透和吸收，发挥全身的药理效应，对瘙痒症疗效显著。

【病案】薛某，女，72岁，农民，2010年1月10日就诊。

患者诉全身皮肤瘙痒2月，多次去长征医院就诊，服用多种西药、中成药、汤药，疗效均不理想，用激素只能短时间内缓解症状。白天和晚上睡觉前皮肤瘙痒严重，需抓刮才能止痒，经常因皮肤瘙痒无法入睡。

症状：精神较差，胸背、躯干、四肢皮肤有明显抓痕和血痂，皮肤干燥，欠润泽。舌红，便结，尿黄。

中医诊断：皮肤瘙痒症（证属血虚血瘀）。

治法：养血活血。

处方：四物汤加减治疗。

用药：当归15g，生地黄15g，白芍10g，川芎10g，何首乌40g，蝉蜕10g，白鲜皮10g，牡丹皮15g，防风10g，刺蒺藜15g。

7剂，水煎服，早晚分服。

7剂后，诸症愈。嘱其饮食清淡，多吃水果、蔬菜，多饮水，保持皮肤滋润。

❧ 老年皮肤瘙痒症治验 ❧

【病案】王某，男，62岁，2012年2月13日就诊。

患者诉周身瘙痒5个月，5个月前无明显诱因出现周身瘙痒，四肢和腹部明显，周身未见皮疹，睡眠差，夜间瘙痒明显。舌淡红，苔黄腻，稍干，脉弦细。先后于长征医院、廊坊某医院就诊，口服西药，未见疗效。

中医诊断：老年皮肤瘙痒证（证属阴虚肺热）。

治法：养阴清热，宣肺止痒。

用药：生地黄 15g，麦冬 15g，厚朴 10g，玄参 10g，白芍 15g，浙贝母 15g，杏仁 10g，桃仁 10g，麻黄 10g，细辛 3g，连翘 15g，浮萍 15g，地肤子 15g，蛇床子 15g，甘草 10g。

14 剂，水煎服，日 1 剂，早晚分服。

患者他日来诊诉通过口服中药和日常生活护理，周身瘙痒较前有明显改善。嘱其饮食宜清淡，多吃水果、蔬菜，多饮水，保持皮肤滋润。

按语：上方中生地黄、麦冬、玄参养阴为主；麻黄、细辛、杏仁宣肺；连翘、浙贝母清热；浮萍、地肤子、蛇床子止痒。诸药合用，共奏养阴清热，宣肺止痒之功。

调经三法治疗黄褐斑

黄褐斑是一种获得性色素沉着皮肤病,亦称为"肝斑""鳖黑斑"。主要表现为颜面部的色素沉着斑，轻者为淡黄色或浅褐色，点片状散布于面颊两侧，以眼部下外侧多见；重者呈深褐色或浅黑色，似面罩般遍布于全脸。本病的病因及发病机制尚不十分清楚，目前认为内分泌失调为主要原因。

陈宝贵教授临证秉承《灵枢》"司外揣内，司内揣外"之旨，认为凡病正如《丹溪心法》所言："有诸内者，必形诸外。"根据黄褐斑者多为女性，月经为女性所独有，而黄褐斑者十有八九伴有月经不调的临床事实，陈教授认为黄褐斑实为月经不调的外在表现，月经调则色斑退。故临证治疗黄褐斑常用疏肝调经、健脾调经、化瘀调经三法。具体如下：

1. **疏肝调经**　女子以肝为用，肝主疏泄，性喜条达而恶抑郁，若情志失调，则致肝郁气滞，血行不畅，瘀阻脉络。症见面生黄斑，经行不畅，常伴腹胀、腹痛，舌红，苔白，脉弦。治疗需疏肝调经。方选柴胡疏肝散合失笑散加减。药用柴胡、陈皮、川芎、枳壳、白芍、甘草、香附、蒲黄、麦芽等。

2. **健脾调经**　肝属木，脾属土，木克土，肝郁久则乘脾，表现为月经量少，色暗黑，乏力，眠则多梦，舌胖大，有齿痕，脉弦细无力。治疗需健脾调经。方选逍遥散合归脾汤加减。药用白术、白芍、茯苓、柴胡、甘草、当归、黄芪、党参、龙眼肉、木香等。

3. **化瘀调经**　病久或贪凉，致经血不通，瘀血内阻。症见血行不畅，经血色黑或月经量多，含大量血块，常于经行前或经行一二日腹痛、腹胀，舌暗，有瘀斑，脉细涩。治疗需化瘀调经。方选少腹逐瘀汤加减。药用小茴香、干姜、延胡索、没药、当归、川芎、肉桂、赤芍、蒲黄、五灵脂等。

【病案】韩某，女，32岁，2011年3月4日就诊。

患者诉面部有色斑2年余，加重3个月。症见面颊有对称性黄褐色的色素沉着，月经量少，色暗，有血块，无腹痛、腹胀，夜寐梦多，平日困倦，舌胖暗，脉弦细。

中医诊断：黄褐斑（证属肝郁脾虚）。

处方：逍遥丸合归脾汤加减。

用药：白术10g，白芍15g，茯苓15g，柴胡6g，甘草6g，当归15g，干姜6g，炒栀子10g，黄芪20g，远志5g，党参15g，香附10g。

7剂，水煎300mL，温分3服。

二诊（2011年3月11日）：药后面部色斑变浅，时值经期，诉月经量仍不多，乏力较前好转。上方加阿胶10g，续服7剂。嘱患者每次经前 7 天服上方。连服 3 个月后月经量、色皆正常，面部色斑消失。

按语：黄褐斑又称"肝斑"。中医认为女子以肝为先天，肝主疏泄，肝体阴而用阳，性喜条达而恶抑郁，可推动血液运行和津液输布。若情志失调，可影响肝的疏泄功能，使气机紊乱，郁结不畅。同时，气为血帅，气滞则血瘀，瘀阻脉络，气血不能上荣于面部肌肤，则出现郁滞症状，面部黄褐斑即是人体肝郁气结，血行不畅的外在表现。轻者疏肝解郁以调经；郁久则肝郁乘脾，治疗需疏肝健脾；脾虚日久则气化失司，无力推动血行，致气滞血瘀，治疗当以化瘀通滞为主。临床以此治之，可收良效。

巧用五味子，提高人体应激能力

五味子治气阴不足所致的多汗。功效为敛阴、敛气、敛汗，可提高人体的应激能力。五味子本身能收能敛，尤其当气阴两伤、津液欲脱之时，可配伍人参、麦冬益气养阴，提高人体的应激能力，治疗各种急性病。

【病案】 叶某，男，32 岁，干部，1996 年 9 月 10 日就诊。

患者平素体健，于 1 小时前行痔疮手术，手术顺利。现心悸不宁，烦躁不安，汗出较多，如珠如油，舌质偏红，脉微细欲绝。查体：心率 120 次／分，血压 60/40mmHg。考虑是因手术麻醉药普鲁卡因过敏所致的过敏性休克。

中医诊断：亡阴证（证属津气欲脱）。

治法：益气固脱。

治法：当即给予液体输入，并用生脉饮注射液 10mL 入小壶，

医话篇

再以生脉饮注射液 20mL 加入大瓶中静脉点滴。治疗 2 小时后，患者血压恢复至 110/70mmHg，诸症消失。

🌿 巧用百合治胃胀 🌿

【病案】柳某，女，46 岁，2009 年 2 月 16 日就诊。

患者诉近半年来因情志不遂致胃脘部胀满，食后更甚，得嗳气、矢气则舒，甚则隐痛连及胁肋部，时有恶心，伴胃脘有烧灼感，纳呆，吞酸，便干，舌尖红，苔薄，微黄，脉弦细。每遇情绪波动则上述症状加重。B 超示:胆囊壁稍粗糙。胃镜示:慢性浅表性胃炎，HP(+)。

西医诊断：慢性浅表性胃炎。

中医诊断：胃脘痛（证属肝气犯胃）。

治法：疏肝理气，和胃止痛。

用药：陈皮 10g，砂仁 10g，厚朴 10g，佛手 10g，香橼 10g，焦三仙各 10g，川黄连 10g，连翘 15g，延胡索 10g，半夏 10g，枳壳 10g，鸡内金 10g。

7 剂，每日 1 剂，早晚分服。

二诊（2009 年 2 月 23 日）：服药 1 周后，诉胃胀满及胁胀较前减轻，时有隐痛，纳食较前增多，但觉口干苦，胃脘有烧灼感，时反酸，大便秘结，舌苔黄，脉滑数。

肝气瘀滞日久则郁而化火，胃脘痛即偏热象，治以清热理气疏肝。于原方中加百合 30g，乌药 10g。服药 1 周后上述症状均明显减轻，胀痛消失，饮食正常，大便通畅。

继服 2 周巩固疗效，至今未再复发。

按语：分析患者主症，属于胃痛。以胀痛为主，连及胁肋，以情志不遂为诱发因素，嗳气、矢气后觉舒。故属实证，病位在胃，与肝有关。因肝主疏泄，疏泄失常，气机不调，胃中气滞，故发胀痛。治以疏肝理气和胃。服药1周后，胀满疼痛稍减轻，以胃脘灼痛，吞酸，口苦，便干，舌苔黄，脉滑数为主要表现，故陈教授辨证为气郁化火，于原方中加百合30g，乌药10g。1周后患者康复痊愈。百合有治心腹痛之功，其关键在于百合入手太阴肺经，能降肺气，肺为诸气之总司，肺气得降则诸气皆调，且百合甘润微寒，兼能清热；乌药辛温，行气止痛，《本草从新》谓其能"疏胸腹邪逆之气"，一切病之属气者皆可治。两药相配，一凉一温，柔中有刚，润而不滞，故善治胃脘部的气痛、热痛。

❧ 菖蒲的应用 ❧

菖蒲性温，味苦、辛，归心、胃经，具有开窍豁痰，化湿和胃，醒神益智的功效。陈宝贵教授曾用菖蒲60g，余药随症加减治疗发作性睡病1例，取得了一定疗效。除此之外，陈教授常用菖蒲治疗多种疾病，其中以心、脑、胃、痹证为多，试述于下。

【病案1】 韩某，女，53岁，2010年6月3日初诊。

患者腹痛、腹泻10余年，今饮食不节后症状加重，一日腹泻十数次，泻下不消化食物及水样物，无赤痢脓血便。现胃脘部不适，腹中隐隐作痛，纳差，舌淡红，苔薄黄，脉数。查血常规、便常规及便潜血均为阴性。

中医诊断：泄泻（证属脾虚湿盛）。

治法：健脾除湿。

用药：红藤15g，藿香10g，菖蒲20g，连翘15g，赤芍15g，

蒲公英15g，薏苡仁30g，荷叶10g，茯苓15g，鸡内金10g，莱菔子10g，甘草10g。

3剂，水煎450mL，早、中、晚饭前分次温服。

二诊（2010年6月6日）：服3剂后诉腹痛减轻，腹泻次数减至一日2～3次，继服原方。

【病案2】张某，女，65岁，2009年5月10日就诊。

患者患梅尼埃病5年，初诊时头晕耳鸣，心悸，口干，乏力，纳差，需扶持方能行走，舌红，苔花剥，脉弦细。

中医诊断：眩晕（证属脾虚，痰湿上蒙清窍）。

治法：化痰利窍。

用药：川芎10g，菊花15g，细辛3g，菖蒲30g，陈皮10g，半夏10g，茯苓15g，竹茹10g，丹参30g，枳壳10g，胆南星10g，远志10g，甘草10g，郁金10g，沉香10g，天麻10g，钩藤15g。

14剂，水煎300mL，早、晚饭后温服。

二诊（2009年5月24日）：患者2个月后复诊，诉服药后症状减轻，故自行按原方服药至今，头晕、耳鸣症状大减，纳食增加，仍觉乏力，双下肢无力沉重。于原方加牛膝15g，嘱患者保持良好心情和生活习惯，适当活动。

半年后随访，患者诉头晕症状未再复发，不仅生活可以自理，还能做轻体力劳动。

【病案3】谷某，男，59岁，2010年8月9日就诊。

患者失眠40余年，平素服用大量安定类药物，效果欠佳，入睡困难，严重时可数日不眠。来诊时患者精神差，舌暗，苔薄黄，脉细数。予中药配合安定类药物同服。

中医诊断：不寐（证属心肾不交）。

治法：交通心肾。

用药：女贞子15g，旱莲草15g，仙灵脾15g，五味子5g，菖蒲 30g，远志 5g，合欢皮 15g，炒酸枣仁 15g，甘草 10g。

7 剂，水煎 450mL，早、中、晚饭后分次温服。

二诊（2010 年 8 月 16 日）：患者自觉精神好转，睡眠无明显改善。于原方加生龙骨 30g，14 剂，煎服法同前。

三诊（2010 年 8 月 30 日）：患者诉睡眠时间较前延长，遂予上方继续服用。

按语：菖蒲辛开苦燥，芳香走窜，能够开心窍、益心智、安心神，兼具化湿、豁痰、辟秽之效。其中开心窍、祛湿浊、醒神志为其所长。常与郁金、半夏等配伍，治疗痰湿蒙蔽、神昏之症；也可与茯苓、远志、龙骨等配伍，治疗头晕、嗜睡、健忘、耳鸣等症，如安神定志丸。除治疗心脑病症外，陈教授也常用菖蒲治疗脾胃病，取其醒脾化浊之意，即治胃九法中的开窍醒胃法。

❀ 话咳喘之辨证 ❀

中医对咳喘的辨证需从辨表里入手。《灵枢·五邪》篇指出："邪在肺，则病皮肤痛，寒热，上气喘，汗出，喘动肩背。"表证可见于疮疡或感染早期、过敏等，药多用发散表邪、宣肺之品，常用方剂为麻黄汤加减。里证需继续辨脏腑，有肾气虚、肺气虚、心气虚。肾气虚多面青，呼气长，吸气短，肾不纳气，药用黑锡丹、都气丸之类。肺气虚多见少气无力，脉细数。陈宝贵教授临证常以痰辨证，痰清稀用小青龙汤，痰黄热用麻杏石甘汤加鱼腥草、黄芩。心气虚多见喘促不解，汗出肢冷，面青，肢肿，烦躁昏昧，需及时抢救。辨证准确、处方合理还要注意加减剂量，需根据证候、症状的轻重，在君、臣、佐、使上下功夫。

中西医结合鉴别左心衰或右心衰

左心衰竭的临床特点主要是由于左心房和（或）右心室衰竭引起肺瘀血、肺水肿；而右心衰竭的临床特点是由于右心房和（或）右心室衰竭引起体循环静脉瘀血和水钠潴留。陈宝贵教授认为右心衰的主要症状为心悸、多汗、周身乏力、四肢厥冷、舌暗、脉细数，或见瘀血致双下肢水肿。用五苓散以温阳利水，可使 Ca^{2+} 迅速通过 Ca^{2+} 通道，增加心脏的舒张功能，使回心血量增多。生脉饮养阴益气，其中人参的有效成分不易溶出，需先煎，用量为 $10 \sim 20g$，麦冬 $30 \sim 50g$，五味子敛气、敛阴、敛汗，能提高人体的应激能力，其味极酸，$5 \sim 10g$ 足矣。四逆汤回阳救逆，其中附子久煎，止痛效果好，配甘草可减毒增效，干姜温阳，用于四肢厥逆的危重病人。

谈"治风先治血"

"治风先治血"这句话据现有资料考据，最早出自宋·陈自明《妇人大全良方·卷之三·妇人贼风偏枯方论第八》，论曰："夫偏枯者，其状半身不遂，肌肉枯瘦，骨间疼痛，神智如常，名曰偏枯。仆原疾之由，皆由阴阳偏亏，脏腑怯弱，经络空虚，血气不足，当风冲坐，风邪乘虚而入，疾从斯作。"《黄帝内经》云："汗出偏沮，使人偏枯。"详其义理，如树木或有一边津液不荫注而先枯槁，然后被风所害。人之身体，或有一边血气不能荣养而先枯槁，然后被风所苦，其理显然。王子亨有云："舟行于水，人处于风。水能泛舟而亦能覆舟；风能养体而亦能害体。盖谓船漏水入，体漏风伤。"古人有云："医风先医血，血行风自灭是也。"治之宜先养血，然后祛风，无不愈者。

综上所述，古人认为，偏枯之症是由于血气不足，虚则被风所侵而致。所以治则是：治风先治血，血行风自灭。在治病时，先把气血养足，一则正气充足，邪不能侵；二则可以驱邪外出。另外，风性善行而数变，易与他邪相合，使病胶着。如痹证乃风、湿、热合而为痹，瘀血停滞，阻滞血脉，活血使风与所夹杂之邪不复留滞。总之，关键在于风之所生，是由营血本身出问题所致，治疗应或补血，或活血，或凉血，皆使血之生化、运化合于常度，而风无所生或无所侵。

【病案】李某，女，50岁，教师，2012年5月26日就诊。

患者诉常年反复发作荨麻疹。来诊时患者面色淡白无华，唇、舌色淡，脉细弱，全身可见搔痒抓痕，四肢可见红色疹点。通过脉证互参，知该患者体弱血虚。中医诊断：风疹。用《医宗金鉴》当归饮子加减，服药3周后病愈。

按语：本方由四物汤加用补益疏风之黄芪、荆芥、防风、蒺藜、何首乌等组成。符合"治风先治血，血行风自灭"之旨。

❀ 补肾养心法治疗恶性肿瘤化疗后骨髓抑制 ❀

恶性肿瘤2006年被世界卫生组织定义为慢性病，是城乡居民的常见病、多发病之一。化疗作为目前恶性肿瘤的主要治疗手段之一，在临床上发挥了很大的作用，但随之而来的化疗毒副作用极大地困扰着临床医师和患者。

1. **临床表现**　神疲，乏力，气短懒言，纳呆，食少，头晕目眩，腰膝酸软，五心烦热，自汗，盗汗，夜寐欠安。舌淡，脉沉细。

2．病因病机 中医认为，"肾藏精，主骨，生髓""血为精所化""骨者髓之府""髓者骨之充也""骨髓坚固，气血皆从""五谷之精液，和合而为血者，内渗于骨空，补益脑髓"。这些记载，说明了肾、骨髓、血液三者之间的关系。现代研究发现，骨髓与造血有直接的关系。骨髓藏于骨，又为肾所主，肾之功能强弱与否，影响到骨髓的造血功能。肝藏血，肾藏精，肝肾同源，病理上肝血不足与肾精亏损相互影响，出现肝肾精血两亏之证。心藏神，肾藏精。精能化气生神，为气、神之源；神能控精驭气，为精、气之主。且心为君火，肾为相火，各安其位，则心肾相交；平衡失调，则心肾不交。

化疗药物为毒性药物，对恶性肿瘤细胞具有很强的杀伤力。然而毒药攻邪的同时有耗气伤血劫阴之弊。而且恶性肿瘤患者多为中老年人，"年四十，阴气自半"。故化疗后骨髓抑制以肝肾阴虚的表现为主，同时伴有心神失养，心肾不交的临床表现。综上所述，恶性肿瘤化疗后骨髓抑制，病变主要在肝肾，与心密切相关。病证以虚为主。

3．辨证 肝肾阴虚，心神失养。

4．治则、治法 遵循"虚则补之""损者益之""急则治其标，缓则治其本"的治疗原则。恶性肿瘤化疗后骨髓抑制的治法应以补益肝肾，养心安神为主。

5．方药 补肾安神胶囊。主要药物组成：女贞子、旱莲草、仙灵脾、五味子、枸杞子、炒酸枣仁。

7．方药分析 补肾安神胶囊具有养心安神、益气健脾、滋补肝肾等作用。女贞子，滋肾益肝乌发，养阴清火除悸；旱莲草，益肾养血，凉血止血，乌须黑发；酸枣仁，宁心安神，养肝敛汗，能敛能散，散则宣通肝胆之滞，敛则能收肝脾之津；五味子，敛肺滋肾，涩精止泻，生津敛汗；仙灵脾，补命火，兴阳事，益精气；枸杞子，功擅补阴壮水，滋水涵木，固冲强督。现代药理研究认为：酸枣仁煎剂有镇静催眠的作用，能对抗咖啡因引起的兴奋状态，与巴比妥类药物有相同的作用；五味子对于神经中枢有双向调节作用；旱莲草、女贞子能增强细胞与体液的免疫功能。总之，全方配伍协调，搭配有度，共奏补益肝肾，养心安神之功，临床能够较好地改善化疗后骨髓抑制。

❧ 平肝潜阳法治高血压经验 ❧

高血压是一种常见病，属于祖国医学的"头痛""眩晕""肝阳上亢""中风"等范畴。病位主要为肝、肾两脏，肾藏精，肝藏血，精血同源，当肾精不足，肝失柔顺，脾失健运，心失所主，可致阴阳失调、气血失和、痰瘀内生、风火相煽、气机升降失常而发为本病。肝属风木，主升主动，阳亢风动，风火上扰清窍，故眩晕耳鸣，头胀且痛。肝火扰乱心神，故烦躁易怒，恼怒则引动肝阳，故眩晕常因烦劳或恼怒诱发或加重。阴虚阳亢是本病的基本病理；肝肾阴阳失调，气机升降失常为本病的主要病机。

【病案】刘某，女，33岁，2012年6月4日就诊。

主诉：头晕、头沉4年余，加重10余天。

现病史：头晕、头沉4年余，患者4年前无明显诱因突发头晕、头沉，当时未予特殊处理，症状间断反复。10天前上述症状再次加重，并伴记忆力下降，夜眠差，多梦易醒，纳差，平素畏寒怕冷，情绪急躁，每遇阴天则全身酸软乏力。舌红，苔黄，脉弦。BP：170/100mmHg。

西医诊断：高血压。

医话篇

中医诊断：眩晕。

辨证：肝阳上亢。

治法：平肝潜阳。

用药：全蝎 10g，菊花 15g，川芎 10g，细辛 3g，羌活 10g，蔓荆子 10g，天麻 20g，钩藤 30g，生龙骨、生牡蛎各 30g。

7 剂，水煎服。

二诊：头晕，太阳穴痛，加佩兰 10g，菖蒲 30g，陈皮 10g，砂仁 10g。7 剂，水煎服。

三诊：间断头痛，加羚羊角 1g，香橼 10g，佛手 10g。

按语：此患者平素血压高，现头晕，头胀，面红，心烦，口苦，舌红，苔黄，脉弦，情绪不良加重，此为肝阳上亢，肝风内动，肝气郁滞，气郁化火，风阳上扰清窍。方中菊花、川芎、细辛温凉并用，清肝泻火，能直达脑窍，清利头目；天麻、钩藤、生龙骨、生牡蛎镇肝息风，平息内风，生龙骨、生牡蛎还可安魂镇惊，治疗失眠多梦；全蝎息风通络，乃治风之要药；羌活、蔓荆子治外风，祛风止痛；菖蒲、佩兰化浊开窍；羚羊角为陈教授治头痛的经验用药；陈皮、砂仁、香橼、佛手合用，共奏健脾理气，疏肝解郁之效。全方合用，以平肝潜阳为主，化浊解郁开窍为辅。病、证、药相合，故药到病除。此法适用于素体阳盛，肝阳上亢，或因长期忧郁恼怒，气郁化火而使肝阴暗耗，风阳上扰清空，发为眩晕。如《临证指南医案·眩晕门》说："经云诸风掉眩，皆属于肝，头为诸阳之首，耳、目、口、鼻皆系清空之窍，所患眩晕者，非外来之邪，乃肝胆之风阳上冒耳，甚则有昏厥跌仆之虞。"此类患者多表现为面红目赤，急躁易怒，失眠多梦，舌红，苔黄，脉弦。治以平肝潜阳。

加减应用（引自柳学洙著《医林锥指》）：

1. 以上各型仅供参考，宜随证加减。

2. 只要治疗得法，初期高血压和产后高血压大部分可以治愈。

中期高血压亦有一部分可治愈，大部分可缓解临床症状，继发性高血压需结合原发病治疗。

3. 高血压顽固不退者，宜加生龙骨 30g，珍珠母 30g，菊花 15g，白蒺藜 12g，钩藤 12g；胆固醇高者可加功劳叶 12g，茺蔚子 15g，夏枯草 10g，焦山楂 15g。

脉压小者可加生地黄 15g，山楂 15g，丹参 15g。

动脉硬化明显者可加龟板 15g，枸杞子 15g，天冬 12g。

高血压病所致的头痛、头晕长期反复发作，治疗上每从"久病入络""无痰不作眩"考虑，加大"活血化瘀""化痰浊"的药量，使本病取得满意的疗效。现代药理研究发现，天麻钩藤饮有良好的降压效果，并能增加人血清过氧化氢酶（CAT）的活力，防止血管内皮细胞脂质过氧化，从而改善患者血管的内皮功能，保护靶器官。

❈ 谈运用五神脏理论治疗亚健康状态 ❈

心、脑是人体生命活动的重要器官，中医学早就有"心者，君主之官，神明出焉""脑为元神之府"等记载，心与脑之间的关系主要表现在精神意识方面。

脑与五脏关系密切，脑主神明的活动是通过五脏所产生的气、血、精、津、液为基础的，故脑支配着五脏，又受五脏的约束，从而肯定了脑神与五脏神的主从关系。脑之元神统帅着五脏诸神，同时由于心居于五脏之首，是五脏这个核心系统中的核心，脑神和心神共同协调控制五神脏的活动。

近代名医张锡纯溯源《黄帝内经》，明确提出心、脑共主神明，认为"人之神明，原在心与脑两处，神明之功用，原心与脑相辅而成。""脑中为元神,心中为识神。元神者无思无虑,自然虚灵也;识神者有思有虑,灵而不虚也。"神明又有体、用之分,"盖脑中元神,体也,心中识神,用也。人欲用其神明,则自脑达心,不用其神明,则仍由心归脑。"认为心、脑共主神明,各有侧重,脑重在记忆、想象;心重在研究、思虑,神明往来于心、脑之路,脑为统帅,心气入脑,心脑神明贯通,产生思维意识并支配人体相应的行为。作为张氏的再传弟子,陈教授指出,张氏善用上述理论治疗心脑系疾病,因心、脑共为神明之府,又有血脉相通,故"一处神明伤,则两处俱伤",脑之神明伤,可累及于心;心之神明伤,可累及于脑,这些与西医对"脑心综合征"的认识相似。

若心脑功能正常,则神明正常,五脏为和,五志如常。但五志太过或情志不遂,伤及五脏,五神脏功用受损,可使心身失调而致病。《灵枢·口问》说:"悲哀忧愁则心动,心动则五脏六腑皆摇。"可见神机失调可影响五脏,可通过治疗五脏使神机恢复正常,则诸症可愈。正如五神脏理论所阐述:情志所伤,伤及五脏,五神脏功用受损,可使心身失调而致病。

亚健康状态又叫第三状态、中间状态、灰色状态、诱病状态,因自觉症状多种多样,也被称为"不定陈述综合征"。其具有广泛的社会性和特殊的时代性,是 20 世纪 80 年代中期,前苏联Berkman 教授首先提出的。他发现这是人体除了健康状态和疾病状态之外的存在。中医学认为,健康是人与自然、社会以及人体自身阴阳动态平衡的结果。一旦人体内部环境阴阳失衡或内外阴阳之间失衡,就会出现亚健康状态,是一种非健康、非疾病的状态。

现代医家认为亚健康状态的主要原因是中青年人承受的社会压力大,生活和工作节奏快,过度劳累劳心以致神为之伤,神伤则五脏神明不安,神、魂、魄、意、志同病,则心、肝、脾、肺、肾多脏受累。

陈宝贵教授认为：临床中亚健康人群庞大，以白领或政府中层工作人员居多，且发病与社会竞争压力大、生存压力大以及现代人们的生活方式有关，久致情志不畅，郁怒伤肝，肝气郁结或忧思不解，隐曲不舒则内伤心脾。心藏神，肝主疏泄，脾主运化。若情志不畅则肝失疏泄，肝气郁结。累心太过，心血暗耗，血不养神，肝木克土或忧思不解，则脾失健运，痰湿内生，扰乱心神。久病及肾，则心、肝、脾、肾同病。心主神志，为五脏六腑之大主；肝主疏泄，喜条达而恶抑郁；脾主运化，乃后天之本；肺主气，司呼吸；肾主骨生髓，主藏精。心伤，虚则惊悸，怔忡，失眠，多梦；实则哭笑无常，狂妄躁动。肝伤，气机不畅则胸胁胀闷，精神抑郁，性情急躁，或脘腹不适，嗳气太息，月经不调，乳房胀痛，咽中哽塞等。脾伤不能健运则不欲饮食，四肢倦怠，心下痞满，大便溏泻。肺伤则气短多汗。肾伤则腰酸乏力等。正如五神脏理论认为情志所伤，伤及神明，五神脏功能受损，可使心身失调而致病。所以我们认为神之机能失调可影响五脏，亦可通过治疗五脏使神机恢复正常，则诸症可愈。

❧ 补肾安神胶囊治疗糖尿病伴抑郁症 ❧

近年来，随着对糖尿病研究的深入，人们已经认识到糖尿病是一种与心理因素密切相关的身心疾病。世界卫生组织已将糖尿病归为与生活方式有关的非传染性慢性疾病，并强调心理应激在其发生中的重要作用。糖尿病患者抑郁症的发生率明显高于一般人群，有30%的糖尿病患者存在不同程度的抑郁症症状。糖尿病患者伴抑郁症可导致血糖控制效果不佳和治疗配合程度下降。情绪反应的应激可通过机体的生理机制（如自主神经通路、神经内分泌机制、迷走神经对胰腺的直接影响等）诱发 2 型糖尿病的发生并加快其进展。因此，及早治疗糖尿病合并抑郁症对于患者精神症状的改善有重要意义，对糖尿病本身也至关重要。目前临床上常用的抗抑郁药存在价格较高及不良反应等较多缺点。

患者常某，女，50 岁，糖尿病病史 8 年，平素口服降糖药物，空腹血糖为 7～9mmol/L，因长期血糖控制不达标，遂产生焦虑情绪，乏力，纳差，善太息，失眠，对日常事务失去兴趣。应用汉密尔顿抑郁量表（HAMD, 17 项）评分为 30 分，诊断为糖尿病抑郁症。患者舌质红，脉弦数。辨证为郁证，阴虚火旺型。患者与医生交流、被家属开导，并接受糖尿病教育后，情绪好转。将口服降糖药改为胰岛素皮下注射，口服补肾安神胶囊，每次 3 粒，每日 3 次，空腹血糖降至 7mmol/L 以下。继续治疗半年，乏力、纳差症状消失，焦虑、失眠明显改善，HAMD 评分 8 分。

补肾安神胶囊系依据陈宝贵教授多年临床经验总结而成，以五神脏理论为基础而制定。药物组成：仙灵脾、枸杞子、女贞子、旱莲草、酸枣仁、五味子等。具有补肾养心、疏肝健脾、安神的作用。五脏均与情志密切相关，心藏神，肺藏魄，肝藏魂，脾藏意，肾藏志。方中女贞子滋肾益肝，养阴清火除悸；旱莲草能够益肾养血，凉血止血；酸枣仁宁心安神，养肝敛汗，能敛能散，散则能宣通肝胆之滞，敛则能收肝脾之津；五味子敛肺滋肾，涩精止泻，生津敛汗；仙灵脾补命火，益精气；枸杞子功擅补阴壮水，滋水涵木，固冲强督。《黄帝内经》云："阴平阳秘，精神乃治。"本方主旨基于使人体的阴阳达到平衡，使五脏协调。女贞子、旱莲草养血，仙灵脾兴阳，枸杞子、五味子生阴，仙灵脾辛而升散，五味子酸而收敛。全方配伍协调，搭配有度，阴阳两助，诸脏共补。

❋ 四时用药与施治 ❋

陈宝贵教授在临证中非常重视结合四时节气，根据四时节气治病常能提高疗效，此属中医"因时制宜"的范畴。

无论何种治法，如药物、针刺以及其他一些方法，均需通过机体发挥作用。外环境变化明显时，人体易受其影响，并发生相应的改变。所以陈教授十分重视根据季节变化施治，以"四时为宜，补泻勿失，与天地如一"为宗旨，指出"用寒远寒，用热远热"。

人体体质有偏寒、偏热之不同，疾病病性亦有寒、热偏重等周期性的特性。"用寒远寒，用热远热"之法则根据四时更替对人体的影响而制定，这条法则首见于《素问·六元正纪大论》，其基本含义为：寒冷季节用大寒药，炎热季节用大热药必须慎重。因人体生理阴阳的趋向是"春夏则阳气多而阴气少，秋冬则阴气盛而阳气衰"（《素问·厥论》）。人体在春夏阳热之季则"人气在外，皮肤缓，腠理开，血气减，汗大泄，肉淖泽"（《灵枢·刺节真邪》）。病变多为热邪伤阴，机体阴阳失调一般呈现出阴气虚而阳气盛；人体在秋冬阴寒之季表现为"人气在中，皮肤致，腠理闭，汗不出，血气强，肉坚涩"（《灵枢·刺节真邪》）。病变多为寒邪伤阳，机体阴阳失调一般呈现的是阴气盛而阳气衰。而温热药属动药，多伤阴，主升发开泄；寒凉药属静药，多伤阳，主沉降收闭。春夏多重用大热药，秋冬多重用大寒药，就是药与时气、人体生理阴阳活动变化、病理阴阳特点相悖，结果非但病不能愈，且可致不良后果。

如汉代张仲景《伤寒论》168条白虎汤方后注云："此方立夏后、立秋前乃可服，立秋后不可取。"此因白虎汤属寒凉之剂，秋后冬寒之季，人体阳气内收，用之有伤阳之虞。如治一风疹病人，秋季病作时，予玉屏风散加附子、赤芍、白芍、陈皮、甘草等，服之而愈。

医话篇

后再次发病，正逢盛夏，病人沿用秋季原方治之，结果药用 1 剂而病加剧，并增加腹满、心热、口干、头晕等症。后减少附子、白芍的用量而获效。提示有时因病所需，在春夏温热时要用热药，秋冬寒凉时要用寒药，但注意在剂量与药物配伍上应适当控制，以免违逆四时，影响治疗效果。

❀ 谨守病机，灵活用药 ❀

陈宝贵教授在脾胃病的治疗方面有很深的研究，其辨证准确，用药灵活，可药到病除，且复发率低。

陈宝贵教授治疗脾胃病强调人的整体性，认为脾胃为后天之本，气血生化之源，一旦有病，将累及五脏六腑，且上、中、下三焦皆可受累。如脾胃气虚可致心血不足、宗气下陷、肝肾阴虚等，脾胃壅满可致心脉痹阻、肺不肃降、肾关不利等。因此在治疗脾胃病的同时，应密切注意可能累及的脏腑，本着"见肝之病，知肝传脾，当先实脾"的"不治已病治未病"的原则整体论治。

在用药方面，陈宝贵教授也有独到之处。他认为脾胃为仓廪之官，生化之源。故凡脾胃升降失常，生化无源，多导致人体气血虚衰。所以用药时慎用攻伐之品，以免克伐脾胃之气，形成变证或坏证。对于峻下、破血、破气力猛之药，不可滥用。如脾虚使清阳不升，运化无能，常致湿浊不散，痰饮壅塞或郁而化热。胃肠为腑，泻而不藏，一旦脾胃气虚，升降失常，则食积不下或壅热充斥胃肠，又致虚实夹杂，所以陈宝贵教授认为对脾胃病之虚证，亦要认真分析，不能骤补，以防壅满阻胃。故对人参、黄芪、甘草等益气、健脾力专之药要仔细斟酌，谨慎使用，以防壅滞。临床脾胃病多为虚实夹杂或寒热错杂，因此在用药上应攻补兼施，寒热并用。对于脾胃虚弱病人不能单纯予以补药，"胃以通为用"，应适当加行气药。对于寒热夹杂的病人，尤其是舌苔黄腻为主的，应寒热并用，以半夏泻心汤为主。陈教授治疗脾胃病常用半夏泻心汤，且用方灵活巧妙，用古方而不拘泥，随证加减，每获良效。

总之，陈宝贵教授治疗脾胃病以八纲辨证为基础，考虑脾胃与脏腑之间联系的同时，结合患者的体质强弱，正气虚实，分析其属于气血、痰湿、寒热等何种外邪以及邪正之间的关系，以调和脾胃为主，注重降浊，用药动静结合、寒热并用、攻补兼施，做到攻不伤正，补不恋邪。陈教授认为脾胃病慢性者居多，一般病程长，易反复，正气虚，证型多，兼证复杂，治疗切忌急功近利，强攻骤补，应以宽中持久为要，还要根据病情敢攻能守，灵活变通，用药做到恰到好处。

❧ 浅析司揣内外 ❧

"司揣内外"，语出《灵枢·外揣》："合而察之，切而验之，见而得之，若清水明镜之不失其形也。五音不彰，五色不明，五脏波荡，若是则内外相袭，若鼓之应桴，响之应声，影之似形。故远者司外揣内，近者司内揣外，是谓阴阳之极，天地之盖，请藏之灵兰之室，弗敢使泄也。"

（一）"司揣内外"辨析

"司"，《慧琳音义》卷六："伺、察也。""揣"，《说文解字》："量也。"《六书通》："凡称量忖度，皆曰揣。"张景岳亦道："揣，推测也。司，主也。"概而言之，这句话就是从内知外。然而，不能孤立地对其研读，而是要把它及与之相联的一段话完整地联系起来，才有利于全面准确地理解其含义。由此可知，要达到诊察病人的最高境界，即"若清水明镜之不失其形也"，必须要"合而察之，切而验之，见而得之"，而这又与远者之司外揣内，近者之司内揣外密切相关。

陈宝贵教授认为，远近作为方位词，如果能够引申为清楚与不清楚的含义，那么，我们对这句话的解释就是：对于人体来说，司内是本，司外是标，人是疾病的本质，外是疾病的表象。本质和表象是不会永远一致的。复杂的表象常不能准确地反映出疾病的本质，因此需要我们辨证，在把握人体内在变化的基础上，才能准确地辨证施治。可以说只有司内者才能更好地把握住疾病的本质，称之为近者。因为病乃人所得，所以要了解病，先要了解人体内在的结构或活动。由于疾病的外在表现并不是和疾病的本质有着绝对的关系，故司外者对疾病本质的把握和"司内揣外"相比是"稍逊风骚"的，因而称之为远者。中医诊法只有把"司外揣内"和"司内揣外"二者相互结合起来，才能把握住疾病阴阳变化的根本规律和疾病复杂变化的本质。

（二）"司揣内外"在中医方面的意义和运用

1. 有利于传统诊法的完善、深化　《黄帝内经》的诊断方法具有由外象测知本质，由局部测知整体的特点，体现出部分与整体相对应。司外揣内，又称"以表知里"，是建构《黄帝内经》理论体系的重要方法，指通过观察事物外在的表象，以揣测、分析、推论出其内在变化的认知方法。中医在诊断疾病时，往往通过病人的自我感觉和医生观察到的病人的一些外在表现来推断病人内部的病理变化，这种方法的实质就是取象思维。后世医家多把其奉为中医诊法的圭臬。《丹溪心法》谓："欲知其内者，当观乎外；诊于外者，斯以知其内。盖有诸内者形诸外。"的确,"司外揣内"和见微知著、以常衡变等作为中医诊法的原理,为认识人体的生理、病理提供了很多辨证资料。我们只有从理论上对"远者司外揣内""近者司内揣外"有更为深邃的理解,才能更有效地发挥经典对临床的指导作用。同时,也让我们看到,早在《黄帝内经》的年代,中医就能够辩证地看待"司内"与"司外"之间的辩证关系。据此还可以看出中医诊法其实应该是"司内揣外"与"司外揣内"两者的有机结合,二者缺一不可。只有这样才能使中医诊法的理论根基扎得更深、四诊方法掌握得更牢固。

2. **有利于把现代科学医疗仪器融入中医的辨证论治** 一般认为中医是把人体视为"黑箱",通过从人体的体表器官,如四肢、皮肤、肌肉、筋、骨、舌、脉,以及人体外在的神色形态等症状、体征,再结合中医的藏象学说、经络学说等,来认识、解释人体内在脏腑的生理、病理变化。这种模式,概括地说就是"司外揣内"。但是,人作为一个生物体,其外在的表象和内在的结构之间存在着极其复杂的关系,且人类认知能力在提高,疾病谱也在变化,如果中医在诊疗疾病时仍然停留在宏观水平,固守望、闻、问、切传统的四诊方法,必然会导致对许多疾病认识不清,更不能正确施治。

自从提倡中医现代化以来,许多专家致力于中医微观辨证的研究,并取得了很大的进展。借助科学仪器能够突破人类感觉器官的局限,从而帮助人们改进认知能力,使感性认识更加客观化、精细化、准确化。这说明只有借助现代先进的医疗仪器,才能够帮助中医更为清楚准确地认识人体,从而为施治提供更为客观的信息,为有效治疗奠定基础。但使用这些现代化的医疗仪器,要注意的一个关键问题就是对现代医疗仪器所收集的资料,还应该用中医理论加以处理,才能真正起到帮助中医论治的作用。所以,我们要重视"司揣内外",不等于盲目、简单地把现代医学仪器拿来使用,而应在使用

医话篇

过程中始终坚持中医理论，才不至于发生背离中医学术特质的现象。

总之，不论是"司外揣内"还是"司内揣外"，其实质都是从整体上把握证的本质，从整体观念出发来调节人体机能，达到"活人"之目的。中华人民长期对人体生命运动及疾病进行观察、探索，在积累了大量医学经验知识的基础上，汲取先秦哲学思想和逻辑思维方法，形成了独特的医学科学方法，有非常重要的临床指导意义和应用价值，诚所谓"知其要者，一言而终"。

❀ 三因制宜 ❀

三因制宜是中医治病的基本原则，是中医整体观的表现之一，是指治疗疾病要根据季节、地区以及人体的体质、性别、年龄等的不同而制定适宜的治疗方法，即治病要因人、因地、因时制宜。

（一）因人制宜

因人制宜是指治病时不能孤立地看病症，还要看到人的整体和不同人的特点，要根据患者的性别、年龄、体质、生活习惯、生理、病理特点的不同因人制宜，治疗用药做适当的调整。如：何某，男，75岁，因吃不洁食物腹泻7天，日达10余次，经静滴、服食小檗碱和土霉素等均无效，患者症见面色苍白，怕冷，眠差，舌淡胖，苔白，脉弦细数。辨证为脾阳虚，气滞夹湿，用小柴胡汤加川黄连、白头翁、救必应、大腹皮、火炭母、川厚朴、青皮、干姜、藿香。两剂即愈。患者75岁，脾本虚，用小檗碱、土霉素等苦寒之品虽属对症下药，但忽视其整体状态，更伤其阳，故无效。而小柴胡汤养胃气，干姜助阳，病人功能状态得到调整，药到泻即止。对于老人、虚人感冒，不可一味解表，应兼以益气解表，临床常用小柴胡汤加解表药，疗效甚佳；小儿"肝常有余，脾常不足"，治其感冒应在解表之时多加入健脾消滞及息风之药，如神曲、布渣叶、钩藤、僵蚕、地龙等；又如对于子宫肌瘤患者，如病人体质较差，就不可一味软坚散结、活血化瘀，而应顾及整体，在扶正的基础上兼以软坚散结、活血化瘀（临床在资生汤的基础上加入夏枯草、昆布、王不留行等）；阴虚火旺型男性少精弱精症的不育患者，如果不顾其整体功能状态，拼命补肾生精，临床观察显示，越补精液质量越差；输卵管炎症的不孕患者，如果一味清热消炎，病人疗效往往不佳，应在祛邪的同时顾及整体，适当扶正，疗效更好。在食疗方面也要因人制宜，阴虚火旺体质类型者宜食滋阴降火之品，如水鸭、水鱼、兔肉等，忌食牛、羊、狗、鹅、鸡肉这些温热性质的食品，阴虚火旺者食用此类食品无异于火上浇油；阳虚畏寒体质类型者宜食牛、羊、狗肉等温阳补气的食物；阴虚阳亢的虚热证，可选用清炖水鱼；阳虚阴盛的虚寒证，可用制附子炖狗肉；体胖的人多痰湿，适宜多食清淡化痰的食物；体瘦的人多阴虚，血亏津少，适宜多食滋阴生津的食物。

（二）因地制宜

因地制宜是指根据不同地区的地理特点来考虑治疗用药的原则，如北方的风寒感冒病人，多用辛温解表药，如麻黄、桂枝；南方的风寒感冒病人少用辛温解表药，多用荆芥、防风，并加入很多化湿药，如茵陈、薏苡仁、白豆蔻等，用以轻宣发散。在食疗方面，南方气候炎热，湿气较重，可多食薏苡仁、扁豆等食物；北方较寒冷，可多食羊肉、胡椒等食物。

（三）因时制宜

因时制宜是指根据不同季节的气候特点来考虑治疗用药的原则，

医话篇

春夏季节，外感风寒，不宜过用辛温发散药；秋冬季节，不宜过用寒凉药，应多加入滋阴润燥之品，如太子参、麦冬、沙参等；暑多兼湿，因此暑天治病要注意解暑化湿。在食疗方面，夏季宜多食绿豆等清热解暑，冬季宜多食荔枝肉、龙眼肉等温补的食物。

总之，三因制宜的治病原则，充分体现了中医治病的整体观念和临床治疗的个性化，善于因时、因地、因人制宜，常能取得较好的临床疗效。

❧ 用中医辨证的思想去用中药 ❧

体质、疾病和施药之间有密切联系，体质是贯穿疾病全过程并影响疾病发展的基本要素，剖析体质与选药之间的联系，对于拓展调理体质防治疾病的思路、促进临床疾病防治与养生保健有重要作用。根据体质分类，选用有针对性的药物施治，从而对以"药性归象"为目的的药方制定提供便利和依据。

自古以来，历代医学家只主张"药必随证"，而忽视了药"关于人"的问题。由于每个人的先天禀赋不同而各有体质差异，一些药物对一些人的疾病有治疗和预防作用，而对另一些人不仅不起治疗作用，反而出现严重的副反应。故优化体质用药方法，通过辨体质合理使用药方，有利于更好地治疗疾病。

辨体质施药，即在药性符合体质的基础上，适应病证加以治疗。药物选择以人体的生理特征为本，病证为标。辨体质施药大大开拓了医者的用药思路。

体质是一种客观存在的生命现象，是个体生命过程中，在先天遗传和后天获得的基础上，表现出的形态结构、生理机能以及心理状态等方面综合的、相对稳定的特质。这种特质决定着人体对某种致病因子的易感性及其病变类型的倾向性。体质与发病密切相关。疾病是致病因素与机体正气相互作用的结果，其中正气作为内因是发病的根本依据，而正气的强弱、内在的倾向性是个体体质所决定的。各种类型的体质虽然均属于生理常态，但其中所包含的相对稳定的阴阳偏颇则是疾病状态时阴阳失衡的内在因素和依据。具有某种不良体质倾向的人，当外在因素作用于机体时，体质倾向超过一定的阈值即可发病。

将临床施用的药材进行中医体质学分类，从药物选材、炮制、服用、剂量及注意事项中寻找出比较科学合理的指导方案。体质的现代研究表明，相同的体质具有相似的基因结构和（或）基因表达。人们对药物的不同反应是由于基因不同引起的。由个体禀赋和体质差异来决定药物及剂量的选择，从而实现个性化，可增加临床疗效，减少不良反应。目前以人体生命活动的物质基础——阴阳、气血津液的盛衰虚实变化为主，以临床应用为目的，中医将体质分为平和质（A型）、气虚质（B型）、阳虚质（C型）、阴虚质（D型）、痰湿质（E型）、湿热质（F型）、血瘀质（G型）、气郁质（H型）、特禀质（I型）九种基本类型（平和质之外的8种体质类型均为偏颇体质），并提炼出不同体质的形态结构、生理机能、心理特点、反应状态，以此作为寻找人与人之间异同点的依据。

阳虚体质之人阳气不足，以畏寒怕冷、手足不温等虚寒表现为主要特征。因此，阳虚体质的生理、病理特征，决定了其对某病因（包括体质病因、外感病因）所致疾病的倾向性、易感性，从而决定了对药性的选择。因此，阳虚体质之人选用的药大多性平、温、热,味甘、辛，归心、脾、胃、肾经，且具有益肾培元、温补元阳、补火助阳、温中和胃、暖脾止泻、散寒止痛、温阳通脉等作用。如：党参、白术、桂枝、肉桂、干姜、良姜、吴茱萸、巴戟天、淫羊藿、益智仁、补骨脂、

医话篇

白术、木香、沙苑子、化橘红、鹿茸、蛤蚧、浮小麦、白芍等。

阴虚体质之人体内津液、精血等阴液亏少，是以阴虚内热为主要特征的体质状态。阴液亏少，机体失于濡润滋养，故形体瘦长，平素易口燥咽干，鼻微干，大便干燥，小便短，眩晕耳鸣，两目干涩，视物模糊，皮肤偏干，易生皱纹，舌少津、少苔，脉细。由于阴不制阳，阳热之气相对偏旺而生内热，故表现出一派虚火内扰的症状，可见手足心热，口渴，喜冷饮，面色潮红，有烘热感，唇红、微干，睡眠差，舌红，脉数等。因此，选药宜性寒、凉、平，味酸、甘，归肝、心、脾、胃、肺、大肠、肾经，有生津止渴、滋阴润肺、滋阴补血、填精补髓、滋阴补肾、润燥滑肠、清退虚热等功效。如沙参、熟地黄、玉竹、阿胶、枸杞子、火麻仁、山药、玄参、乌梅、决明子、桃仁、麦冬、知母、黄精、荷叶、地骨皮、龟甲、金银花、女贞子、酸枣仁、川贝母、天冬、白芍、葛根、桑叶、淡竹叶、菊花、旱莲草、芦根、五味子、杏仁、石斛、山茱萸、菟丝子等。

气虚体质之人一身之气不足，以气息低弱、脏腑功能状态低下为主要特征。《素问·阴阳应象大论》："形不足者，温之以气；精不足者，补之以味。"《医宗必读·虚劳》："夫人之虚，不属于气，即属于血，五脏六腑，莫能外焉。而独举脾肾者，水为万物之源，土为万物之母，二脏安和，一身皆治，百疾不生。"依据气虚体质的常见表现，用药宜以甘温益气为主，培补元气，补气健脾。选药如：五味子、益智仁、党参、甘草、茯苓、白芷、香薷、浮小麦、芡实、银杏叶、补骨脂、升麻、白术、白及、怀牛膝、苍术、黄芪、杜仲、紫苏等。

气郁体质是由于长期情志不畅、气机郁滞而形成的以性格内向，情绪不稳定、忧郁脆弱、敏感多疑为主要特征的体质状态。朱丹溪提出，气郁者多兼湿郁、血郁、火郁、痰郁，但以"木郁"为先导。《素问·六元正纪大论》："木郁达之，火郁发之，土郁夺之，金郁泄之，水郁折之。"《证治汇补·郁证》："郁病虽多，皆因气不周流，法当顺气为先，开提为次，至于降火、化痰、消积，犹当分多少治之。"依据气郁体质的常见表现，选药宜性凉、平、温，味酸、甘、辛，归肝、胆、心、脾、胃、肺经，且具有疏肝理气、宽胸解郁、降逆止呕、行气化痰、健胃消食、宁心除烦等功效。如：佛手、山楂、槟榔、香橼、木瓜、白豆蔻、郁李仁、木香、香附、佩兰、藿香、厚朴、姜黄、薤白、橘皮、吴茱萸、杏仁、砂仁、川芎、桔梗、薄荷等。

痰湿体质乃水液内停而痰湿凝聚，以黏滞重浊为主要特征的体质状态。故宜选取性平、温，味苦、甘、淡、辛，归脾、胃、肺、肾、膀胱经，且具有健脾利湿、和胃化痰、宣肺止咳、利尿渗湿、利水消肿、行气宽胸等功效的药材。如：薏苡仁、生姜、佩兰、藿香、苍术、车前子、泽兰、绞股蓝、五加皮、桑白皮、牡蛎、竹茹、昆布。

湿热体质是以湿热内蕴为主要特征的体质状态。湿热泛于肌肤，则见形体偏胖，平素面垢油光，易生痤疮粉刺；湿热郁蒸，胆气上溢，则口苦、口干；湿热内阻，阳气被遏，则身重困倦；热灼血络，则眼睛红赤；热重于湿，则大便燥结；湿重于热，则大便黏滞；湿热循肝经下注，则阴囊潮湿，或带下量多；小便短赤，舌质偏红，苔黄腻，脉象滑数，为湿热内蕴之象。故宜选取性寒、凉、平，味苦、甘、淡、咸，且具有清肝泻火、清热解毒、除烦安神、生津止渴、健脾渗湿、利尿通淋、宽肠导滞、燥湿止带等功效的药材。如：栀子、蒲公英、土茯苓、菊花、牛蒡子、金荞麦、茜草、泽泻、鱼腥草、丹皮、小蓟、木贼、青果等。

瘀血体质是体内有血液运行不畅的潜在倾向或瘀血内阻的病理基础，以血瘀为主要特征的体质状态，常表现为肤色晦暗、色素沉着，容易出现瘀斑，口唇暗淡，舌暗或有瘀点，舌下络脉紫暗或增粗，脉涩。故宜选取性凉、平、温，味甘、辛，归肝、心、脾经，且具有活血化瘀、散瘀止血、养血润燥、行气益气等功效的药材。如：当归、川芎、红花、

医话篇

香附、姜黄、玫瑰花、蒺藜、三七、丹参、赤芍、蒲黄、益母草、桃仁、泽兰、白芍、牛膝等。

特禀体质是由于先天禀赋不足和遗传等因素造成的一种特殊体质，包括先天性、遗传性的生理缺陷与疾病、过敏反应等。过敏体质者常见气喘、咽痒、鼻塞、喷嚏等症状；遗传性疾病患者有垂直遗传、先天性、家族性特征；患胎传性疾病者具有母体影响胎儿个体生长发育及相关疾病的特征。用药应根据具体病情而定。

平和质是先天禀赋良好，后天调养得当，以体态适中，面色红润，精力充沛，脏腑功能状态强健壮实为主要特征的体质状态。根据人体的生长规律，适当进补，小儿生长发育时期，饮食宜多样化，四气五味调和，富有营养；更年期为体质转变时期，可根据阴阳偏颇酌服滋补肾阴肾阳之剂，如金匮肾气丸、六味地黄丸之品；老年期五脏逐渐虚衰，应适当调补，促其新陈代谢，延缓衰老。

中医学强调"因人制宜"，体质是疾病发生的内在基础，是"异病同治""同病异治"的基础。疾病的治疗立法、遣方用药应结合患者的体质综合考虑。近年来，人们越来越关注个体化差异和药物不良反应等现象，个体化诊疗都已经越来越得到大众的认同。无论从体质还是从药物基因组的角度考虑，建立和完善体质医学体系和进行个体化诊疗都是非常必要的，它将为临床治疗和合理用药提供必要的保证。因此，有必要在临床上进一步优化完善体质治疗法和所使用的体质药方，建立体质药学。

❧ 掌握药性至关重要 ❧

中药的运用基于中医对生命活动的认识。中医认为，人体的生命活动是由多种因素相互作用而维持一种动态平衡的过程，健康即是人体阴阳维持相对平衡的状态，故中药以其四气五味、升降浮沉、归经、配伍为属性特点用于临床治疗，体现了整体观念的特色。陈宝贵教授用药的原则即"以人为本"，从人体整个生命活动状态这个大方向为出发点，以药治病的最终目的是恢复人体内外环境的动态平衡。

效方达药，是每位临床工作者一生的追求。纵观古今名家，他们都是效方达药的创制者和应用者。而初学者在临证时，常陷入心中有所思，笔下无处方的尴尬情形。若想尽早摆脱这种尴尬情景，就要博览群书，由博返约。看书中一病有几证，每一证有几方，方中有哪几种药，几张方中共同用的药有哪些，哪些药是方中必用的，哪些方药多用、常用。如果一方中有一药，这药必是重要的，"医非学养深者不足以鸣世"（《清代名医医案精华·序》），前人集验，不验不灵，单独一味，无所假借，必有特效，才加收录。再看一病用方，哪些是常用，哪些是少用，哪些是主药，哪些是辅佐兼治之药，用统计学处理，得出专病、专方、专药。

历代大医都有自己擅长使用的中药及处方模式，除了个人喜好外，还与其平日接触的病种息息相关，另外，亦与其年轻时曾跟随或交流过的师承经验有关。陈宝贵教授教导弟子学习处方开药，有自己一套独特的思路和见解。首先是多认药。陈教授云："古代医家都是亲自上山采药，晒药。病人来医馆求诊，医生在前厅坐堂，后院即是药房。医生给病人开方后，再亲自煎煮，给病人服用，在病榻旁观察服用疗效。现今，医药分家，医生中，特别是年轻医生，只懂开药不知认药者，不在少数。"陈宝贵教授强调，医者疗疾祛病，除应诊断准确、辨证无误外，还要知药善用，即明确知晓自己处方中所开的每一味药的药效、药性、炮制、产地，这是最基本的。陈教授要求他的每一位弟子都应该去药房体验一段时间抓药、认药，

医话篇

然后再跟老师临床侍诊，要自己亲自去摸索用药剂量。很多情况下，老师将自己的临证用药剂量告知学生后，学生未必能完全体会其中的深意，而且随着药物种类的增加，也不利于牢记。所以多临床、多实践才能将知识真正学到手，记得牢固。其次，要对学过、体会过的药材进行再认识，在一遍一遍重复使用的过程中，悉心体会药效、药用，真正将老师的用药经验吃透，才能逐渐转化成为自己的知识。

❧ 中西医病理常有互通之处 ❧

几千年来，祖国医学为中华民族的繁衍昌盛做出了重大贡献。历代中医学家都在自己的时代条件下尽可能吸收当时的先进哲学思想和科学技术，发展、丰富和完善了中医的治疗手段和文化内涵。在现代科学技术日新月异的形势下，医学的诊断和治疗手段也在发生着翻天覆地的变化，我们应如何运用现代医疗技术手段继承、发展祖国医学是一个值得思考的问题，笔者有一些不成熟的思考，阐述如下。

祖国医学根据运气学说推测节令气候的变化，再将推测结果运用到患者的病因诊断上，并根据患者的具体症状去判断，即审症求因、审因论治。此方法科学合理，长期指导着祖国医学的临床实践，并将继续在临床实践中发挥指导作用。然而，随着人类疾病谱的变化，许多内伤杂病单单依靠这种方法进行病因、病机的诊断已显不足，如历史上对中风的病位、病因、病机的争论。笔者在跟师及实践的过程中发现，现代医学与祖国医学的病理机制常有互通之处。常可以借助现代医学丰富和完善祖国医学对疾病病理、病机的认识，如在临床中针刺足三里治疗动力性肠梗阻有一定的疗效，但有时并不能使人满意。笔者在研读了现代医学关于肠梗阻的认识后，考虑到腑气不通固然是肠梗阻的根本病机，但气滞导致的血瘀也是不可忽视的病理机制，遂在实践中加入具有活血作用的血海穴，疗效有了明显的提高。另一例患者，反复呃逆，就诊多处，患者家属携来他医处方，尽是半夏、陈皮、丁香、苍术、砂仁等燥湿和胃之品。陈宝贵教授在仔细诊察病人并详细询问病史后发现此患者是由于脑梗死留此后遗症，患者舌苔不腻，脉不滑，言语低微，遂予益气活血的补阳还五汤，数剂后呃逆便有明显缓解。以上两病例均说明了解现代医学的病理、病机有利于祖国医学的辨证论治。

中医学在千百年的临床实践中总结出了大量治疗疑难杂证的经验，如砷制剂治疗Ｍ3型白血病，汞制剂治疗慢性骨髓炎，大量附子治疗顽固性心衰等。我们在用现代医学研究其作用机理的同时，也会揭示一些新的现代医学病理、生理机制，同样可以促进现代医学的发展。

总之，中西互参有利于祖国医学和现代医学的发展、进步。

❁ 辨病论治与辨证论治相结合 ❁

辨病论治与辨证论治相结合这个提法并不新鲜，虽属老生常谈，但又不得不谈。在临床中常常因为两者不能有机地结合导致要么只知辨病，然后对号入座，如诊断为糜烂性胃炎，则开出黄连、连翘等苦寒清热之药；要么只知辨证，不能洞彻疾病的发展趋势及过程，以致贻误治疗。如果既辨病又辨证，则能明显地提高临床疗效。辨病可以指导中医的处方选药，使其更具针对性，并且在无证可辨时帮助医师较容易地抓住疾病的基本病机；辨证能够使医师在中医基础理论的指导下抓住更具体、更详细、更个体化的病机，使选方用药更具灵活性。因此，辨病与辨证是相辅相成，相互促进的。然而，在临床中我们常犯的错误是只知辨病而不知辨证，丢弃了中医的精髓和特色——辨证论治。陈宝贵教授常常告诫余等："中医的精髓和特色之一就是辨证论治，千万不能与西医的病名对号入座，否则，将会使中医走入歧途，自己也很难成为一名合格的中医大夫。"

笔者临床见一慢性胆囊炎的老年妇女，恶心，呕吐，频频干哕，右侧胁肋部胀痛，莫菲征阳性，查腹部彩超示胆囊壁欠光滑并增厚，遂给予清热利湿，疏肝和胃的中药，方如金钱草、鸡内金、郁金、柴胡、玄胡、清半夏、茯苓、陈皮等，三剂。药后，患者不但症状不减，反增腹泻。反思陈教授在临床上用此类方药治疗多例胆囊炎患者，均见明显疗效，自己的这例患者为何不见效呢？仔细观察患者后发现该患者面色㿠白，言语低微，舌不红反而淡胖，苔不黄厚腻反而薄白，脉不弦滑反而沉细弱，一派中阳不足的脾虚征象，旋即投以四君子汤合旋覆代赭汤加减，药如党参、白术、茯苓、旋覆花、代赭石、良姜、香附、陈皮等，剂量都极轻，并酌加少量白芍以柔肝缓急。药后患者未再出现恶心、呕吐，其他症状也减轻。经历此病例后，笔者反复思索，觉得祖国医学的辨证论治是先辈在长期临床实践中总结出来的针对病人在特定时期下、特定病理机制下的个体化治疗方案的指导原则，而不是针对现代医学的某种疾病的指导原则，祖国医学是治疗病的人，而不是人的病。现代医学的每种疾病都有其主要的病理机制，但在疾病的发展过程中，由于患者的体质差异、节令气候的变化、地域方位的差别以及其他疾病的夹杂，疾病表现在患者个体身上往往出现了变证，即疾病矛盾的主要方面发生了变化。此时千万不能刻舟求剑，要四诊合参抓主症，抓矛盾的主要方面，这就要看医者的能力了，"医者，易也"大概就是指医者在临床中要灵活变化吧！

论医者当通哲理

中医药哲学理论是中国哲学的重要组成部分，包括、蕴含并体现着丰富的哲学思想和人文精神。中医学中的五行之法，体现了我国古代哲学对于事物彼此联系、相克相生、相容相和的哲学思想；中医学中关于人体是一个整体、人与天地相应、与四时相合、形神一体的观点，体现了我国古代唯物主义哲学思想对于人与自然关系的基本认识；中医学的阴内阳外、阴阳相合的"阴阳说"，体现了一分为二、对立统一的辩证法思想。

陈宝贵教授强调中医学、西医学都是人类长期实践的产物，是智慧的结晶，是人类的宝贵财富。我们决不能排斥西医，应主张中西医并重；我们同时提倡中西医要认真地互相了解、互相配合。中西医完全可以并行不悖地发展，真正的中西医结合也可能是产生新的医学理念和医学体系的有效途径。我们承认，在实行社会主义市场经济的今天，由于一些人的浮躁心理和一切向钱看思想的影响，庸医甚至伪医还有不少。但是，从哲学理念上说，中医是从整体出发到局部，进而有效地认识局部，通过调理整体来医治局部。而西医往往是从局部出发而不问整体，通过医治局部来改善整体。因此，总的来说，中西医的理念各有各的优势。西医检测的定性和量化等比中医直观、先进，但中医秉持"天地一体""天人合一""心物一源"的理念，从大自然中寻求人类健康与长寿之道，是整个人类文明与进步的前进方向。

陈宝贵教授在临证与教学中多次提出，哲学是一种思维，是一种认识事物与客观规律的方法，任何学科只有在哲学的统摄下才能不断进步，中医学也不例外。我曾问陈教授："如果您当初没学中医，那么您最想从事的领域是什么？政治抑或科学？"陈教授答曰：

医话篇

"哲学。"看来陈教授已经把哲学溶入了生命，成为他不可或缺的一部分了。

应重视中医经典著作的学习

（一）重视中医经典著作的学习是中医药名家成才的共性规律之一

考诸古代医学文献，不难发现，习医而有所成者，大多重视《黄帝内经》《伤寒论》等经典著作的学习和研究，换言之，重视《黄帝内经》《伤寒论》等的学习和研究，习医多有所成，此乃中医教育实践的历史对中医经典著作之于中医药人才成才作用的充分肯定与强调，是中医药名家成才的共性规律之一。

（二）重视中医经典著作学习是完整把握中医学理论体系的需要

从春秋战国到秦汉时期，我国传统文化的发展出现了第一次高峰，中医学也相应地出现了发展的第一次高峰:《黄帝内经》《伤寒论》等经典著作相继问世，中国古代科学技术从奠基走向了体系的形成，而中医经典著作的问世宣告了中医学理论体系的形成。《黄帝内经》重在明理,《伤寒论》重在立法、处方,《神农本草经》则为药物学专著。但经典著作的任何一部均不可能代表中医学理论的完整体系，反过来，缺少其中任何一部著作，中医学理论体系又是残缺不全的。诸书合一，方可体现中医学理论体系之全貌。正因如此，诸多著名中医药学者才经常强调经典著作的学习，不是只学习其中的一部、两部或三部。"学好医学经典著作是学好中医的基础和关键。"对中医经典著作的研习不能平等视之,而应有所倚重。如《黄帝内经》与《难经》是中医理论之渊源,不可不读,四部经典著作是祖国医学的精华,

陈宝贵医论医话选

其中应首推仲景学说。

（三）重视中医经典著作学习是"学有根本"的需要

中国古代文化是没有断层的文化，中国医学是没有断层的医学。中医经典著作所确立的医学思想、方法以及理论对于其后中医学的发展具有"模板"作用。正如哈荔田先生所云："《内经》为中医理论之渊薮，为医不读《内经》，则学无根本，基础不固。后世医家虽然在理论上多有创见，各成一家之说，但就其学术思想的继承性而言，无不发轫于《内经》，故读《内》《难》《本经》，目的在于掌握中医理论之根本。而仲景之《伤寒》《金匮》为临床医学之圭臬，辨证论治之大法，不读仲景书则临床治无法度，依无准绳，故读仲景书要在掌握治疗之常变。"经典著作作为中医学的根蒂，不予掌握，则如无源之水、无本之木，想把中医学得根深蒂固是不可能的，探流溯源方能洞察本质。这是重视经典著作学习的又一重要原因之一。

（四）重视中医经典著作学习是避免过度诠释的需要

中医经典著作，一如其他科技作品，作者的本义具有唯一性。但是，诠释者对同样文字的理解，又会受到文化水平、临床经验、阅历、判断力和想象力等各种因素的影响。所以，历代医家结合自身的临床实践对中医经典著作所做的理解与阐发，丰富、发展了中医经典著作所奠定的中医学理论体系，同时，又不可避免地存在着误解、曲解、重塑经旨、过度诠释的现象。因此如何继续发掘、如何扬长避短、取精去粗地古为今用确是摆在我们面前急需去做的实际工作。

（五）重视中医经典著作学习是获取间接经验的需要

历代医学文献汗牛充栋，记载着前人与疾病做斗争的丰富经验与智慧。是否善于获取这一间接经验对于中医药人的成才具有重要

医话篇

的意义，此即"巨人的肩膀"。其中，《黄帝内经》等经典最为古奥，要求学习者有较高的中国古代文化素养，攻克这一难关，才能在历代医学文献中获取间接知识，相关困难也就不复存在。

（六）重视中医经典著作学习是培养专业思想的需要

中医经典著作创立了与西方医学迥然不同的医学理论体系，使中国一跃成为当时东方无可争议的医学中心，诸多记载甚至超越了同一时期的西方医学。当今在世界范围内传统医学相继消亡，中医学仍以顽强的生命力神话般地延续着自身的发展，其独特的医学思想、医疗方法及诊疗技术日益引起全球的关注。就这一角度看，学习中医经典著作对于激发习医者，尤其是高等中医药院校中医药专业学生的专业自豪感与兴趣、巩固专业思想有着相当重要的教育意义。

❧ 中医人之万卷书、万里路与万日功 ❧

"读万卷书，行万里路"，乃读书人之古训，也是人生的最高境界。博览群书，见多识广，差不多得耗费一生的时光，甚至有人至死也不能达此境界。如今，计算机和网络大大普及，有了电子书和E图书馆，如果从幼时的小人书算起，一辈子读万卷书该不会是难事。行万里路则更容易了，飞机、火车、汽车，交通工具如此发达，跑得勤的，用不了几年就可行万里路。有人会说，这不算，只能是两条腿走路，但想想，古人也是用车马代步的。看来，问题的关键是读什么书行什么路了。而中医人或许还得加上一条：万日功，即练功养生。只是万日功读起来容易，做起来未免时日太长，但两三千日还是应该的。尤其是对于针灸推拿师，这一点或许更显重要。施术者本身应具有较强的气感，更能引导，诱发病人气机的流通，从而获得更佳的疗效。

✤ 谈空气污染物对肺功能的影响 ✤

中医认为"肺主气，司呼吸"，主要指肺有主呼吸和主宰一身之气的功能，肺主呼吸之气亦称肺司呼吸。人体通过肺吸入自然界的清气，呼出体内的浊气，经由肺气的宣发肃降，保证气道通畅，呼吸调匀，实现体内外气体的交换。肺主一身之气表现在肺与宗气的生成密切相关，脾胃运化的水谷精气与肺吸入的自然界清气相结合才能产生宗气，为人体机能活动提供动力。同时肺气能够带动全身之气的升降入出，调节脏腑经络之气。除了上述通气、排气的生理功能外，肺还有通调水道，调节体内津液的输布排泄，维持机体水液代谢平衡和酸碱平衡，辅佐心脏促进血液循环的功能。肺位居胸腔，在五脏六腑中位置最高，称为"华盖"，"肺主皮毛""开窍于鼻"，外感六淫之邪从皮毛或口鼻而入，常易犯肺而为病；其他脏腑的病变，亦常累及于肺，故称"肺为娇脏"。中医还认为肺为秋之主脏，肺气与秋气相通，秋季天气收敛，气候干燥，水分匮乏，多干涩伤津，燥邪犯肺，引起肺部的疾病，表现为恶寒发热，干咳少痰，咽喉疼痛等。同时秋季大气中的污染物越来越多，雾霾天气持续时间越来越长，空气中含有大量 pM2.5 的细微悬浮物，它们直径微小，表面易于附着空气中的重金属和有机污染物，具有超强的侵入力，能直接随着呼吸进入肺脏，不断地在末梢支气管中沉积，肺脏则用呼出、深咳等方式，通过排痰起到自我净化。但当颗粒物超过肺脏的自净能力时，就会停留在支气管甚至肺泡中，特别是在肺脏已经处于肺

医话篇

虚、肺燥的情况下，排浊能力会下降，更不能抵御污染物的侵害。滞留在鼻咽部、气管、肺泡的颗粒物与有害气体产生刺激和腐蚀黏膜的联合作用，引起炎症，增加气道阻力，导致慢性鼻咽炎、气管炎、慢阻肺、肺心病等一系列疾病，最终诱发肺癌，还可使心血管的发病率增高。有研究表明，空气污染致使肺炎的发病率提高了6倍，北京近10年来肺癌患者增加了60%。陈教授建议，针对秋燥犯肺的病因，可以多饮用一些具有养阴润燥，化痰生津的中药，如玉竹、沙参、麦冬等泡制的茶；同时在污染的环境下，要主动使用一些养肺排浊的方法，以强健肺的功能，利用排痰帮助肺将浊气和污染物排出体外。"清肺排痰护理法"可以提高肺脏的自洁能力。

痰是机体水液代谢失调，水湿内停，积留于组织内部（包括细胞内、细胞间、淋巴、呼吸道、消化道等）的代谢产物，古人云"肺为储痰之器"，祛痰的方法有：湿痰当化，顽痰当散，热痰当清，寒痰当温。痰在上可催而吐之，在下可攻而下之。肺有痰了，咳嗽的时候，会有痰液咳出来，而痰液，恰恰是有害物质的"清运车"，入侵肺脏的有害物质，能被巨噬细胞包裹，运至细支气管，通过纤毛运动，经呼吸道随痰排出体外。"清肺排痰护理法"正是依据这一理论，通过药物和理疗的方法，稀释痰液，震动排痰，提高肺的自洁能力，将上焦之痰催而吐之，以达到排泄上焦痰饮邪气的作用。"清肺排痰护理法"及相应原理介绍：

1. **经络腿浴，温通肺脉** 刺激穴位，温热血脉，促进药物透皮吸收，改善肺部微循环和换气功能，润泽肺脏，软化实痰。

2. **雾化吸入药物，饮用桔梗水润肺化痰** 稀释痰液，消除炎症，解除支气管痉挛。滋润呼吸道，改善黏膜的萎缩状态，恢复肺部的弥散功能。

3. **振动引流** 用特殊的温热振动仪，置于肺部进行有节律的振动刺激，进一步稀化痰液，使稀化后的痰液和浊气引流到咽喉部位。

4. 引嚏排浊　运用中医引嚏法，吸入皂角粉，加强膈肌和肺部的肌肉收缩，增加肺和气管的内压，促使痰液和浊气排出体外。

5. 后背按摩，益气养肺　在背部膀胱经的肺俞、心俞、膈俞、肾俞等部位施以宫廷理筋术的按摩手法。可增加排浊能力，使痰和浊气排出体外。能补益肺气，养护肺脏。

❦ 体质药膳论 ❦

陈宝贵教授秉承张锡纯先生的食疗思想，结合王琦教授的九种体质学说，对饮食如何干预体质也颇有见解，对食材和可用于保健的药材按不同体质进行了分类并加以阐释。

一、阴虚体质

针对阴虚体质的常见表现，宜选取性寒、凉、平，味酸、甘，归肝、心、脾、胃、肺、大肠、肾经且具有生津止渴、滋阴润肺、滋阴补血、填精补髓、滋阴补肾、润燥滑肠、清退虚热等功效的药膳食材。将符合上述条件范围者纳为甲类，不完全符合者归纳为乙类。

陈教授曰：四气中，寒凉食材可以滋阴润燥；平性食材适用于各种体质，缓和体质偏性。五味中，酸味具有生津的作用，用以止渴；甘味具有滋补和中的作用，用以健脾益气，滋阴润燥。归经中，肝经意在滋阴养血平肝；心经意在滋阴养心，安神除烦；脾胃经意在滋补脾胃之阴；肺经意在滋阴润肺；大肠经意在润燥滑肠；肾经意在培补先天，滋阴益肾。

药食分类如下：甲类：红薯、银耳、桑椹、黑芝麻、罗汉果、猪皮、火麻仁、北沙参、玉竹、熟地黄、阿胶、枸杞子等。乙类：粳米、小米、小麦、玉米、燕麦、马铃薯、山药、黑豆、黄豆芽、豆腐、豇豆、萝卜、菜瓜、冬瓜、黄瓜、哈密瓜、生菜、菠菜、芦荟、卷心菜、鲜地黄、生地黄、白芍、石斛、当归、西洋参、何首乌、麦冬、知母、党参等。

【病例】曹某，女，46岁，2012年1月16初诊。

患者月经不调1年余。1年前月经不调，量多，15天不停，有血块，色红，此次崩漏，1月26至今月经淋漓不断，平素易怒，头晕，腰酸，觉双足热，盗汗，后背酸，夜间口渴、牙痛，大便干，2天1次，耳鸣，两眼冒金星，舌淡，苔白，脉细。陈宝贵教授在用常规中药方剂的同时，嘱患者服用药膳"桑菊杞芍炖甲鱼"。本膳宜用于阴虚体质潮热盗汗症状明显者。甲鱼可滋阴潜阳，退热除蒸，是滋阴清热食材的佳品，用为君药；白芍味酸苦，性寒，养血调经，敛阴止汗，平抑肝阳为臣，桑叶、菊花相须为用，平肝阳，散肝风，再合枸杞子滋补肝肾之阴以"滋水涵木"。上五味共成滋阴平肝，退热除蒸，敛阴止汗，明目之膳。每日1次，连服半月。

二诊（2012年2月1日）：月事已净，足热、盗汗症状缓解，陈宝贵教授嘱其继续服用药膳"桑菊杞芍炖甲鱼"，半月后随访，症状均除。

二、气虚体质

针对气虚体质的常见表现，宜选取性平、温，味酸、甘、辛，归心、脾、胃、肺、肾经，且具有益气健脾、和中开胃、益卫固表、补肺益气、养心安神、补肾纳气、固精缩尿、敛汗止遗、涩肠止泻等功效的药膳食材。将符合上述条件范围之内者纳为甲类，不完全符合者纳为乙类。

陈宝贵教授曰：四气中，选择平、温意在使用偏性不大之食材，过热会耗伤一身之气。五味中，酸味具有收敛的作用，用以固表敛汗；甘味具有补中益气和缓的作用，用以健脾益气，使气血生化有源；辛味具有理气的作用，用以行气解郁，疏通经络。归经中，心经意在补益心气，使心血鼓动有力；脾胃经意在健脾益气，培补后天气血之源，使一身之气得生；肺经意在益卫固表，补益宗气；肾经意在培补先天，使一身气之根本得以稳固。

药食分类如下：甲类：山药、猴头菇、莲子、鸡肉、牛肚、猪肚、鹅蛋、鹌鹑蛋、鳜鱼、五味子、益智仁等。乙类：高粱、玉米、大麦、粳米、糯米、小米、薏苡仁、红薯、马铃薯、白术、白芍、西洋参、苍术、刺五加、黄芪、黄精、银杏叶、绞股蓝、蛤蚧、茯苓、浮小麦、沙苑子、鸡内金等。

【病例】王某，女，44岁，2012年2月13日初诊。

患者心慌气短1年余。现气短，心慌，头晕，动则加重，乏力，拿物不稳，神疲，眼胀痛，二便调，月经量少，舌暗淡，体胖，有齿痕，苔薄白，脉细。诊断为心悸，属心脾两虚证。治以养心健脾。予中药汤剂调理外，加药膳"猴头桂圆灵芝煲"。本膳宜用于气虚体质，心气虚倾向明显者。适应证为心悸、怔忡、失眠、健忘等。猴头菇味甘，性平，入脾胃经，调养脾胃气血生化之源且安神，用为君药；灵芝补肺气，又可入肾以补气之根，且能安神化痰以防内有伏痰蒙蔽心神，用为臣药；桂圆甘温益气，入心入脾，培养气血，安神补虚。上三味共成补气安神之膳。

二诊（2012年2月27日）：心慌气短、神疲乏力减轻，继服中药加"猴头桂圆灵芝煲"调理，经月余回访，愈后颇佳。

三、气郁体质

针对气郁体质的常见表现，宜选取性凉、平、温，味酸、甘、辛，归肝、胆、心、脾、胃、肺经，且具有疏肝理气、宽胸解郁、降逆止呕、行气化痰、健胃消食、宁心除烦等功效的药膳食材。将符合上述条件范围之内者归纳为甲类，不完全符合者归纳为乙类。

陈宝贵教授曰：四气中，选择凉、平、温三气，意在使用偏性不大之食材，过寒则不易使气机升发，过热则有气郁化火助火之弊。五味中，少量酸味具有健脾开胃的作用，用以消食开胃；甘味具有补中健脾的作用，用以健脾和中，缓急止痛；辛味具有行、散的作用，用以行气解郁，疏通经络。归经中，肝胆经意在疏肝理气；心经意在养心安神；脾胃经意在健脾开胃，降逆止呕；肺经意在宽胸解郁，清肺化痰。

药食分类如下：甲类：茼蒿、柑橘、莱菔子等。乙类：粳米、小麦、大麦、荞麦、高粱、小米、玉米、黄豆、豌豆、刀豆、紫苏、薄荷、藿香、青皮、厚朴、橘皮、鸡内金、五味子、枳椇子、柏子仁、酸枣仁、罗布麻、首乌藤、淡豆豉等。

【病例】白某，女，43 岁，2012 年 4 月 16 日初诊。

患者主因胃脘痛 1 月余就诊。患者 1 月来每日晚饭前胃中嘈杂，如食葱蒜，畏寒，嗳气，无反酸，心烦易怒，喉中如有物哽咽不下，晨起面肿，纳可，尿少，大便可。舌淡暗，苔薄白，脉沉细。诊为胃痛，属肝气犯胃证，治以疏肝和胃法。常规中药汤剂治疗加药膳"苏叶紫菜拌海蜇"，每日服用一次，作用辅助调理。本膳宜用于气郁体质痰气搏结于咽喉倾向明显者。适应证为喉中有异物感，吐之不出，咽之不下。海蜇咸平，软坚化痰；紫菜咸寒，软坚化痰，利咽消肿，此二者共为君。紫苏叶辛温，行气和胃，散郁闷之气。上三味共成软坚化痰，行气散郁之膳。

二诊（2012 年 4 月 30 日）：胃中嘈杂及喉中异物感减轻，舌淡暗，苔薄白，脉沉细。继服中药汤剂及药膳调理。

三诊（2012 年 5 月 15 日）：胃脘疼痛、嘈杂及异物感大为缓解，停服中药汤剂，继服药膳调理半月，随访知愈后佳。

四、痰湿体质

针对痰湿体质的常见表现，宜选取性平、温，味苦、甘、淡、辛，归脾、胃、肺、肾、膀胱经，且具有健脾利湿、和胃化痰、宣肺止咳、利尿渗湿、利水消肿、行气宽胸等功效的药膳食材。将符合上述条件范围之内者归纳为甲类，不完全符合者归纳为乙类。

陈宝贵教授曰：四气中，选择平、温二气，意在使用偏性不大之食材，徐徐调理脾胃，使痰湿渐次得化。过寒则不能祛湿之阴邪，过热则有炼湿为痰之弊，且易伤脾胃。五味中，苦味具有燥湿的作用，用以燥湿、化痰；甘味具有补中健脾的作用，用以健脾利湿；淡味具有渗湿、利尿的作用，用以健脾渗湿、利尿，辛味具有行、散的作用，用以行气行水。归经中，脾胃经意在健脾益胃，使水湿得以运化如常；肺经意在清肺化痰；膀胱经意在利尿，使水湿由小便而解；肾经意在使水之下源得以滋养，增强主水之功能。

药食分类如下：甲类：白扁豆、葫芦、雪里蕻、牛肚、黑鱼、鳙鱼、鲫鱼、鳗鱼、鲭鱼、白豆蔻、化橘红、莱菔子、紫苏子、白术、厚朴、陈皮等。乙类：大麦、高粱、玉米、薏苡仁、马铃薯、蒟蒻、芋头、黄豆、黑豆、赤小豆、绿豆芽、豌豆、蚕豆、豇豆、冬瓜、南瓜、黄瓜、茄子、萝卜、胡萝卜、何首乌、苍术、干姜、桔梗、浙贝母、番泻叶、佩兰、泽兰、绞股蓝、香薷等。

【病例】 毛某，女，55岁，2012年4月23日初诊。

患者胃脘胀满3年，加重3个月就诊。胃脘胀满每因进食后加重，平素心烦易怒，手足心热，大便溏，寐不安，舌胖，有齿痕，脉沉细缓，诊为痞满，属肝郁脾虚之证，治宜疏肝健脾化湿。陈教授给予中药汤剂14剂，外加药膳"砂仁白蔻涮牛肚"。本膳宜用于痰湿体质寒湿困脾倾向明显者。适应证为纳呆、腹胀、便溏、身重等。牛肚甘温，益气补虚，健脾养胃为君。白豆蔻辛温行气，开胃消痞，温中化湿为臣；砂仁辛温，理气开胃，温脾化湿，又能止泻，亦为臣。上三味共成温脾行气、和胃化湿、止泻之膳。

二诊（2012 年 5 月 7 日）：患者述晨起眼睑轻度水肿，舌淡胖，少苔，陈教授认为此乃脾虚运化水湿失调，中药汤剂加浮萍 15g，继服 14 剂。

三诊（2012 年 5 月 28 日）：眼睑已不肿，胀满已除大半，腹痛欲便，便后痛减，述小便有异味，加泽泻 15g，继服 14 剂，且同时服用药膳"砂仁白蔻涮牛肚"，一月后回访，诸症悉愈。

五、湿热体质

针对湿热体质的常见表现，宜选取性寒、凉、平，味苦、甘、淡、咸，归肝、胆、心、小肠、脾、胃、肺、大肠、膀胱、三焦经，且具有清肝泻火、清热解毒、除烦安神、生津止渴、健脾渗湿、利尿通淋、宽肠导滞、燥湿止带等功效的药膳食材。将符合上述条件范围之内者归纳为甲类，不完全符合者归纳为乙类。

陈宝贵教授曰：四气中，寒凉药多具清热解毒、泻火凉血等作用；平性食材适用于各种体质，缓和体质偏性。五味中，苦味具有燥湿、清泄的作用，用以燥湿通便、泻火解毒；甘味具有补中健脾的作用，用以健脾利湿；淡味具有渗湿、利尿的作用，用以健脾渗湿、利尿通淋；咸味具有软坚、散结、润下的作用，用以润肠通便。归经中，肝胆经意在清肝胆湿热；心经意在清泻心火；小肠经意在清小肠之热；脾胃经意在健脾益胃，使水湿得以运化如常；肺经意在清肺之热；大肠经意在宽肠导滞或清利大肠湿热；膀胱经意在利尿通淋，使热由小便而解；三焦经意在清利三焦之热。

药食分类如下：甲类：绿豆、白扁豆、豆腐、绿豆芽、冬瓜、丝瓜、黄瓜、菜瓜、苦瓜、大白菜、小白菜、空心菜、莼菜、芦笋、茭白、荸荠、香蕉、香瓜、西瓜、绞股蓝、蒲公英、桑白皮、竹茹等。乙类：大麦、荞麦、玉米、薏苡仁、马铃薯、黄豆、黑豆、赤小豆、豇豆、蚕豆、葫芦、茄子、萝卜、胡萝卜、芹菜、卷心菜、黄花菜、莴苣、木耳菜、木贼、佩兰、罗布麻、鱼腥草、薄荷、牡丹皮等。

【病例】邓某，女，21岁，2012年4月28日初诊。

患者主因胸、背、面部斑疹6年余就诊。患者6年前无明显诱因面部和前胸、后背遍布隐疹，直径1～2mm，身痒，纳呆，大便黏腻，寐可，月经前后不定期，面色无华，舌嫩红，苔黄腻，脉弦。诊为隐疹，属湿热蕴脾证，治宜清热祛湿。陈教授常规给予中药汤剂7剂治疗。配药膳"薏苡仁炒茭白"。本膳宜用于湿热体质湿热蕴脾倾向明显者。适应证为腹胀、纳呆、发热、身重、便溏不爽等。茭白甘寒，清热解毒，止渴除烦，通便利尿为君。薏苡仁味甘淡，性凉，健脾渗湿，清热排脓为臣。上两味共成健脾渗湿，清热解毒之膳。

二诊（2012年5月6日）：身痒减轻，舌尖红，苔黄腻，继服上方14剂，继食"薏苡仁炒茭白"。

三诊（2012年5月20日）：患者感觉身体较以往清爽许多，大便不黏，继服中药14剂，连同"薏苡仁炒茭白"继续食用1月而愈。

六、阳虚体质

针对阳虚体质的常见表现，宜选取性平、温、热，味甘、辛，归心、脾、胃、肾经，且具有益肾培元、温补元阳、补火助阳、温中和胃、暖脾止泻、散寒止痛、温阳通脉等功效的药膳食材。将符合上述条件范围之内者归纳为甲类，不完全符合者归纳为乙类。

陈宝贵教授曰：四气中，温热食材可以温中、散寒、助阳、补火；平性食材适用于各种体质，可缓和体质偏性。五味中，甘味具有滋补和中、益气补虚、缓急止痛的作用，用以缓急止痛、补中助阳；辛味具有行气通阳的作用，用以通阳助火。归经中，心经意在温阳通脉，使心阳鼓动有力；脾胃经意在健脾益胃，使气血生化有源；

肾经意在培补先天元阳。

药食分类如下：甲类：刀豆、鸡肉、羊肉、葱、胡椒、花椒、肉桂、韭菜子、干姜、荜茇、高良姜、丁香等。乙类：糯米、辣椒、韭菜、洋葱、桂圆、荔枝、栗子、核桃仁、狗肉、鹿肉、对虾、河虾、黄鳝、草鱼、鲢鱼、鳙鱼、牡蛎肉、大蒜、生姜、小茴香、化橘红、益智仁、巴戟天、木香、薤白、淫羊藿、鹿茸、蛤蚧等。

【病例】王某，女，54 岁，2012 年 6 月 16 日初诊。

患者主因小腹痛 2 天就诊。现小腹痛，腹胀，得温则舒，寐不安，矢气少，腰痛，肛门坠痛，小便不利，大便溏，舌淡，苔白腻，脉沉滑。诊为腹痛，属寒凝气滞证。治宜温中散寒理气。予以中药汤剂 7 剂治疗，配以药膳"理中鸡"。本膳宜用于阳虚体质腹痛倾向明显者。鸡肉甘温，益气温中，益精填髓为君。干姜辛热，温中散寒；党参甘平健脾，补中益气，二药共为臣。白术苦温，健脾益气，燥湿利水为佐。甘草缓急止痛为使。上五味共成健脾温中，散寒止痛之膳。

复诊（2012 年 6 月 25 日）：腹痛已缓解大半，继服中药 7 剂及药膳"理中鸡"，而后病愈。

七、血瘀体质

针对血瘀体质的常见表现，宜选取性凉、平、温，味甘、辛，归肝、心、脾经，且具有活血化瘀、散瘀止血、养血润燥、行气益气等功效的药膳食材。将符合上述条件范围之内者归纳为甲类，不完全符合者归纳为乙类。

陈宝贵教授曰：四气中，寒凉食材可以清瘀热、养阴血；平性食材适用于各种体质，缓和体质偏性；温性食材可以温通经脉。五味中，甘味具有滋补、和中缓急的作用，用以缓急止痛、养血；辛味具有行气、行血的作用，用以行气解郁、散瘀行血。归经中，肝经意在养血润燥，散瘀止痛，行气解郁；心经意在主血脉，行血活血；

脾经意在健脾益气，使气血生化有源，气行则血行。

药食分类如下：甲类：韭菜、凤尾鱼、红糖、酒、川芎、当归、红花等。乙类：蒟蒻、黑豆、茄子、生藕、油菜、木耳、马齿苋、山慈菇、桃、山楂、栗子、蟹、鲮鱼、鲟鱼、肉桂、醋、金荞麦、桃仁、蒺藜、三七、大黄、泽兰、益母草、牡丹皮等。

【病例】禹某，女，35岁，2012年10月15日初诊。

患者痛经10余年。现痛经，有血块，月经时常呕吐，畏寒，手足冷汗，头痛，寐不安，大便质干，面部有痤疮，舌暗淡，脉沉细。诊为痛经，属寒凝血瘀证。治宜散寒活血止痛。予中药汤剂14剂，配药膳"糖醋桃仁"。本膳宜用于血瘀体质疼痛倾向明显者。桃仁甘苦，性平，活血润肠为君。红糖甘温，活血散瘀，缓急止痛；醋酸甘，性温，散瘀解毒，二药共为臣。上三味共成活血化瘀，缓急止痛之药膳。又配以散寒止痛之药膳"姜丝羊肉"，治疗食少、腹痛、腹胀、便溏等。羊肉性热，味甘，健脾温中，暖肾壮阳为君；生姜辛温，散寒降逆、化痰为臣。上两味共成健脾温阳、散寒止痛之膳。

二诊（2012年10月30日）：畏寒有所好转，继服中药14剂，配药膳"糖醋桃仁""姜丝羊肉"。

三诊（2012年11月15日）：本次月经时腹痛较前大为缓解，已不畏寒，其余诸症悉减，嘱其停药继服药膳调理，2月后随访已无痛经。

八、过敏体质

针对过敏体质的常见表现，宜选取性寒、凉、平、温，味酸、苦、甘、辛，归肝、脾、肺、肾经，且具有益气固表、调和营卫、调补脾胃、祛风透疹、养血和营、滋阴补血、清营凉血、凉血止血、清热解毒、纳气平喘等功效的药膳食材。将符合上述条件范围之内者归纳为甲类，不完全符合者归纳为乙类。

陈宝贵教授曰：四气中，寒凉食材可以清热解毒、凉血滋阴；平性食材适用于各种体质，缓和体质偏性；温性食材可以补益卫气。五味中，酸味具有收敛固涩的作用，用以固表；苦味具有清泄的作用，用以清营凉血、清热解毒；甘味具有滋补、和中益气的作用，用以健脾益气、调养后天；辛味具有发表、散风、行气的作用，用以祛风透疹。归经中，肝经意在养血祛风；脾经意在健脾益气；肺经意在益卫固表；肾经意在培补先天、滋养元气。

药食分类如下：甲类：南瓜、菠菜、芹菜、香菜、香菇、木耳、枣、葡萄、桑椹、桂圆、荔枝、黑芝麻、核桃仁、乌骨鸡、猪皮、兔肉、鸡蛋、鸭蛋、熟地黄、西洋参等。乙类：粳米、小米、糯米、玉米、小麦、大麦、高粱、红薯、马铃薯、芋头、薏苡仁、山药、黑豆、绿豆、绿豆芽、黄豆、黄豆芽、豌豆、豇豆、蚕豆、知母、桑叶、蛤蚧、竹茹、鹿茸、荷叶、芡实、补骨脂、益智仁、莲子、白术等。

【病例】张某，女，63岁，2012年12月3日初诊。

患者既往有高血压、糖尿病病史。主因周身瘙痒3年就诊。自述吃特殊食物后周身瘙痒难忍，平素休息少即视物模糊，偶有头晕，纳寐可，前阶段有心脏间歇。自述过敏与花草和花粉有关。舌紫暗，苔白，脉沉滑。诊为老年性瘙痒症，属血虚风热证。予养血祛风的中药汤剂7剂治疗，配以药膳"菊花松子炒猪血"。本膳宜用于特禀体质瘙痒倾向明显者。猪血咸平，能补血息风为君。菊花味甘苦，性寒，散风平肝，清热明目；松子甘温，润肺养液，息风，二药共为臣。上三味共成补血养血、息风平肝之膳。

二诊（2012年12月10日）：瘙痒略有减轻。汤剂加阿胶15g，继服14剂，配伍药膳"菊花松子炒猪血"同服。

三诊（2012年12月25日）：瘙痒明显减轻，已无头晕，视物模糊略有好转，嘱患者继服中药汤剂14剂及药膳。1月后随访已愈。

跋

余常沉思先贤"不为良相，则为良医"之言。良相者，怀治国为民之心；良医者，抱济世救人之志。吾不能与良相比，若成良医，亦是毕生之追求。予16岁开始行医，而后拜师于天津名医柳学洙先生，与其吃住一室，受其言传身教，直至先生辞世。先生之学，博而精，广且深，熟谙《内》《难》《伤寒》《金匮》《温病》等书，大部分背诵如流，对各家医案，了然于胸。先生常对我说："各家医案中，孟英书最好。"受师之教诲及影响，苦读书，勤临证，救百姓之疾苦，安病者之伤痛。每于疑难病证获效时，不禁欣喜如痴者也。余行医至今，恍然已50载矣！幸蒙恩师教诲，同道支持，领导关怀，医道虽略有小成，非吾一人之功。

中医之学，简言之，是以阴阳为总纲，五脏六腑为框架，经络为通道，天人合一的一门学科。常言道：学医虽易，临证实难。因病者千变，而病因众多，甚者常出医学之外。吾辈虽言治愈者众多，然不效者亦复不少。故医者，不但应该夯实医学之基础，还应通天文，晓地理，知人事，明精微，仁慈博爱，方可为良医、大医。自学医始，予不敢抱自满之念，读书临证之外，时常求教于同道，以补己之不足。成为导师以来，常嘱弟子及学生言：医者，应读万卷书，行万里路，阅人无数，个人开悟，多访名师方能成为一个好大夫。教学之外，还时常告诫他们，教其爱国、爱人、律己，此亦是处世为人之根本。

继承与创新乃时代之主题，亦是中医之必需。在继承的基础上张仲景创新而成六经辨证，李东垣创新而出补土学说，叶天士创新而立卫气营血辨证，张锡纯创新而有中西医汇通学派……此不胜枚举。可见，无继承则无以知其源，无创新则无以顺其变。中医学与西医学为两种不同体系，皆是经过实践证明了的正确理论，现今两种医学共存，既是人民健康之需要，也是时代发展之必然。然两种医学存而不融，需要我辈及有识之士去创新，去钻研，寻找两种理论的融合点，以便更好地为人类健康服务。

当今，国家中医药管理局极其重视名老中医经验的继承与整理工作。今由我的研究生及弟子张美英、陈慧娲等整理的医案、医话及医论等资料，编辑成书，即将付梓。看其学业有成，甚是欣慰！希望此书对同道有所裨益，不足之处敬请明达指正。

陈宝贵

2015 年 3 月于碧湖书屋